こどもの
スポーツ外来

― 親も ナットク！ このケア・このの説明 ―

編集 田中康仁 奈良県立医科大学教授
　　　笠次良爾 奈良教育大学教授

全日本病院出版会

編集企画にあたって

　こどものスポーツにおける傷害を診るとき，保護者や指導者への説明・対応がその予後を大きく左右したという経験をお持ちの方も多いと思います．健康・体力づくりを目的とした学校体育レベルのスポーツもさることながら，大きな大会やプロの選手を目指して熱心にスポーツに取り組むこども達にとって，保護者や指導者の言葉は絶対であることが多く，指導側のわずかな知識不足が重大な事態を招くこともあり，将来の芽を摘むことにもなりかねません．

　こどもを傷害から守るために，医療側と指導側が同じ目線に立って，予防に取り組む必要があります．また，不幸にして傷害に陥ってしまった場合には，成長を見据えて最良の治療法を受けられるような環境を，両者が協力してこどものために構築する必要があります．そのためには『説得力』を持って説明できるレベルの知識を持つことが，医療側には不可欠であります．

　そこで本書は，実地医家がこどものスポーツ傷害を治療するための知識はもちろん，傷害が発生しやすい状況や背景を統計から学び，未然に防ぐためのアドバイスができるようになること，プライマリ医として全身をケアできるようになること，そして必要時に専門医に紹介すべきタイミングを知ることを目的に企画いたしました．わが国におけるそれぞれの分野の第一人者に，快く執筆いただくことができ，運動器の傷害だけではなく，メンタルや栄養，皮膚科や歯科領域にいたるまで，包括的にスポーツ傷害の全般にわたって網羅できたのではないかと自負いたしております．また，各項目のはじめに最も重要な点を抜粋して，「保護者および指導者に対する説明のポイント」として，お示しすることにいたしました．こども達が，スポーツ傷害により将来の夢を絶たれることがないように，本書が少しでもお役に立つことができればこの上ない慶びです．

　最後に，全日本病院出版会・編集部の田澤佳枝様には，企画立案の段階から編集校正に至るまで，大変お世話になりました．この場をお借りいたしまして，心からの感謝の意を表します．

2015 年 4 月

編　集
田中康仁　　笠次良爾

こどものスポーツ外来
―親もナットク！このケア・この説明―

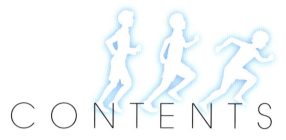

CONTENTS

Ⅰ．こどものスポーツ傷害の現状

1. 運動器の発育・発達とスポーツ損傷との関係 …………………………………… 鳥居　俊　3
2. 中高一貫校の学校医からみた傷害統計 …………………………………………… 麻生伸一　8
3. 中高生の部活動における外傷・障害統計 ………………………………………… 奥脇　透　15

Ⅱ．こどものスポーツ傷害の早期発見・予防

1. 運動器検診からみえてくる傷害予防 ………………………… 立入克敏，森原　徹，生駒和也　25
2. 野球肘検診の実際と傷害予防への取り組み …… 柏口新二，松浦哲也，鈴江直人，岩瀬毅信　33
3. サッカー検診の実際と障害予防への取り組み
   ……………………………………………………… 岩目敏幸，松浦哲也，鈴江直人，西良浩一　42
4. ジュニア選手のコンディショニング―下肢傷害予防 ……………………………… 加藤晴康　49
5. ジュニア選手のコンディショニング―上肢傷害予防 …… 原田幹生，小野秀俊，高原政利　57
6. ジュニア選手の熱中症予防 ………………………………………………………… 石井好二郎　66

Ⅲ．スポーツにより生じる特徴的な傷害の概論

1. 成長期の肉ばなれ …………………………………………………………………… 宮川俊平　75
2. 上肢の疲労骨折 ……………………………………………………… 田島卓也，帖佐悦男　85
3. 下肢の疲労骨折 ……………………………………………………………………… 亀山　泰　91

Ⅳ．部位別―こどものスポーツ傷害の治療と予防

1. 頭部のスポーツ傷害 ………………………………………………………………… 佐藤晴彦　103
2. 頚部のスポーツ傷害 ………………………………………………………………… 金岡恒治　113
3. 腰部のスポーツ傷害；公式をもちいた腰椎分離症治療のストラテジー
   ……………………………………………………………………………… 酒巻忠範，西良浩一　120

4. 肩関節の成長期スポーツ傷害 ……………………………… 渡海守人，高橋憲正，菅谷啓之 130
5. 肘のスポーツ傷害 ……………………………………………………………… 岩堀裕介 141
6. 手・手関節のスポーツ傷害 …………………………………………………… 麻生邦一 168
7. 骨盤周囲のスポーツ傷害 ……………………………………………………… 仁賀定雄 175
8. 股関節のスポーツ傷害 ………………………………………………………… 内田宗志 185
9. 膝関節のスポーツ傷害 ………………………………………………………… 小川宗宏 197
10. 足関節のスポーツ傷害 ………………………………………………………… 林　宏治 207
11. 足のスポーツ傷害 ……………………………………………………………… 谷口　晃 216

V．多面的に診るこどものスポーツ傷害

1. こどものメンタルのケア
   〈後年〉カウンセリングルームを訪れるアスリートのジュニア期の特徴 …… 中込四郎 225
2. 栄養学的なアプローチ ………………………………………………………… 木村典代 231
3. 紫外線による皮膚傷害とサンプロテクション ……………………… 小林信彦，森　俊雄 243
4. 歯・噛み合わせとスポーツおよびスポーツ傷害 ……………………………… 安井利一 254
5. 靴によるスポーツ傷害を防ぐには
   1）靴の指導 …………………………………………………………………… 笠次良爾 259
   2）足底挿板の処方 …………………………………………………………… 橋本健史 267

索　引 ……………………………………………………………………………………… 275

執筆者一覧

編 集

田中　康仁　　奈良県立医科大学整形外科，教授
笠次　良爾　　奈良教育大学保健体育講座，教授

執筆者（執筆順）

鳥居　俊　　　早稲田大学スポーツ科学学術院，准教授
麻生　伸一　　あそうクリニック，院長
奥脇　透　　　国立スポーツ科学センターメディカルセンター，副主任研究員
立入　克敏　　たちいり整形外科，理事長
森原　徹　　　京都府立医科大学大学院運動器機能再生外科学（整形外科），講師
生駒　和也　　京都府立医科大学大学院運動器機能再生外科学（整形外科），講師
柏口　新二　　JCHO東京新宿メディカルセンター整形外科，部長
松浦　哲也　　徳島大学大学院運動機能外科学（整形外科），准教授
鈴江　直人　　徳島大学大学院運動機能外科学（整形外科），講師
岩瀬　毅信　　国立病院機構徳島病院整形外科
岩目　敏幸　　徳島県立中央病院整形外科
西良　浩一　　徳島大学大学院運動機能外科学（整形外科），教授
加藤　晴康　　立教大学コミュニティ福祉学部スポーツウェルネス学科，准教授
原田　幹生　　泉整形外科病院手肘スポーツ
小野　秀俊　　泉整形外科病院リハビリテーション科
高原　政利　　泉整形外科病院，副院長
石井好二郎　　同志社大学スポーツ健康科学部，教授
宮川　俊平　　筑波大学大学院人間総合科学研究科スポーツ医学専攻，教授
田島　卓也　　宮崎大学医学部整形外科
帖佐　悦男　　宮崎大学医学部整形外科，教授
亀山　泰　　　井戸田整形外科名駅スポーツクリニック，院長
佐藤　晴彦　　聖隷三方原病院脳神経外科，部長

金岡　恒治	早稲田大学スポーツ科学学術院，教授	
酒巻　忠範	さかまき整形外科，院長	
渡海　守人	船橋整形外科病院肩関節・肘関節センター	
髙橋　憲正	船橋整形外科病院肩関節・肘関節センター，副センター長	
菅谷　啓之	船橋整形外科病院肩関節・肘関節センター，センター長	
岩堀　裕介	愛知医科大学整形外科，教授	
麻生　邦一	麻生整形外科クリニック，院長	
仁賀　定雄	JIN整形外科スポーツクリニック，院長	
内田　宗志	産業医科大学若松病院整形外科，診療教授	
小川　宗宏	奈良県立医科大学整形外科，学内講師	
林　　宏治	大手前病院リハビリテーション科，医長	
谷口　　晃	奈良県立医科大学整形外科，講師	
中込　四郎	筑波大学体育系，教授	
木村　典代	高崎健康福祉大学健康福祉学部健康栄養学科，教授	
小林　信彦	小林皮ふ科クリニック，院長	
森　　俊雄	奈良県立医科大学先端医学研究機構ラジオアイソトープ実験施設，研究教授	
安井　利一	明海大学歯学部スポーツ歯学，教授	
笠次　良爾	奈良教育大学保健体育講座，教授	
橋本　健史	慶應義塾大学スポーツ医学研究センター，准教授	

Ⅰ章 こどものスポーツ傷害の現状

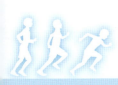

こどものスポーツ外来 —親もナットク！このケア・この説明—

I こどものスポーツ傷害の現状

1 運動器の発育・発達とスポーツ損傷との関係

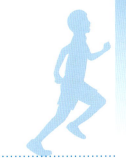

POINT 保護者および指導者に対する説明のポイント

- ☑ 発育期の身体に起こる損傷は，この時期特有の骨格や運動器の特性に起因しています．運動器の強度を超える負荷によって発生したので，負荷の強度や回数を減らす必要があります．
- ☑ 発育の進み方には個人差が大きく，小学校高学年〜中学生前半は個人差が最大になります．発育の個人差は運動器の損傷リスクの個人差と考えることもでき，個人差に合わせたトレーニングを考案する必要があります．
- ☑ 発育期の骨格に生じる損傷は発育を妨げたり，永続的な後遺症変化を残したりする危険があります．こどもたちにはそのような知識はないので，保護者や指導者が知識を持ち，生涯スポーツを楽しめる骨格発育を守る責任があります．

はじめに

こどもの身体が大人の身体と大きく異なるのは発育変化の途上という点である．運動器のそれぞれの質や量が変化し，運動器同士の間でも発育・発達変化は一律でない．本稿では，運動器の発育・発達の概要について概説し，発育・発達段階とスポーツによって起こる損傷との関係について述べる．

運動器の発育・発達

骨の発育・発達は骨の長さや幅，骨量や骨密度などの数値と，骨端線（成長軟骨層）の状態で評価される．文部科学省で全国集計をしている学校での身体計測における身長は下肢と体幹，頭頸部の骨長の合計と考えると，骨長の目安である．図Ⅰ-1に平成25年度[1]の身長，座高，身長から座高を減じた計算上の脚長を示す．身長は女子では12歳（文科省データの中1）以降増加がわずかになる

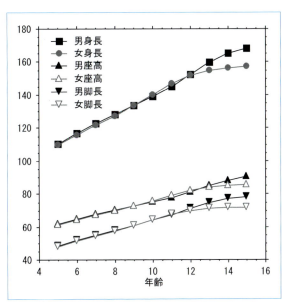

図Ⅰ-1 学校での身体計測における年齢別の身長，座高，脚長

1. 運動器の発育・発達とスポーツ損傷との関係 3

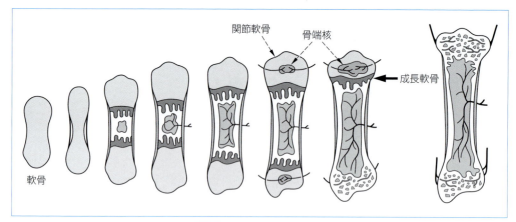

図Ⅰ-2　長管骨の骨化過程

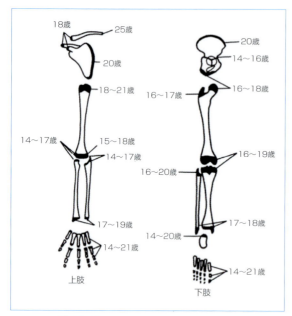

図Ⅰ-3　四肢の骨端線閉鎖時期
（文献2より改変）

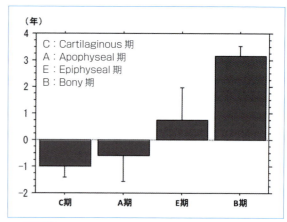

図Ⅰ-4　脛骨粗面の発育段階と最大身長増加時期との差（年）

が，男子では活発に増加している．12～15歳（文科省データの高1）の3年間に男子は16 cm，女子は5 cmの増加であり，男子には多くの部位で骨端線が残存して骨長が伸びていることになる．座高と脚長の推移をみると，男女とも座高のほうが年長まで増加している．すなわち，四肢よりも脊椎のほうが発育終了が遅いことになる．

　四肢の代表的な長管骨は図Ⅰ-2のような発育様式をとる．活発にスポーツを行う小学校高学年～中学生の時期は両端に骨端核があり，その間に骨端線が残り骨形成を担っている．発育途上の骨では強い力が加わった際に骨端線がウィークポイントとなり，骨端症や骨端核の裂離を生じる．四肢の骨端線の閉鎖時期について，Ogdenのテキスト[2]では図Ⅰ-3のように示され，肩甲帯や骨盤など中枢側で閉鎖時期が遅い．骨端症の発生時期は，このような骨ごとの発育時期により推測ができる．Osgood病が発生する脛骨粗面の発育段階はMRIや超音波によって4段階に分けられる[3]が，各段階と最大身長増加時期との関係は図Ⅰ-4のようになり，骨量や骨密度は骨長よりも増加のピークが遅いことがカナダ人の小児を対象とした研究[4]で示されている．日本人小児においても同様の結果が得られており（図Ⅰ-5），身長が伸びて

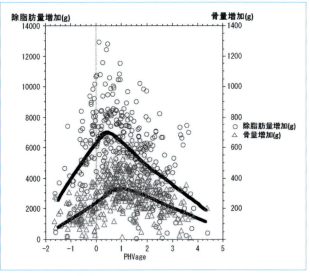

図Ⅰ-5 日本人の運動器の発育様式

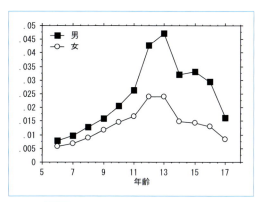

図Ⅰ-6 学校の管理下での骨折発生率

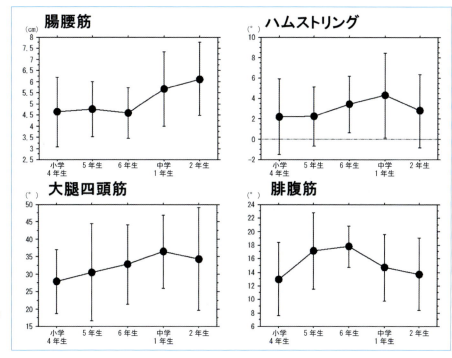

図Ⅰ-7 下肢の主要な筋のタイトネス

も骨の量や強度は十分に高まっていないと考える必要がある．学校の管理下での骨折[5]が中学2年生に最も多い（図Ⅰ-6）のは，運動参加の要因だけでなく骨の強度が高くなっていないことも原因かもしれない．

　筋・腱の発育は骨長発育より遅れるため，骨長増加が著しい時期には筋タイトネスが高まり，動きが堅くなるだけでなく，骨端線を牽引する張力も強くなると推測される．実際，下肢の主要な筋のタイトネスは中学生期に高くなっている[6]（図Ⅰ-7）．なお，これらの筋のタイトネスが最も高くなる時期は，当然ながら発育の早いこどもと遅いこどもで差が生じる．

　腱の強度も発育とともに高まり，一定の力で引っ張ったときの伸び率であるスティッフネスは，発育により高くなることが報告[7]されている．

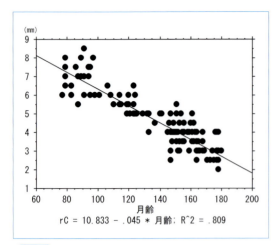

図I-8 中学生以下のサッカー選手の膝関節軟骨厚と月齢との関係

の膝関節で大腿骨内側顆の荷重部の軟骨の厚さを超音波断層装置で計測すると，図I-8のように年長になるほど厚さは減少し，180か月（15歳）頃には成人並になっている[8]．

発育期特有のスポーツ損傷の発生

1．骨端症

骨端核や成長軟骨層に加わる力の反復によって成長軟骨層が引き離され骨端核が浮き上がったり，骨端核が分裂したりするような変化を骨端症と呼んでいる．スポーツ外来で経験する代表的な骨端症の部位と好発時期を図I-9に示す．

踵骨に発生するSever病の好発年齢は小学校高学年と早く，Osgood病は大部分中学生期である．また，Osgood病も脛骨粗面の発育段階から見て，apophyseal期に最も多く，この時期は最大身長増加時期より約半年早い（図I-4）．

上腕骨近位骨端線に生じる変化も骨端症に含めて考えるのが良いが，成長軟骨層の損傷の結果，上腕骨長が対側より明らかに短縮する場合がある

腱の断面積は筋断面積や筋量と同じようには増加せず，筋量や筋力が増大した時期に腱の障害が発生しやすい．

関節軟骨の厚さは図I-2に示したように，骨端核での骨化進行により徐々に薄くなる．地域クラブチームに参加する中学生以下のサッカー選手

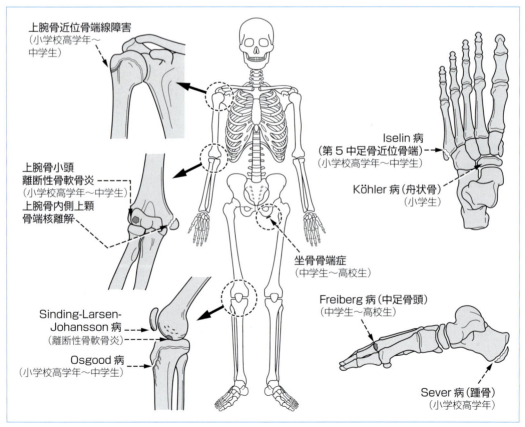

図I-9 スポーツ外来で経験する代表的な骨端症の部位

と報告[9]されている．

急激な強い力で骨端核が牽引されると裂離骨折が発生するが，脛骨粗面，骨盤（上前腸骨棘，下前腸骨棘，坐骨），上腕骨内側上顆でみられる．

これらの骨格変化は永続的な形態変化を残す可能性があることを認識する必要がある．

2．疲労骨折

発育期には疲労骨折も多く発生するが，日本陸上競技連盟で行ったインターハイ入賞選手に対する調査[10]では，高校1年時だけでなく中学3年時に疲労骨折を経験した選手が多い（図Ⅰ-10）．また，近年は腰椎分離症の発端となる腰椎椎弓根部の疲労骨折がMRIで検討されるようになり，同様に中学生期に多く発生していることが報告[11]されている．この疲労骨折が修復されず偽関節となったものが腰椎分離症と考えられる．成人のトップアスリートに腰椎分離症を持つ者は少なくないが，分離症の存在が椎間板の変性や腰椎すべり症，脊柱管狭窄を生むことも想定して早期発見・治療が望ましい．

3．離断性骨軟骨炎

関節面の軟骨層と軟骨下骨の一部が周囲から引きはがされるような変化を，離断性骨軟骨炎と呼んでいる．野球肘のうちで，外側の上腕骨小頭に発生する損傷は離断性骨軟骨炎の病態と考えられている．その他，膝では明瞭な外傷の既往がなく水腫を反復する選手で離断性骨軟骨炎が発見されることがある．上腕骨小頭では初期の変化が発見される年齢のピークは11歳とされている[12]．膝の水腫をきっかけに発見される離断性骨軟骨炎は，中学生期が多い．関節面に生じる圧迫力や衝突の反復がこのような病変を発生させると考えられるが，なぜこの時期に好発するかは明らかでない．関節に加わる力と関節軟骨と軟骨下骨の強度との関係によると考えると，ある程度身体が発育し強い筋力や速い動作ができるようになった時期に発生しやすいと思われる．

関節面の病変は関節形態の変形を生じさせてしまうと，関節可動域制限のような後遺症を残す可能性があることを認識する必要がある．

（鳥居　俊）

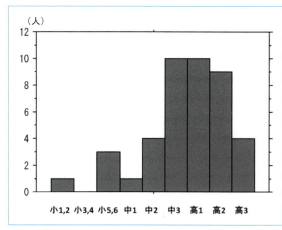

図Ⅰ-10　インターハイ入賞選手の疲労骨折既往時期

参考文献

1) 文部科学省：平成25年度学校保健調査統計報告．http://www.e-stat.go.jp/SG1/estat/List.do?bid＝000001014499&cycode＝0, 2014.
2) Ogden JA：Skeletal injury in the child（third edition），p128, Springer, New York, 2000.
3) 鳥居　俊，飯田悠佳子，村田祐樹ほか：男子中学生サッカー選手における超音波法による脛骨粗面発育段階と身長変化に基づく発育年齢との関連性．日本成長学会雑誌．17：64-67, 2011.
4) Rauch F, Bailey DA, Baxter-Jones A, et al：The 'muscle-bone unit' during the pubertal growth spurt. Bone. 34：771-775, 2004.
5) 日本スポーツ振興センター：学校の管理下の災害（平成26年度版）．2014.
6) 池亀志帆，鈴木茂実，鳥居　俊：発育期サッカー選手の筋タイトネスと腰部障害の発生．Auxology. 9：52-54, 2003.
7) Kubo K, Kanehisa H, Kawakami Y, et al：Growth changes in the elastic properties of human tendon structures. Int J Sports Med. 22：138-143, 2001.
8) 鳥居　俊：日本人健康男児の膝関節軟骨厚の発育変化に関する横断的検討．日小整会誌．22：513-516, 2013.
9) 柏口新二，井形高明，岩瀬毅信ほか：投球動作の上腕骨成長に及ぼす影響について—第二報：上腕骨近位骨端線障害との関連—．日小整会誌．6：5-11, 1996.
10) 鳥居　俊，阿江通良，石井好二郎ほか：インターハイ入賞選手に対するスポーツ障害に関する質問紙調査．陸上競技研究紀要．6：148-152, 2010.
11) 大場俊二：腰椎分離症発生防止への取り組み—早期受診，早期診断のために—．日本臨床スポーツ医学会誌．16：339-348, 2008.
12) 松浦哲也，安井夏生，鈴江直人ほか：少年野球肘の実態．日小整会誌．18：302-305, 2009.

I こどものスポーツ傷害の現状

2 中高一貫校の学校医からみた傷害統計

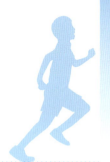

保護者および指導者に対する説明のポイント　POINT

- ☑ 生徒に対する講演はクラブ別に行い，種目に特異性のある傷害の話をして予防のためのストレッチングやトレーニングの指導を盛り込むと効果が上がります．
- ☑ 教員に対する熱中症の講演では，部活動中の死亡事故の過去の裁判例をとりあげ，過去に比べて指導者の注意義務が変化してきていることを強調しましょう．
- ☑ 生徒個人がスポーツをするうえで自分の体の弱点を知り，傷害予防を意識するようになるためにメディカルチェックが有効です．
- ☑ 生徒がスポーツ傷害に正しく向き合うには，専門医による相談，説明，指導が助力となります．学校で行うとすればその環境づくりが必要です．

はじめに

京都府にある私学の中学・高校一貫教育の学校（生徒数：約1,700人）における22年間のスポーツ整形外科医としての校医活動を振り返り，学校でのスポーツ傷害の現状について考える．この活動は，1992年に本校の養護教員から「生徒のクラブ活動中のケガについて困っている．何か良い方策はないか」と相談を受けたことに端を発する．保健室としては部活中の外傷・障害は整形外科で診てもらうように勧めるが，整形外科を受診しても「しばらく部活を休め」と言われ湿布をもらって帰るだけで，早くスポーツに復帰する方法や治しながらプレーを続けることについては教えてもらえない，という声をよく聞くというのである．筆者が，月に1回，保健室で個々の診察をして治療やスポーツ復帰のアドバイスをするのはどうかと提案し，「スポーツ整形相談」としてスタートすることになった．以後，生徒対象の講演会，教員対象の講演会，クラブ別の指導，クラブ別の簡易メディカルチェックを加えて，現在の校医活動に至っている[1)2)]．以下，データも交えながら各活動を詳しく説明し，学校医としてスポーツ傷害にどう対応するべきか，論じたい．

講演会，クラブ別指導

当初は「スポーツ整形相談」に加えて，年に2回ほど生徒を対象にしたスポーツ傷害についての講演会を行っていた．様々な運動部に所属する約100～200名の生徒に講義するわけだが，どうしても内容が総論的な話になり生徒の興味も散漫になりがちであったので，クラブごとにスポーツ傷害のポイントを説明する「クラブ別指導」を講演会の代わりに行うようにした．少人数を対象として種目に特異性のある傷害の話なので，生徒も興味を持って聞き入り熱心に質問を返すようになった．その質問の中で最も多いのが「その傷害を防ぐためのストレッチや筋力トレーニングの方法」

であったことから，講話に加えて当院のスポーツトレーナーによるトレーニング指導を加えたところ，多くのクラブから「クラブ別指導」の依頼が寄せられるようになった．中学女子バスケットボール部の指導を例に挙げると，まず筆者が足関節捻挫，膝前十字靱帯損傷を例にとり，スポーツ傷害の種目による特異性を説明する．次にスポーツトレーナーがそれに応じたストレッチやトレーニング，ここでは大腿四頭筋，ハムストリングのストレッチ，足関節周囲筋，大腿四頭筋の強化などの正しい方法を指導する．時間は講話，トレーニング指導あわせて約90分である．2009年からクラブ別に簡易メディカルチェックを行うようになり，この時間内でメディカルチェック，講話，トレーニング指導をしており，現在では「クラブ別指導」は「簡易メディカルチェック」に移行したかたちとなっている．

教員，指導者には熱中症についての講演を毎年行っている．講演では部活動中の熱中症による死亡事故の過去の裁判例を教材にして，過去に比べて指導者の注意義務が変化してきていることを強調している．3年に1度はこの講演を聞くことが全教員の義務となっており，暑熱環境計（WBGT計測機器）2台が校内に配備されるなど，学校側の意識も高まりつつある．

クラブ別簡易メディカルチェック

1．クラブ別簡易メディカルチェックの内容

2009年からクラブ別の簡易メディカルチェックを始めた．これまで17クラブ301名のチェックを行った．前述したように「クラブ別指導」からの移行であり，その内容は，種目に応じたスポーツ傷害についての講話の後，メディカルチェックを行い，2種目程度のストレッチや筋力訓練を教えて90分で終了する．実施日までに個人の質問表に記入を済ませておいてもらい，メディカルチェック時の参考にする．質問項目は身長・体重の他に，現在のポジション，過去のスポーツ歴，傷害歴，現在の傷害の有無などである．

メディカルチェックは筆者とスポーツトレーナーが2か所に分かれて，下肢アライメント，タイトネステスト，関節弛緩性テストを筆者が担当し，筋力測定はスポーツトレーナーが片脚起立，プッシュアップという上肢・下肢の基本的な筋力が，そのスポーツを行ううえで必要なレベルに達しているかを判定する（表Ⅰ-1）．トップアスリートに対するメディカルチェックとは違って，項目も少なく時間のかかるものは行わないが，この簡易メディカルチェックの目的は，疾患の発見ではなく，生徒個人がスポーツをするうえで自分の体の弱点を知り，傷害予防を意識するようになることにある．

表Ⅰ-1 簡易メディカルチェックの項目
・下肢アライメント 　X脚・O脚，扁平足・凹足 ・タイトネステスト 　ハムストリング，大腿四頭筋 ・関節弛緩性テスト（東大式） ・筋力 　20 cm台からの片脚起立，プッシュアップ

2．クラブ別簡易メディカルチェックのデータ

これまでのメディカルチェックのタイトネステストのデータから，統計学的有意差がみられた項目を中心に検討した．ハムストリングについてはSLR（straight leg raising）の角度で判定し，大腿四頭筋は腹臥位で膝を屈曲させて無理なく停止する位置で評価したが踵殿距離ではなく，そのときの膝屈曲角度（knee flexion angle at the prone position；KFP）で表した．男女比較では，中学生男子はSLR，KFPともに女子よりも有意にタイトで，高校生ではSLRのみに男女差がみられた（図Ⅰ-11）．中・高比較は男子ではKFPにおいて中学生が高校生よりもタイトで，女子では逆にKFPにおいて高校生のほうがタイトであった（図Ⅰ-12）．クラブの種目により，ジャンプを頻繁に行う群とそうでない群とに分けて比較すると，高校男子では非ジャンプ群のSLRが低値で，高校女子ではジャンプ群のKFPがタイトであった（図Ⅰ-13）．これらのデータの細部の解釈は難しいが，タイトネスが有意にある場合にはメディカルチェックの結果を通知する際に，傷害予防の観点から特に強調して改善を求めるようにしている．

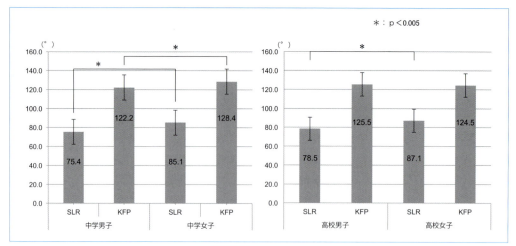

図Ⅰ-11　男女比較

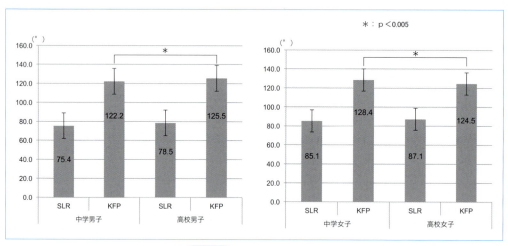

図Ⅰ-12　中学・高校比較

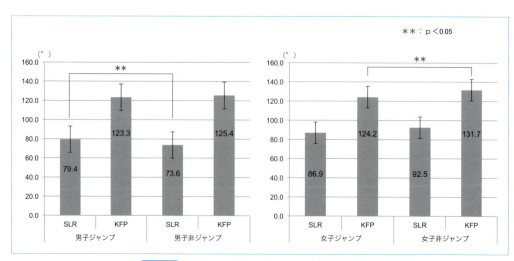

図Ⅰ-13　ジャンプ群・非ジャンプ群比較（高校）

スポーツ整形相談

1．スポーツ整形相談の内容

最後に校医活動の中心をなす「スポーツ整形相談」について述べる．月に1～2回，放課後に行っている個人を対象としたスポーツ傷害クリニックである．原則としてクラブ活動におけるスポーツ傷害を対象とするが，体育授業中のケガを診たり，校内マラソン大会出場の適否の判断を求められることもある．

一般的な相談の流れを示すと，まず，希望者はスポーツ整形担当の教員(担当は持ち回りで毎年変更される)のところへ行き，相談の日時を予約する．このとき，問診票に事項を記入し提出する．担当教員は，相談者が1回に10人を超えないように，また当日の相談がスムースに行われるように，予約時間の調整をする．相談当日，筆者は事前に保健室に到着し，診察時の問診にかける時間を節約するため問診票をあらかじめチェックする．6時限目終了と同時に相談をオープンするが，相談の際にはできる限りクラブ顧問の同席を求めている．

実際の相談では，問診票の不十分な部分の確認や必要事項についての質問の後，診察を行って説明に移るのだが，これらをすべて含めて1人5分程度で終えなければならない．X線写真やMRIがないことから確定的な診断はできないので，考えられる疾患について時には複数の診断名を挙げて説明し，その治療法，スポーツ復帰までのリハビリテーション，スポーツ復帰に要する期間を話さなければならない．1人で複数の箇所の相談を持ち込んでくる生徒もいるので，時間がないときは2部位までにするように相談に入る前にあらかじめ言っておくこともある．

相談の内容でよくみられるのが，「医療機関に受診するほどではないが診て欲しい」「すでに医療機関で診てもらっているが良くならない」「どうすれば早くクラブに復帰できるか」などである．整形外科を受診してシンスプリントと診断を受け，湿布を処方されて痛い間はクラブを休みなさいと言われただけ，というケースが多い．ストレッチングやシューズ，インソールの話は全くしてもらえなかったし，一番聞きたい，クラブを続けながら治していく方法について教えてもらえなかった，というのである．そういうときは主治医の診断の補足というかたちで話しているが，治療についての解釈の違いの説明が難しいこともある．

以上の相談結果について，診断名，所見，対応処置，コメントをカルテに記載して1つの相談が終了する．問診票とこのカルテをあわせて，保健室で管理している生徒各人の「スポーツ整形相談ファイル」にファイリングされる．このファイルをみれば，ある生徒の中学，高校を通じての相談歴が一目でわかるようになっている．

2．スポーツ整形相談のデータ

2001～2013年度の卒業生を対象にスポーツ整形相談のデータを集めて分析した．毎年330～350人が卒業するが，卒業生のうち，在籍期間中に「スポーツ整形相談」に来たことがある者の数，つまりその年度の卒業生の中で「スポーツ整形相談ファイル」を持っている生徒の数を示す(図Ⅰ-14)．したがって，このグラフは，この年度に保健室に来た相談者数を表すものではない．これをみると，2005年以降の卒業生はそれ以前に比べると相談経験者が少なくなる傾向にあるが，この原因としては，「クラブ別指導」「簡易メディカルチェック」を行うようになり，スポーツ傷害予防の認識が生徒の間に浸透してきたこと，長年の啓発により適切な医療機関に受診しているため「相談」の必要がなくなったことなどが考えられる．

すべての相談(1,521例)におけるスポーツ外傷とスポーツ障害の占める割合は，外傷299例(19.7%)に対し障害1,222例(80.3%)であった(図Ⅰ-15)．古いデータであるが，1992～1996年の本校の日本学校体育センターへの提出書類を調査した結果では，外傷88%，障害12%であった[3]．日本学校体育センターへの給付金の請求は，すでに医療機関に受診して加療を受けた学校関連の傷害について行われるもので，外傷が主でオーバーユースによるものは少ないことは周知のとおりで

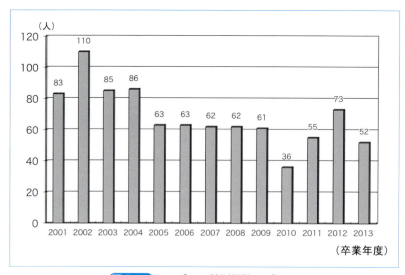

図Ⅰ-14 スポーツ整形相談のデータ
毎年 330〜350 人が卒業する．この中で，卒業年度ごとにスポーツ整形相談に来た生徒の数を示す．

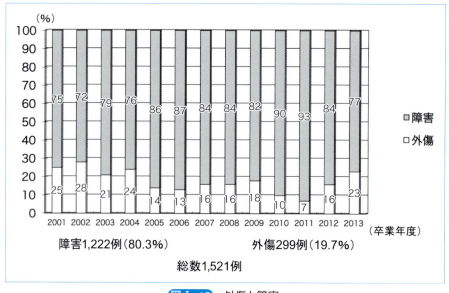

図Ⅰ-15 外傷と障害

あるし，これに対してスポーツ整形相談で扱うのは前述した「医療機関に受診するほどではないが診て欲しい」のように軽いオーバーユースが多く，骨折などの外傷であればすでに医療機関での治療を受けており相談に来る必要がない場合が多いことから，この両者の外傷，障害の数字の違いが説明できる．病院や診療所のスポーツ外来では，外傷 50.2％，障害 49.8％とする報告や[4]，外傷 39.1％，障害 60.9％という報告がみられ[5]，おお

よそ，五分五分か，やや障害が多いというところであろう．今回のスポーツ整形相談のデータから得られた外傷，障害の割合は，そのままこの相談の特質を反映しているものと考えられる．
　外傷，障害の部位については，外傷では足関節，膝関節が多く（図Ⅰ-16），障害では膝関節，腰椎の順に多いが（図Ⅰ-17），これは病院や診療所のスポーツ外来でのデータと比べても大きな差異はない[6]．

12　こどものスポーツ外来 —親もナットク！このケア・この説明—

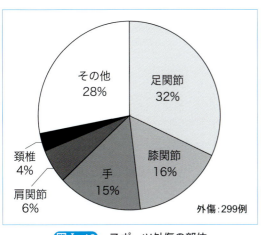

図Ⅰ-16　スポーツ外傷の部位

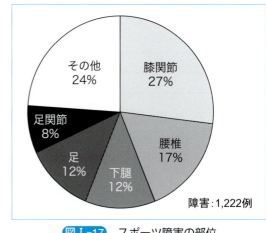

図Ⅰ-17　スポーツ障害の部位

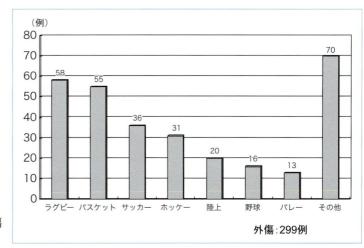

図Ⅰ-18　クラブ別スポーツ外傷

　各クラブ別の外傷，障害の割合については，バスケットボール，ホッケー，サッカーでほぼ平均的な対比をみるのに対し，ラグビーでは外傷が多く陸上では障害が多い，と明らかな違いを認め，種目によるスポーツ外傷，障害の特異性を反映しているものと考えられる（図Ⅰ-18，19）．

考　察

　筆者がこの活動を始めた22年前は，整形外科医の学校医参加についてお手本とするケースがなく，養護教員と手探りで続けてきてここまで来たわけだが，まず22年前にスポーツ整形外科のみの校医を迎えようとしたこの学校の方針を評価したい．クラブ活動が盛んな学校ではどこでもスポーツ傷害の扱いに困っているものと思われるが，実際にスポーツ整形外科医の協力を頻繁に受けるには費用や医師の確保に問題があるだろうし，公立校では教育委員会に持ち込むべき課題であり，1校のみの希望では実現しないものと考えられる．本校では内科校医が週1回放課後に保健室に詰めていて，月に1回，精神科医，臨床心理士のクリニックが設けられていることなど，生徒に対する医学的サポートに力を入れており，アイシング用の大型製氷機が校内に4台設置されているというように，スポーツ障害予防についても意識が高いという土壌があったことが，この活動の導入につながったものと思われる．

　2年前に明らかになったことだが，大谷は1993年から慶應義塾の一貫校（小・中・高等学校）で「スポーツ医学相談」としてほぼ同じ活動を行ってきた[7]．「相談」に加えて啓発活動として保護者，教員，学生トレーナーに対する講演を行うことで，

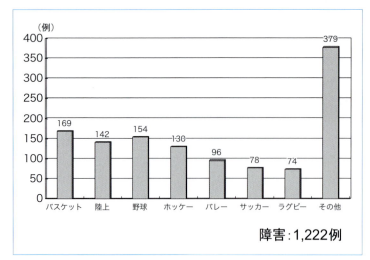

図Ⅰ-19 クラブ別スポーツ障害

相談者数が減少傾向にあると述べており,まったく独立して長年行われてきた2つの活動の結果が一致したということは興味深い.

筆者が行ってきたスポーツ整形相談,クラブ別指導,クラブ別簡易メディカルチェック,講演会という活動の最終の目的は,スポーツ傷害に対する生徒の意識の向上にある.ケガをしたら,RICE処置をする,適正な医療機関を受診する,スポーツ復帰までの道のりを考え,相談する,ケガの原因を考える,その予防を探る,といった一連の過程を当たり前のように生徒が実行できるようにしていきたいと考える.22年間にわたるスポーツ医としての校医活動について述べてきたが,整形外科医の学校医参加が求められるようになってきた昨今の流れの中で,参考になる情報を少しでも提供できたとすれば幸いである.

(麻生伸一)

文　献

1) 麻生伸一:スポーツ整形外科医としての校医活動. 日臨整会誌. 30:63-68, 2004.
2) 麻生伸一:スポーツ整形外科医としての校医活動(第2報). 日臨整会誌. 94:90-97, 2009.
3) 山田哲也,麻生伸一,平澤泰介ほか:中学・高校におけるクラブ活動中の外傷・障害について. 日本臨床スポーツ医学会誌. 5(4):91, 1997.
4) 戸田美奈子,川崎秀和,下川　円ほか:当院におけるスポーツ患者の検討. 日本臨床スポーツ医学会誌. 12(4):S101, 2004.
5) 鍋島和夫:スポーツ外来の現状と問題点―開業医の立場より―. 臨床スポーツ医学. 11:653-656, 1994.
6) 柚木　脩,中村恭啓,島本一紀ほか:最近変化してきたスポーツ整形外来. 臨床と研究. 83:273-278, 2006.
7) 大谷俊郎:成長期の学校スポーツにおける障害の予防―慶應義塾の一貫教育校におけるスポーツ医学相談―. 日本臨床スポーツ医学会誌. 21(3):538-540, 2013.

I こどものスポーツ傷害の現状

3 中高生の部活動における外傷・障害統計

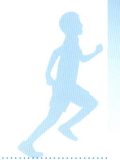

保護者および指導者に対する説明のポイント　　POINT

- ☑ 中高生の部活動中には，多くのスポーツ外傷・障害が発生しており，中でも足関節捻挫は毎年40,000件以上起こっています．
- ☑ やっかいな膝外傷である膝前十字靱帯損傷は毎年3,000件近く発生し，増加傾向にあります．
- ☑ 重症頭頸部外傷は，毎年500件以上起こっています．

我が国では，課外活動である運動部活動（以下，部活動）が盛んである．中学生や高校生（以下，中高生）では，毎年，全生徒の60〜70％にあたる約400万人近くが所属して活動している．

この部活動中における中高生の外傷・障害の実態については，あまりよく知られていなかった．これには全国的な統計調査が行われていなかったことが大きく関係している．

しかし，幸いなことに我が国には「災害共済給付制度」があり，部活動中のスポーツ外傷・障害について調査できる状況にあることがわかった．本稿では，この制度のデータを元に，中高生の部活動におけるスポーツ外傷・障害の現状について紹介する．

災害共済給付制度

この制度は，昭和35（1960）年度に始まり，平成15（2003）年度から（独）日本スポーツ振興センターの学校安全部が実施している（同部のホームページ「学校安全web」参照）．加入者は開始年度から増加し続け，昭和57（1982）年度の2,562万人がピークとなったが，その後減少してきている．た

だし，加入率は当初より90％以上であり，昭和55（1980）年度からは96％を保っている．このことから，ほぼ全国の児童・生徒が加入している統計資料であるといえる．

対象となる災害は，疾病や負傷など，スポーツ以外のものも含まれる．昭和40（1965）年度から統計調査が開始され，給付件数（≒発生件数）は当初の約50万件から右肩上がりで増加し，平成16（2004）年度には126万件とピークを迎えた（図I-20）．以後，ここ10年はやや減少傾向にあるが，依然として当初の2倍以上の年間100万件を超える災害が発生している．また，発生件数を加入者数で割った発生率でみると当初の2.0％から，やはり平成16（2004）年度に7.0％のピークを迎えた後，やや減少傾向にあるが，平成24（2012）年度には6.5％と，当初の3倍以上に増えていることがわかる．

現在，この災害共済給付制度には全国の児童・生徒総数の約96％にあたる約1,700万人が加入しており，特に小学校（670万人）や中学校（360万人）では99.9％の加入率である（高等学校は350万人98％）．このため，災害の申請がすべて行わ

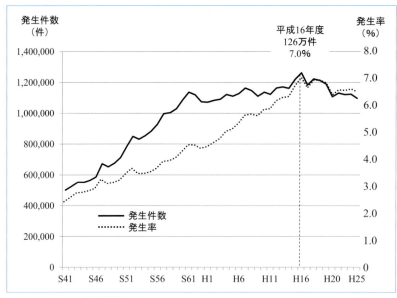

図Ⅰ-20　学校管理下の災害発生件数(率)の変遷
((独)日本スポーツ振興センター　学校安全部資料より)

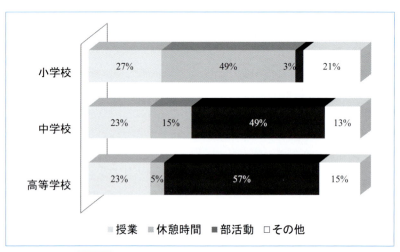

図Ⅰ-21　学校管理下における負傷―活動別割合―

れていれば，その発生率を知ることができることになる．ただし，給付対象は医療費用額5,000円以上のものに出るため，軽症例は除外されていること，また申請されていない症例の確認はできないなどの制約があることを断っておく．

児童・生徒の負傷の概要

学校管理下における負傷(スポーツ以外の外傷・障害も含む)の申請件数(≒発生件数とする)は，平成25(2013)年度では約110万件(発生率≒申請件数／登録人数：6.5％)であった．このうち課外指導(部活動)時の負傷(≒スポーツ外傷・障害)は約30万件(2.1％)となっていた．小学校では0.1％と少ないが，これはスポーツ少年団などにおける外傷・障害が，民間の「スポーツ安全保険」で扱われているためと思われる．

学校におけるすべての負傷を，その活動別にみたものが図Ⅰ-21である．学校区分別にみると，小学校では，休憩時間中のものが半数を占め，これに対して中学校や高校では，部活動中のものが

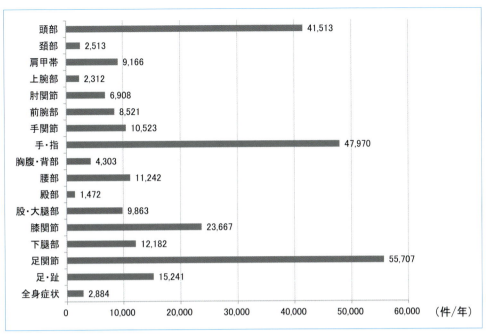

図Ⅰ-22　中高生・部活動中の外傷発生件数—部位別—

半数あるいはそれ以上を占めている．したがって本稿では，中高生の部活動中の負傷（以下，スポーツ外傷・障害として扱う）に焦点を当てて紹介する．

中高生の部活動中のスポーツ外傷・障害

調査資料は，平成21〜25（2009〜13）年度の5年度にわたって「災害共済給付制度」を通じて届け出のあったものとした．対象種目はサッカー，野球，バレーボール，バスケットボール，ラグビー，テニス，剣道，柔道，体操・新体操，水泳，陸上競技の11競技とした．この11競技の選定は，部員登録数が明らかで，かつ多いものとしたが，高校生女子の野球とラグビーについては資料がなかったため除外した．11競技の総部員数は，5年間でやや増減はみられているが，286万人前後となっている．以下，図表の数値は5年間の平均値を示したものである．

1．発生件数・頻度

スポーツ外傷の年間平均発生件数は約26万件，発生頻度は約9,300件/10万人/年であり，ここ5年間はほぼ横ばい状態である．

2．性別，学年別および月別検討

発生件数でみると，男性が女性の2倍以上であった（女子8万件/年＜男子18万件/年）が，発生頻度ではほとんど差がみられなかった（約9,000件/10万人/年）．また，学年別発生件数では中学2年生に，発生頻度では高校2年生が最も多かった．

月別の発生件数は，新学年の始めの時期，特に5月に最も多く発生しており，この時期の対応が重要なポイントとなる．

3．部位別および病態別検討

部位では足関節が最も多く（全体の21%を占める），ついで手・指，頭部，膝と続いていた（図Ⅰ-22）．また病態別にみると，骨折が最も多く，捻挫，挫傷・打撲症の順であり，これら3つで全体の76%を占め，1年間に，あわせて20万件近く発生していた（図Ⅰ-23）．

4．種目別検討

種目別の発生件数では，バスケットボールが約68,000件と最も多く，サッカー，野球と続いた（図Ⅰ-24-a）．発生頻度でみると，ラグビー（約33,000件/10万人/年）が最も多く，バスケット

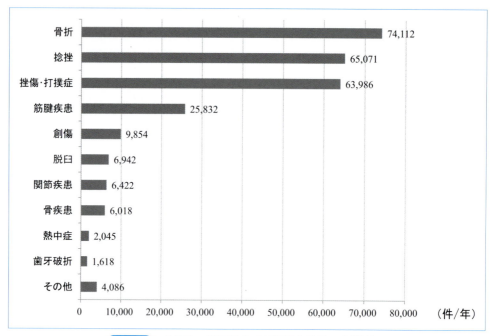

図Ⅰ-23 中高生・部活動中の外傷発生件数―病態別―

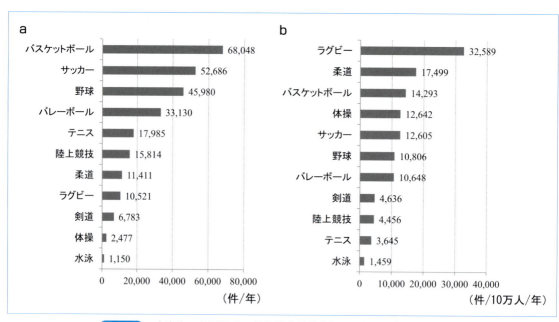

図Ⅰ-24 中高生・部活動中の外傷発生件数(a)と発生頻度(b)―種目別―

ボール(約 14,000 件/10 万人/年)の倍以上の発生頻度となっていた(図Ⅰ-24-b).

特定のスポーツ外傷調査

特定外傷として,スポーツの現場でよくみられる足関節捻挫や,やっかいな外傷の1つである膝前十字靱帯損傷,それに重症事故につながる重症頭頚部外傷について調査した.

1.足関節捻挫

発生件数はここ5年間横ばい状態で,1年間に約 40,000 件/年前後である.発生件数に性差はないが,発生頻度(1,500 件/10 万人/年)では女子が

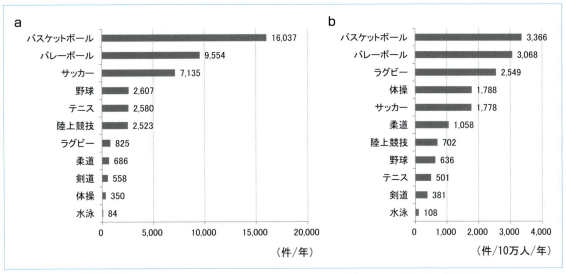

図Ⅰ-25 中高生・部活動中の足関節捻挫の発生件数(a)と発生頻度(b)―種目別―

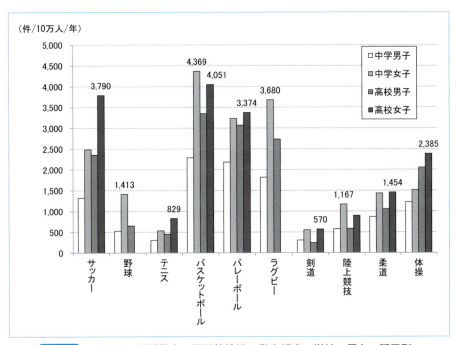

図Ⅰ-26 中高生・部活動中の足関節捻挫の発生頻度―学校・男女・種目別―

2倍近い値である(女子；約2,000＞男子；約1,000).種目別発生件数・頻度ともバスケットボール,バレーボールを中心とした球技系で多かった(図Ⅰ-25).

足関節捻挫の発生頻度を学校・男女・種目別にみると,最も頻度が高かったのが中学女子バスケットボールで,約4,000件/10万人/年を超え,高校女子のバスケットボール,サッカーやバレーボールなどが続いた(図Ⅰ-26).

2. 膝前十字靱帯損傷

発生件数は,この5年間で2,400件から2,800件,発生頻度が84件から97件へと増加しており,対応が急がれるスポーツ外傷である.性別では,発生件数(女子；1,500＞男子；1,000),発生頻度(女子；180＞男子；60)とも女子に多かった.種目別発生件数では,バスケットボールが圧倒的に多

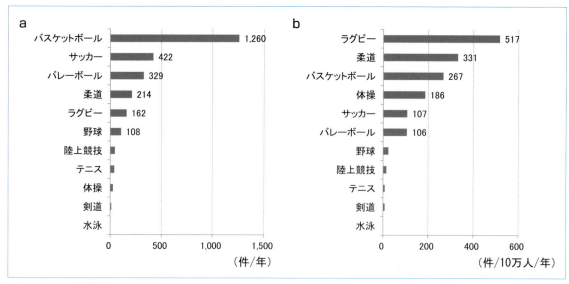

図Ⅰ-27 中高生・部活動中の前十字靱帯損傷の発生件数(a)と発生頻度(b) ―種目別―

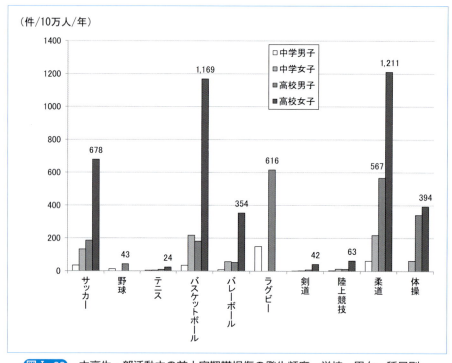

図Ⅰ-28 中高生・部活動中の前十字靱帯損傷の発生頻度 ―学校・男女・種目別―

く(1,200件以上),これにサッカーやバレーボールなどが続いていた(図Ⅰ-27-a).発生頻度でみると,ラグビーが最も多く,柔道,バスケットボールの順となっていた(図Ⅰ-27-b).

さらに学校・男女・種目別に発生頻度をみてみると,高校女子の柔道とバスケットボールで1,000件(/10万人/年)を超え,飛びぬけて多かった(図Ⅰ-28).これらの種目を中心に,指導者を含めた対応を急ぐ必要がある.

3．重症頭頸部外傷

ここでは「重症頭頸部外傷」を,診察開始月の治療費が月10万円以上のものとした.発生件数

は毎年500件以上（このうち頭部85％，頚部15％）で，発生頻度は19件(/10万人/年)であった．頭部外傷の診断名では，脳振盪が最も多く(55％)，ついで頭部打撲(12％)であり，両者をあわせて全体の2/3を占めていた(図Ⅰ-29)．しかし，真に重篤な急性硬膜下および硬膜外血腫なども毎年50件前後みられている．脳振盪を，それら真の重症例の予備軍ととらえ，脳振盪を減らす努力が急務である．実際，ラグビーをはじめとする様々な競技で，脳振盪対策が行われてきている．

なお頚部では頚髄・頚椎損傷が約半数を占めていた．

まとめ

以上，中高生の部活動における外傷・障害統計から，いかに多くの外傷・障害が起こっているのかを知ることができる．比較的よくみられる足関節捻挫や，増加傾向にある膝前十字靱帯損傷，さらに決して少なくない頭頚部外傷の対策を早急に行っていくべきである．

成長期におけるスポーツ外傷・障害は，その後のスポーツ人生に大きな影響を与えるものである．しかし，その実態は今回紹介したように決して少なくなく，外傷によってはむしろ増加傾向を示している場合もある．その原因の1つには，親や指導者を含めた周囲の大人たちの，スポーツ外傷・障害に対する認識の低さがあると思われる．

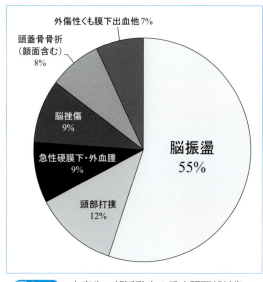

図Ⅰ-29 中高生・部活動中の重症頭頚部外傷の内容と割合

スポーツ外傷・障害を予防するには，単に医療サイドだけで取り組んでいてもうまくいかないことは明白である．

今後はこどもを取り巻く我々大人たちが，成長期であるという視点でとらえ，かつ現状を把握し，連携しながら対応していくことが望まれる．

（奥脇　透）

参考資料

平成24年度日本体育協会スポーツ医・科学研究報告Ⅰ．日本におけるスポーツ外傷サーベイランスシステムの構築—第3報—．2013．

II 章 こどものスポーツ傷害の早期発見・予防

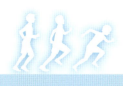

II-1 運動器検診からみえてくる傷害予防

こどものスポーツ傷害の早期発見・予防

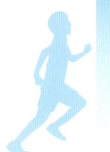

保護者および指導者に対する説明のポイント　POINT

- ☑ こどもの年齢や身体能力・運動能力に応じた指導を心がけましょう．
- ☑ スポーツ種目それぞれに負担のかかる部位が異なることに留意しましょう．
- ☑ からだの小さな異常を見逃さず，早期に専門医を受診させましょう．

運動器検診は全国各地において様々なかたちで実施されている．我々も，京都府において，"学校における運動器検診"のほか，駅伝大会に出場する小学生や野球少年を対象にした"フィールドにおける運動器検診"を経験してきた．

それらの運動器検診の結果から，こどもたちの運動器傷害の実態をみるとともに，その予防について考える．

学校における運動器検診の結果からみた傷害の実態

「運動器の10年」日本委員会が2005年から開始した"学校における運動器検診体制の整備・充実モデル事業"（研究責任者：武藤芳照）は，最大10道府県で実施され，その結果は「学校における運動器検診モデル事業報告」[1]として毎年報告書が出版されている．モデル事業の中で行われた学校における運動器検診の結果から，こどもたちの運動器傷害の実態をみる．

1．運動器傷害の頻度

"学校における運動器検診体制の整備・充実モデル事業"の中で実施された"学校における運動器検診"の結果をみると，こどもたちの運動器疾患の推定罹患率は，表II-1に示すように，道府県間や実施年でバラツキがあるが，最少2.8％から最多19.0％（高校生に限ると26.0％）であった[1]．

表II-1　一般校における運動器検診モデル事業の結果からみた運動器疾患の推定罹患率

	2005年度	2006年度	2007年度	2008年度	2009年度	2010年度
京都グループ		3.5	5.6	9.6		
島根グループ	7.0	6.0	12.0	6.5	2.8	3.5
新潟グループ			8.8	11.3		
宮崎グループ			15.7	8.8	9.4	9.1
愛媛グループ				18.9	14.9	
埼玉グループ				*6.0	*6.0	*11.0
大分グループ					10.9	12.6
熊本グループ					19.0	14.0

*印は就学時検診

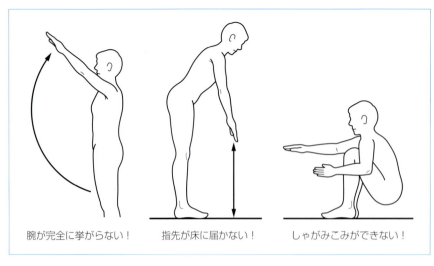

図Ⅱ-1
腕挙げ・おじぎ・しゃがみこみテスト

　これらの推定罹患率は，アトピー性皮膚炎（小学校 3.06％，中学校 2.48％），喘息（4.15％，3.22％），心電図異常（2.62％，3.44％），耳疾患（5.43％，3.89％），鼻・副鼻腔疾患（12.07％，11.11％）など，他の疾病・異常の被患率（文部科学省平成 25 年度学校保健統計調査結果[2]）と比べて決して低くない．
　宮崎県（2007 年度）の報告によると，一次検診前に行った問診票において，疼痛を有する者は 28％であったが，運動部に所属する者では 31％，所属しない者では 20％であった．
　島根県（2008 年度）の報告によると，治療を要する者の 63％が運動部に属し，サッカー（23％），バスケットボール（15％），野球（11％）などが多かった．

2．運動器傷害の内容

　一般校における運動器検診で発見された主な異常を京都府（2008 年度）の例でみると，異常例は下肢に多く，O脚，X脚，扁平足，外反母趾，オスグッド病，膝蓋大腿関節障害，膝半月板損傷，先天性股関節脱臼，有痛性外脛骨，足底筋膜炎などであった．脊椎では側弯症のほか，検診では確定診断にまで至らなかった腰痛がみられた．上肢の異常では，肩関節痛，外反肘，上腕骨内側上顆炎，骨折後変形などがみられた[3]．一方，検診を進める中で，"肩関節の挙上が完全にできない"，"体前屈で指先が床に届かない"，"しゃがみこみ動作が完全にできない" こどもたちが多くみられた．そこで，これらの運動器機能不全ともいえる "からだが硬い" こどもたちの頻度を調査する目的で，全国のモデル事業検診項目の中に，上肢・体幹・下肢における運動器機能評価を追加することを提案するとともに，京都府においては 2008〜2011 年度に運動器検診を行った小学 8 モデル校（2,470 名）と中学 5 モデル校（1,377 名）を対象に，"腕挙げ・おじぎ・しゃがみこみテスト"[3]（図Ⅱ-1）を実施した．結果，小学校では "肩関節の挙上が完全にできない" は平均 4.0％，"体前屈で指先が床に届かない" は 10.8％，"しゃがみこみ動作が完全にできない" は 7.9％の有所見率であった．中学校では各々平均 4.9％，11.6％，13.6％の有所見率であった．
　宮崎県（2008 年度）の報告[4]によると，一次検診で異常を認めた例は小・中学生 2,179 名中 272 名で，このうち二次検診（医療機関）受診者は 83 名であったが，受診者の傷病名（疑い病名を含む）は 99 疾患を認め，内訳は脊柱側弯症 25 名，オスグッド病 11 名，Sever 病 3 名，O脚変形 3 名などであった．
　島根県（2008 年度）の報告[5]によると，一次検診で異常を認めた例は小・中学生 7,388 名中 861 名で，このうち二次検診（医療機関）受診者は 263 名であったが，うち 37％が経過観察あるいは要治療とされた．疾患名は脊柱側弯症が 33％，スポーツ

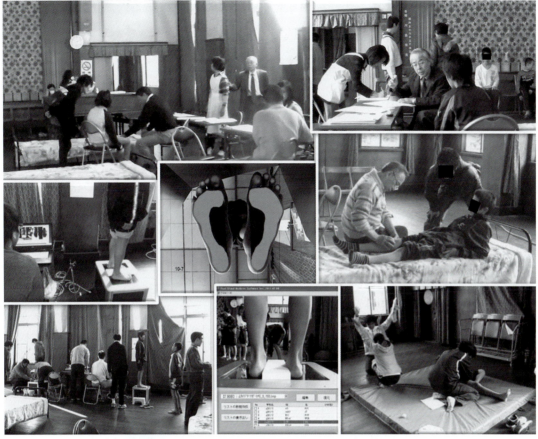

図Ⅱ-2　京都市小学校大文字駅伝大会事前運動器検診風景

障害が25％，脊椎疾患10％，肘疾患10％，膝疾患8％であった．一方，"ヒザの後ろを伸ばし前屈して指先が床につかない"が33％，"うつ伏せでヒザを曲げたとき踵が殿部につかない"が22％にみられた．

京都市小学校大文字駅伝大会事前運動器検診の結果からみた傷害の実態

京都府では「学校における運動器検診体制の整備・充実モデル事業」の活動の一環として，京都市教育委員会などが主催する"京都市小学校大文字駅伝大会"の約1～2か月前に"事前運動器検診"を実施している(図Ⅱ-2)．この駅伝大会は毎年2月に開催され，市内の小学校約50校の6年生10名(男女5名ずつ)が16.481キロを走る．「冬の厳しい自然の中を走ることで，自己の役割を自覚し，協力し合う態度を育てるとともに，児童の体力向上および学校体育の充実を図ること」を趣旨として，1987年に始まった．京都の伝統行事「五山送り火」の山々を望みながら走るコースから"大文字駅伝"と名付けられた．回を重ねるごとに，児童・保護者・指導者の過熱が目立ち，運動器の傷害が増加したため，当初から実施されていた内科検診に加えて，第21回大会(2006年度)から運動器検診を実施している．

1．運動器傷害の頻度

第24回大会(2009年度)の検診結果を表Ⅱ-2に示す．出場予定選手700名に行った事前アンケート調査で運動器傷害が疑われる211名(30.1％)を対象に運動器検診を実施し，その全例(211例，279部位)に傷害を認めた．下肢のランニング障害がほとんどを占め，中でも膝以下の障害が大多数を占めていた[6]．

表Ⅱ-2 京都市小学校大文字駅伝大会（2009年度）事前運動器検診の結果（部位別頻度と疑われる疾患）

疼痛部位	女子 157部位 (実人数110)	男子 122部位 (実人数101)	計 279部位 (実人数211)	疑われる疾患
股～大腿	19(12.1%)	16(13.1%)	35(12.5%)	大腿部伸側痛が17例(48.6%)で最も多く，次に，大腿部屈側痛7例(20.0%)であった．
膝	55(35.0%)	53(43.4%)	108(38.7%)	ジャンパー膝が最も多く39例(36.1%)であった．次に，オスグッド病が26例(24.1%)で，特に男子に多かった．
下腿	21(13.4%)	9(7.4%)	30(10.8%)	腓腹筋痛が18例(60.0%)と最多で，次に，シンスプリント11例(36.7%)であった．
足関節・足	56(35.7%)	40(32.8%)	96(34.4%)	アキレス腱障害が21例(21.9%)と最多で，以下，足関節の障害10例(10.4%)，踵骨部の障害9例(9.4%)，足底筋障害9例(9.4%)，外脛骨障害8例(8.3%)，種子骨障害8例(8.3%)，外反母趾8例(8.3%)，三角靱帯炎3例(3.1%)，扁平足3例(3.1%)，疲労骨折1例(1.0%)であった．外反母趾は女子に多くみられた．
その他	6(3.8%)	4(3.3%)	10(3.6%)	腰痛が8例にみられた．胸部などに痛みを訴える例が2例あった．

運動器傷害の推定罹患率は，運動器検診を導入した2006年度から毎年30%を超えている．前述した"学校における運動器検診"の推定罹患率と比較すると，格段に高率である．

2．運動器傷害の内容

毎年，下肢の傷害がほとんどを占め，特に膝関節と足関節・足部の傷害が多い．第24回大会(2009年度)の検診結果は表Ⅱ-2のとおりである．幸いに，重症例はほとんどなかったが，すでに"整形外科で治療中"の者が6名(2.8%)あった．"すぐに整形外科を受診するように指導した"者が4名(1.9%)，"駅伝後でも良いが整形外科を受診するように指導した"者が23名(10.9%)あった．"練習量を少し減らすように指導した"者が10名(4.7%)，ストレッチングなど練習方法について指導した者が111名(52.6%)あった．

野球少年を対象とした運動器検診の結果からみた傷害の実態

野球少年の外傷や障害を予防する取り組みの1つとして，投球障害の早期発見を目的とした検診(メディカルチェック)が各地で行われている．京都府では2008年から，整形外科医師，理学療法士，トレーナーなどで構成された医科学サポートチームを組織し，選手サポートを開始した．京都におけるメディカルチェックでは，理学療法士による全身の可動域と柔軟性検査，医師による肩・肘関節に対するストレステストと超音波検査，トレーナーによるコンディショニング指導を行っている．

対象とする野球選手は京都府内の高校生，中学生，小学生である．小学生では肘障害が多いが，高校生になるに従って肩障害が増加するため，肘障害だけでなく肩障害も重視し，メディカルチェックの対象としている[7]．

1．高校野球選手の肩・肘障害罹患率と予後

2011年度の検診対象者は京都府の高校野球選手263名であったが，このうち投球障害が疑われるため，二次検診(医療機関受診)が必要と判断された者は肩・肘障害を合わせて64名(24.3%)であり，そのうち実際に二次検診を受けた選手は29名(45.3%)であった．29名中，リハビリテーションを中心とした保存療法のみで競技復帰した選手は19名中19名であった．手術療法を行った10名中9名がリハビリテーションを行い競技復帰した．競技復帰率は29名中28名(96.6%)であった[7]．

2．小・中・高校生の上腕骨小頭離断性骨軟骨炎

投球障害の中でも，肘関節に生じる上腕骨小頭離断性骨軟骨炎(osteochondritis dissecans；以下，

OCD)は特に問題である．関節内で軟骨と骨が壊れる障害であるから，病期が進行すると野球ができなくなるばかりか，一生涯にわたって肘の動きが悪くなり痛みに悩ませられる結果になる．したがって，野球検診においてはOCDの早期発見が一番重要といっても過言ではない．

2010～2012年における京都府北部地区の小・中学生877選手，および2008～2012年における京都府南部地区の中・高校生2,433選手を対象とした検診の結果，高校生では874名中39名（4.5%），中学生では1,703名中45名（2.6%），小学生では733名中17名（2.3%）に超音波検査で不整像を認めた．そのうち，二次検診を受診した中・高校生70名中70名（100%），小学生17名中11名（64.7%）がX線検査の結果OCDと診断された．

OCDの病期別にみると，小学生では全例が透亮期または分離期であったが，中・高校生では遊離期または遺残期と術後の選手が約半数を占めていた[7]．

運動器検診からみえてくる傷害の予防

全国各地で行われてきた"運動器検診"の年次報告，京都府における運動器検診の経験，関連文献などから，運動器傷害の予防について考察する．

こどもたちの身体活動に二極化，すなわち運動過多と運動不足がみられ，それぞれに健康上の問題がある．運動過多などに起因する"スポーツ外傷・障害"などはよく話題になるが，一方で，運動不足などに起因する"運動器機能不全"にも注目し，早期に発見して予防に結びつけることも重要である．

1．運動過多に起因する傷害の予防

1）セルフチェックとセルフコンディショニング

自分で自分のからだをチェックして（セルフチェック），自分自身でからだの調子を整えること（セルフコンディショニング）を日常的に行うことで，小さなからだの変化・異変に気がつくようになり，傷害を予防するとともに，スポーツパフォーマンスを最大限に高めることができる．その要点を次に示す．

(1) からだの硬さのチェックとストレッチングが重要である：巷間，"こどものからだは柔らかい"といわれるが，決してそうではない．

学校における運動器検診の項で示したとおり，"肩関節の挙上が完全にできない"，"体前屈で指先が床に届かない"，"しゃがみこみ動作が完全にできない"などの"からだが硬い"こどもたちは決して少なくない．

また，大文字駅伝事前検診では，痛みなどを訴えるこどもたちに対して，スポーツ活動に関する指導を行っているが，指導項目の中で"ストレッチング"を行うように指導を受けたこどもたちは毎年多く，異常を訴えたこどもたちの半数を超えている[8]．

また，投球障害では，肩や肘などの患部ではなく，患部外に真の原因がある場合が少なくないとされ，下肢・体幹における柔軟性の低下が要因の1つとして挙げられる．

障害予防に向けたからだづくりの中で，からだの硬さをセルフチェックすることと，ストレッチングで硬さをとることが大変重要である．

(2) 痛みを軽視しない：言うまでもなく，痛みは赤信号である．どんなに小さい痛みであっても，軽視しないことが大切である．痛みに気づいたら，すぐに保護者や指導者に伝えることも大切である．ところが，こどもたちは様々な事由から，痛みがあっても保護者や指導者に訴えないことが少なくない．保護者や指導者には，上手く聞き出すことと，何でも言える雰囲気づくりが望まれる．そして，異常に気づいたら躊躇しないで専門医を受診し，適切な指導を受けることが大切である．

(3) 関節の動きをチェックする："動きの悪い関節はないか"を毎朝チェックすることが大切である．野球検診の項で記述した肘のOCDの患児の診療にあたっていると，"関節の動きが悪くなっている"ことが意外に見逃されていることが多い．左右を比較すると判断がつきやすい．肘に限らず，"関節の動きが悪い"状態は痛み以上の大きな赤信号である．すぐに専門医を受診する必要がある．

(4) 練習をチェックする：練習しなければ，上手になれないし，強くなれない．しかし，誤った練習を行えば，傷害をきたして，練習を中断しなければならないこともある．傷害に強くなることは，上手くなること，競技に強くなることにつながる．傷害を恐れるあまり消極的になってはいけないが，傷害予防についても日頃から心がけておかねばならない．

スポーツ外傷や障害を予防するうえで大切なことは次のとおりである．

①基礎トレーニングを十分に行う．
②その競技種目の正しいフォームやテクニックを身につける．
③トレーニングは科学的に行う．

科学的トレーニングとは，医学・運動生理学・運動力学などの知識をベースとした効果的かつ安全なトレーニングのことをいう．敏捷性・スピード養成，筋力養成，持久力・スタミナ養成，バランス養成の4分野のトレーニングを偏ることがないよう効率良く行うことが大切である．

④ルールを守り，反則や粗暴な行為を慎む．
⑤適度に緊張して行う．油断大敵である．
⑥自分の能力を知り，それに応じて競技を行う．自分の能力を過信しない．
⑦ウォーミングアップとクーリングダウンを励行する．

スポーツを始める前には必ずウォーミングアップとストレッチングを励行し，終了時には必ずクーリングダウンを行う．

⑧無理な練習計画を立てない．

傷害を生じて受診するこどもたちの練習について尋ねると，クラブが休みの日にも自分でトレーニングしていたこどもが少なくない．特に，保護者に"適度の休息が必要なこと"が認識されていない．練習時間・練習計画への配慮については項を改めて後に記載する．

⑨規則正しい生活，十分な睡眠，バランスのとれた食事を心がける．
⑩定期的にメディカルチェックを受ける．
⑪用具，設備，環境，天候などに配慮する．
⑫プロテクター，サポーター，テーピングなどを適切に使用する．

2）年齢や個々の体力・運動能力に応じた指導

こどもたちは大人を小型化したものではない．成長の過程にあるため，骨端軟骨が存在し，関節軟骨は傷つきやすい．筋肉と骨の成長に差があるため，筋はtightになり，そのため筋付着部や関節軟骨などにストレスが集中しやすいことに留意すべきである．腰椎疲労骨折（脊椎分離症）は中学生に，野球肘障害は小学生から中学生にかけて，膝痛は中学生から高校生にかけて，オスグッド病は中学生に，踵骨骨端症は小学生にそれぞれ多いという特徴がある．年齢別にスポーツ傷害の発生には特徴があるので，それぞれの年齢・発育の程度に応じて練習内容を決めるべきである[9]．

こどもたちのトレーニングを行う場合には，成長期のからだの特性を考慮しなければならない．よく知られた"Scammonの発達・発育曲線"を参考に，こどもの成長に合わせた指導が求められる[10]．小学生期までは，神経系統が発達する時期であるから，多様なスポーツに親しめるようにすることが望ましい．中学生期で持久力を養い，筋力トレーニングは高校生以上で行う．その場合においても，適度に休息を取ることによって，傷害を予防するとともに，筋力アップ（超回復）につなげることができる．

3）練習時間・練習計画への配慮

前述した京都府における運動器検診の結果で示したとおり，"学校における"検診群と"小学生駅伝大会出場予定選手を対象にした"検診群では，傷害の発生率に大きな差異があった．宮崎県や島根県の報告においても，運動部に所属する者に傷害が多いことが報告されている．すなわち，過度の練習が傷害を生じる原因の1つであることは論を俟たない．

練習時間・練習計画の適否は傷害の発生に大きくかかわっている．日本体育協会スポーツ医・科学研究報告[9]の中では，「小学生の練習時間と外傷・障害の発生率をみると，週14時間以上と以下では明らかな相違がある．長すぎる練習時間は外

表Ⅱ-3 青少年の野球障害に対する提言（日本臨床スポーツ医学会）（1994年）

　スポーツを楽しむことは青少年の健全な心身の育成に必要である．野球は我が国における最もポピュラーなスポーツの1つであるが，骨や関節が成長しつつある年代における不適切な練習が重大な障害を引き起こすこともあるので，その防止のために以下の提言を行う．
①野球肘の発生は11, 12歳がピークである．したがって，野球指導者は特にこの年頃の選手の肘の痛みと動きの制限には注意を払うこと．野球肩の発生は15, 16歳がピークであり，肩の痛みと投球フォームの変化に注意を払うこと．
②野球肘，野球肩の発生頻度は，投手と捕手に圧倒的に高い．したがって，各チームには，投手と捕手をそれぞれ2名以上育成しておくのが望ましい．
③練習日数と時間については，小学生では，週3日以内，1日2時間を超えないこと．中学生・高校生においては，週1日以上の休養日をとること．個々の選手の成長，体力と技術に応じた練習量と内容が望ましい．
④全力投球数は，小学生では1日50球以内，試合を含めて週200球を超えないこと．中学生では1日70球以内，週350球を超えないこと．高校生では1日100球以内，週500球を超えないこと．なお，1日2試合の登板は禁止すべきである．
⑤練習前後には十分なウォームアップとクールダウンを行うこと．
⑥シーズンオフを設け，野球以外のスポーツを楽しむ機会を与えることが望ましい．
⑦野球における肘・肩の障害は，将来重度の後遺症を引き起こす可能性があるので，その防止のためには，指導者との密な連携のもとでの専門医による定期的検診が望ましい．

表Ⅱ-4 少年部・学童部の投球制限（全日本軟式野球連盟）（2012年度新規取り決め事項）

　平成24年度の全国大会，各都道府県大会および各都道府県末端支部大会より下記のとおり投球制限を採用します．採用の目的は発育発達期における選手の投球における過度の負担を避けるためとなります．
・投手の投球制限については，肘・肩の障害防止を考慮し，1日7イニングまでとする．ただし，特別延長戦の直前のイニングを投げ切った投手に限り，1日最大9イニングまで投げることができる．
・なお，学童部3年生以下にあっては，1日5イニングまでとする．投球イニングに端数が生じたときの取り扱いについては，3分の1回（アウト1つ）未満の場合であっても，1イニング投球したものとして数える．

傷・障害の発生に深い関係がある．特に小学生・中学生は1日に2時間以内とすべきであり，また，週1回の休養日をとることが望ましい」とされている．

4）競技特性への配慮

　前述のとおり，駅伝の選手には下肢の傷害が多く，野球選手には肩や肘の傷害が多かった．スポーツ種目によって傷害の内容も異なるため，競技特性を考慮してトレーニングを指導しなければならない．同じ動作の繰り返しによって，疲労骨折をはじめ多くのスポーツ傷害が発生しやすくなる．一定部位にストレスが集中するトレーニングを避けることに留意しなければならない．一例として，日本臨床スポーツ医学会の"青少年の野球障害に対する提言"（表Ⅱ-3）と，その提言を受けて全日本軟式野球連盟が決定した"少年部・学童部の投球制限"（表Ⅱ-4），日本臨床スポーツ医学会の"骨・関節のランニング障害に対しての提言"（表Ⅱ-5）を示す．

2．運動不足などに起因する"運動器機能不全"の早期発見と傷害の予防

　"肩関節の挙上が完全にできない"，"体前屈で指先が床に届かない"，"しゃがみこみ動作が完全にできない"，あるいは"バランスが悪く片脚立ちができない"などの"運動器機能不全"を有するこどもたちが，スポーツ活動の多少にかかわらず散見された．したがって，"運動器機能不全"特に"からだが硬い"状態が運動不足の結果なのか，運動過多の結果なのか，あるいは骨と筋肉の成長（伸長）のアンバランスの結果なのか，個々の例ごとに判断して対処する必要がある．

　"運動器機能不全"は疾病とはいえないが，その状態のままで運動・スポーツを行えば「傷害を生じやすい」ということは容易に推察される．早期に発見して，適切な指導を行い，傷害の予防に結びつけることが重要である．

3．積極的な外部活動によるスポーツ医学的知識の啓発

　こどもたちのスポーツにかかわる方々のスポーツ医学的知識は徐々に向上しているが，まだまだ

表Ⅱ-5 骨・関節のランニング障害に対しての提言（日本臨床スポーツ医学会）（1994年）

　ランニングは基本的なスポーツ動作の1つであり，人の心身に対する有用性は良く知られている．しかし現状ではランニングによる障害も数多く見受けられる．そこでランニング障害を防止し，より安全なランニングを推奨するため以下の提言を行う．

1. ランニング障害（骨・関節・筋の障害）は走行距離が長くなるほど高率になる．
    一般的に障害を予防するためには平均の1日走行距離を中学生では5～10 km（月間200 km），高校生は15 km（月間400 km），大学・実業団で30 km（月間700 km）にとどめることが望ましい．なお中高年ランナーでは，（以下，省略）
2. 道路は路肩に向かい傾いているので長距離によるランニング障害を予防するためには同じ側だけ走ることをさける．短距離の曲走路の走行も同様で，高速走行（7 m/sec以上）の練習はなるべく緩やかな曲走路（外側のレーンなど）で行うことが望ましい．
3. 足の機能を補えるシューズを選ぶことも障害予防のポイントとなる．選択にあたっては足形に合った，底が厚めで踵の作りがしっかりしたのを選び，靴の踵は踏みつけない．先端を指で押すと足の親指の付け根で曲がるようなシューズが良い．また普段から摩耗の補修は早めにし，走行距離500 kmを目処に交換することが望まれる．
4. 疲労骨折に対して
    下肢疲労骨折は男女とも高校生に多く，特に運動環境が変化する高校1年時に多発する．脛骨を中心に腓骨，中足骨などに発生しやすい．脛や足の痛みが続く場合は早期に病院を受診することが望ましい．
5. オスグッド病に対して
    オスグッド病の発症は身長の伸びと関連がある．成長のピーク（男子11～12歳，女子10～11歳）の前後には発症の危険が高いので，患部の疼痛に留意し，大腿四頭筋の緊張をゆるめ，時によってはジャンプや切り返し動作を伴うスポーツ活動を制限する必要がある．

　傷害の予防に関する意識の低い保護者は少なくない．例えば，適度の休息が必要であることを理解していない方々，ウォーミングアップ・ストレッチング・クーリングダウンや基本的トレーニングを軽視し，コンディショニング等々についても無関心な方々がいる．我々医療従事者は，こういった方々をなくすべく指導していかなければならない．

　不幸にして傷害を生じたこどもたちや，その保護者あるいは指導者への医療従事者の対応は，当該疾患に対する治療や再発予防等の指導である．しかし，それだけにとどまらず，正しいスポーツ医学的知識の啓発の機会ととらえ，活かしていかねばならない．さらには，スポーツ現場における活動など外部活動を積極的に行い，正しいスポーツ医学的知識を啓発していくことが求められる．

（立入克敏，森原　徹，生駒和也）

文献

1) 学校における運動器検診モデル事業報告．平成17年度-平成22年度「学校における運動器検診体制の整備・充実モデル事業」報告書：「運動器の10年」日本委員会，2006-2011．
2) 平成25年度学校保健統計調査（確定値）の公表について．文部科学省生涯学習政策局政策課調査統計企画室，2014．
3) 立入克敏，福田　潤，石居志郎ほか：学校における運動器検診モデル事業報告—京都府—平成20年度．「学校における運動器検診体制の整備・充実モデル事業」報告書：24-56，「運動器の10年」日本委員会，2009．
4) 帖佐悦男，山本惠太郎：学校における運動器検診モデル事業報告—宮崎県—平成20年度．「学校における運動器検診体制の整備・充実モデル事業」報告書：147-170，「運動器の10年」日本委員会，2009．
5) 葛尾信弘，沖田瑛一，内尾祐司ほか：学校における運動器検診モデル事業報告—島根県—平成20年度．「学校における運動器検診体制の整備・充実モデル事業」報告書：72-123，「運動器の10年」日本委員会，2009．
6) 立入克敏，生駒和也，森原　徹ほか：小児のロコモと運動器検診（地域における取り組みの現状）京都市小学校「大文字駅伝」大会事前運動器検診を中心に．運動器リハ．24(1)：26-32．2013．
7) 森原　徹，木田圭重，琴浦義浩ほか：少年野球における肘障害の予防—京都府での取り組み—．関節外科．33(11)：60-64，2014．
8) 立入克敏，福田　潤，石居志郎ほか：学校における運動器検診モデル事業報告—京都府—平成22年度．「学校における運動器検診体制の整備・充実モデル事業」報告書：40-73，「運動器の10年」日本委員会，2011．
9) 高沢晴夫：若年層のスポーツ活動に関する提言．昭和61年度日本体育協会スポーツ医・科学研究報告，1986．
10) 宮下充正，小林寛伊，武藤芳照編：子どものスポーツ医学．南江堂，1987．

II-2 野球肘検診の実際と傷害予防への取り組み

こどものスポーツ傷害の早期発見・予防

保護者および指導者に対する説明のポイント　POINT

- ☑ 成長期のこどもの肘には6個の骨端があり，そのうち5か所に傷害が生じます．
- ☑ 成長期の野球肘で最も問題になるのは上腕骨小頭の離断性骨軟骨炎です．
- ☑ 離断性骨軟骨炎の発生を予防することはできませんが，早期発見することで保存的に治癒させることができます．

野球肘検診の意義と目的

1．健診と検診

「けんしん」には健診と検診がある．健診は英語では health check-up といい，身体の中にどこか悪いところがないかを可能な範囲で広く調べることである．一方，検診は英語では screening for disease といい，特定の疾患や障害がないかどうかを調べることである．乳癌検診や乳幼児股関節検診のように特定の疾患をターゲットに調査する．さらにメディカルチェックやフィジカルチェックというのがあるが，これは選手の身体特性や能力を調べるものである．一般社会ではこの3つが混同されて使われることがあるが，ここでは厳密に区別する．野球肘検診とは野球肘があるかどうかを調べるスクリーニングということになる．

2．こどもの野球肘と検診

次に野球肘という言葉であるが，これも曖昧に使われることが多い．野球をして肘が痛くなったらすべて野球肘であり，お腹痛というのと同じことになる．腹痛症というのは総称名で，その中に胃潰瘍，胃癌，腸閉塞，大腸炎など様々な疾患が含まれている．野球肘も総称名で診断名ではない[1)2)]．

野球肘は目的に応じた視点と適切な尺度に基づいて分類し，対応することが大切である．図II-3に示したように骨化完了前後で成長期の野球肘と成人の野球肘に分け，続いて軟部組織傷害と骨・軟骨傷害に分け，さらに骨端，骨端線，靱帯や神経などと細分していくと理解しやすい[3)]．

肘には上腕骨外側上顆，小頭，橈骨頭，内側上顆，滑車，肘頭と6か所の骨端が存在するが，成

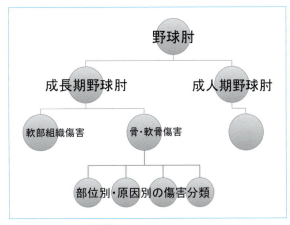

図II-3　野球肘のとらえ方
野球肘を成長期と成人期で分け，さらにそれぞれを軟部組織傷害と骨・軟骨傷害に分ける．そしてそれぞれをさらに部位や外力などの視点や尺度で細分する．

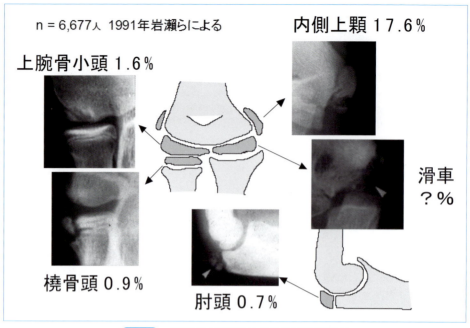

図Ⅱ-4 成長期の骨端にみられる骨軟骨障害
上腕骨小頭1.6％，橈骨頭0.9％，内側上顆17.6％，肘頭0.7％の頻度で骨軟骨障害がみられる．滑車にも骨軟骨障害はあるが，正確な診断はCT検査でしかできないため正確な発生頻度は不明である．

長期では外側上顆以外の5つの骨端に障害が起こる．そしてそれぞれの骨化完了時期が異なっており，生じる障害も異なっている．例えば12歳までの学童期では図Ⅱ-4に示したような様々な骨軟骨障害が生じ，起こり得るすべての骨軟骨障害が少年野球肘検診のターゲットになり得る．

発生頻度からみれば最も頻度の高い内側上顆障害（いわゆる，リトルリーグエルボー）が注目されるが，この障害は比較的予後が良い．発生早期から痛みと可動域制限を伴うため早期に医療機関を訪れ，よほど痛みを我慢して無理をしないかぎり手遅れになることはない．一方，上腕骨小頭の離断性骨軟骨炎（以下，OCD）は発生頻度こそ1.6％と低いが，選手生命にかかわり，日常生活にも制限を遺すことがある（図Ⅱ-5）．

発生当初は症状がなく，痛みや可動域制限が出現するのは発生して1年近く経過してからである．しかも病期が進んでしまうと保存的対応で治癒させることは難しくなる．手術をしても元通りに戻すことはできず，多少の制限を遺すことが多い．保存的対応で治癒させるためには，自覚症状のない早期に超音波検査機器を使った検診でみつけ出す以外に有効な手立てはない．こういった事実を考慮すると，小学生期の野球肘検診の目的疾患は小頭のOCDということになる．

3．年齢と検診の目的疾患

中学生になってもしばらくは内側上顆や肘頭の骨端線は閉鎖せず，骨化進行中である．この時期の野球肘検診でターゲットとなる疾患は2つある．1つは小学生期に見逃されていた小頭のOCD，もう1つは肘頭の骨軟骨障害である．具体的には骨端線閉鎖不全と肘頭尖端部障害である（図Ⅱ-6）．このように検診は成長に応じて目的となる疾患（障害）が変化する．高校生以上になると肘頭の疲労骨折や内側側副靱帯損傷が目的疾患となる．

野球肘検診の実際

徳島県では1981年から小学生野球選手の県大会時に，県下すべての小学生野球選手を対象に検診を行っている．30年間で実施方法の変遷があったが，現在実施されている方法を元に検診の実際

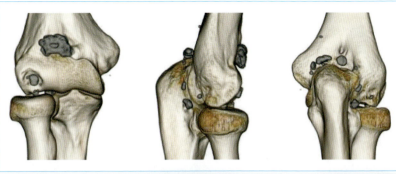

図Ⅱ-5
関節内に多数の遊離体を伴う離断性骨軟骨炎
OCDは病期が進むと小頭の母床から骨軟骨片が外れて遊離体となる．さらに病状が悪化すると変形性関節症へと移行する．
　a：3-D CT
　b：鏡視所見

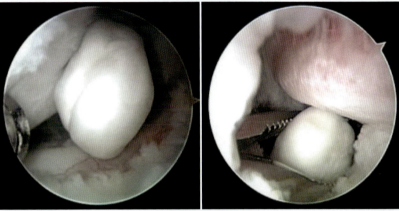

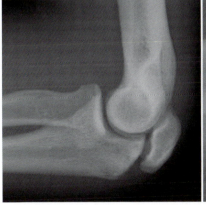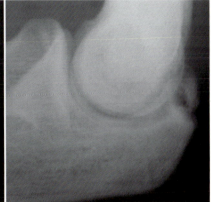

図Ⅱ-6
肘頭の骨軟骨障害
肘頭の骨端が骨化完了する14歳前後では骨端線閉鎖不全や尖端部障害が生じやすい．
　a：肘頭骨端線閉鎖不全
　b：肘頭尖端部障害

を示す(図Ⅱ-7)．

以下，図Ⅱ-7に示した検診の流れに沿って，それぞれのポイントとなる重要事項を説明する．

1．検診の対象

OCDの発生は10～11歳に集中していることから，小学5～6年生を対象とする．近年では成長の早い子が増えてきたため，小学4年生までに対象を広げても良い．小学1～3年生の間では小頭の骨化のバリエーションがあり，正常と異常の判断に迷うことがある．幼年時では稀に無症候性のパンナー病がみつかることもある．

2．問診としてのアンケート調査

全員に問診票を配り，各自で記入する．問診では学年，野球歴，練習時間，ポジション，痛みの有無などについて尋ねる．痛みの有無は現在だけでなく，これまでの痛みの有無も聞く．ポジションも現在だけでなく，これまでに経験したすべてのポジションを記入してもらう．特に投手や捕手の経験の有無は重要な要素になる．

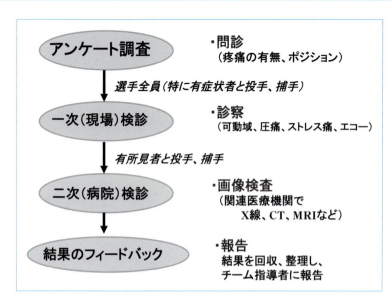

図Ⅱ-7
検診の流れ

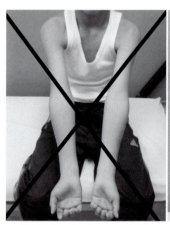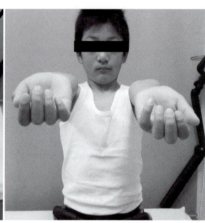

図Ⅱ-8
可動域制限の見方
選手の上肢を上から見下ろすような方法では，わずかな差異を見逃してしまう．

3．検診スタッフの養成

検診にかかわるスタッフは開始当初は医師が大半だったが，年を追うごとに医師の数は減少し，代わりに理学療法士，柔道整復師，アスレティックトレーナーなどの割合が増えてきた．検診前に参加予定スタッフを対象に検診の理念や運営，実際の理学所見の取り方について共通認識を持つように講習会を開く．3 年ほど検診と講習会に参加すると先輩スタッフとして，新たに参加するスタッフとペアになって理学所見の取り方の指導にあたる．エコーは医師と検査技師が担当しており，こちらも経験者が初心者に指導しながら経験を積む仕組みにしている．

4．一次検診の内容

一次検診では肘の可動域制限，圧痛，外反ストレス痛のチェックと超音波検査を行う．可動域は図Ⅱ-8 のように，上からながめるのではなく検者の目線に合わせてわずかな差をみつけるように心掛ける．

圧痛の有無は拇指の指腹ではなく先端で図Ⅱ-9 に示すように，外側，内側，後方と 1 つずつ丁寧に確認する．

外反ストレステストは図Ⅱ-10 のように 30°，60°，90° のそれぞれの屈曲角度で行う．

5．二次検診の内容と注意事項

二次検診の対象となるのは理学所見や超音波検査で異常がみられた選手である．一次検診受診者の約 4 割程度に相当する．対象者の医療機関への診療情報提供書(紹介状)を作成し，保護者や代表者，チームの指導者に後日郵送する．特に超音波

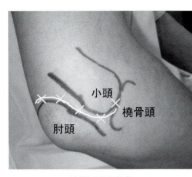 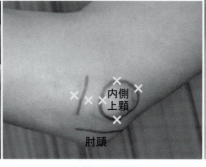 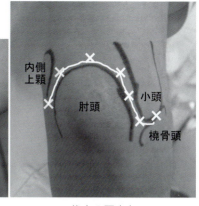

外側の圧痛点　　　　　　　内側の圧痛点　　　　　　　後方の圧痛点

図Ⅱ-9　外側，内側，後方の圧痛点
図の×印の部位を拇指または中指の先端で丁寧に押さえる．

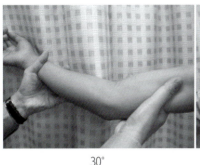 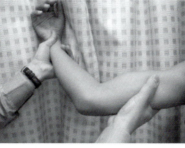 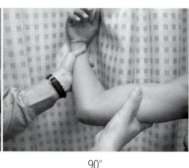

30°　　　　　　　　　　　　60°　　　　　　　　　　　　90°

図Ⅱ-10
外反ストレステストは 30°，60°，90°屈曲位で行う．それぞれの屈曲角度で緊張する靱帯の線維が異なる．

検査で離断性骨軟骨炎が強く疑われた選手に対しては，その場で結果と精密検査や治療の必要性を十分に説明し，診療情報提供書を手渡す（図Ⅱ-11）．

二次検診では近隣の医療機関で X 線検査を主体とした画像検査を行う．せっかく一次検診で離断性骨軟骨炎の疑い例を拾い上げても，二次検診の医療機関で正確な診断がなされなければ意味がない．協力してくれる医療機関に対してマニュアルを送付して画像検査による診断確定とその後の対応について統一を図ることも必要である．3 か月の二次検診期間の後に協力医療機関から結果を回収し，報告書をチームの指導者に郵送する．

6．超音波検査の導入

初期の OCD では自覚症状にも他覚所見にも乏しいため，問診と理学所見だけでは多くの症例を見逃すことになる．検診に超音波検査を導入するようになってから，より確実に早期の OCD をみつけられるようになった．超音波検査装置の精度が上がり，また小型・軽量化されたことで，現場検診で用いることができるようになった．徳島では 2007 年から携帯型超音波診断装置を検診に導入したが，導入前に比べて OCD の発見数が 2 倍になった．その場で保護者や指導者に超音波画像をみてもらうことにより，二次検診受診率も上がるという効果がみられた．

超音波検査では図Ⅱ-12 のように上腕骨小頭の異常の有無を前方と後方走査の 2 方向で検査する．野球をしているから投球側だけみるのではなく，非投球側もみる必要がある．両側や非投球側にみられることも稀にある．

野球肘検診の成果

1．検診の変遷

特定地域の大勢のこどもを対象とした野球肘検

```
                                紹介状

  チーム名 _____     名前 _____

 外来担当医先生　御侍史
   上記患者さんは少年野球検診の結果、下記の障害が疑われますので、レントゲン撮影等のご精査
 をお願いいたします。なお、精査依頼部位以外の診察を希望する場合はご対応をお願い致します。
 御診察ならびに御精査のうえ、病状説明、御加療をお願いいたします。

     障害名：    1． 野球肘
                2． 野球肩（上腕骨近位骨端線障害）
                3． 膝伸展機構障害
                     （オスグッド病、ラルセン病、分裂膝蓋骨）
                4． 踵骨端症
                5． 腰椎骨軟骨障害（腰椎終板障害、腰椎分離症）
                6． その他　_____
     レントゲン撮影法：
                1． 両肘　（45度屈曲位正面、側面）
                2． 両肩　（正面、挙上位）
                3． 腰椎　（正面、側面、両斜位）
                4． 両膝　（正面、側面、軸射）
                5． 踵骨　（側面、軸射）
                    その他　_____

                              国立病院機構徳島病院整形外科　岩瀬　毅信

 （検診協力病院）
  県立三好病院、半田病院、ほうえつ病院（脇町）、和田整形外科、阿波病院、美馬病院、国立病院
 機構徳島病院、徳島大学付属病院、七條整形外科、加藤整形外科、橘整形外科、中川整形外科、稲
 次整形外科、北島田岡病院、高田整形外科、健康保険鳴門病院、吉田整形外科、齋藤整形外科、小
 松島病院、徳島日赤病院、勝浦病院、阿南中央病院、阿南共栄病院、かじかわ整形外科、上那賀病
 院、県立海部病院、海南病院
```

保護者の皆様へのお願い

　野球肘検診ならびに各病院での精密検査は子ども達の骨軟骨障害を発見するためのものです。骨の未完成な小学生時にそのほとんどが発生し、早期（初期）に発見し治療すれば手術をなくても完全に治ります。軟骨がはずれるまで痛みがあまりない（痛みがあっても軽く 2～3 日でなくなることが多い）ことと、はずれるまでに 1～2 年以上かかることから、本人も周囲も骨軟骨障害があることに気付かずに投げ続けることになります。はずれかかったり（進行期）、はずれてしまって（終末期）、痛みが続くようになってから、病院を受診したのでは遅いことが多く、手術を要したり、手術をしても完治しないこともあります。これまで同様に昨年度も数名の重症例が中・高校生で発見され、手術となりました。

　一次検診は徳島県スポーツ医科学懇話会のメディカルチェック事業として、NPO徳島みらいネットワークがボランティア活動として行っております。しかし、二次検診はレントゲン撮影等を行いますので、協力病院での保険診療となります。受診の際には必ず保険証をご持参下さい。大勢の受診により病院の混乱を防ぐためと、皆様の待ち時間が少なくなるように、曜日と時間帯を各病院と相談して指定させていただきましたので、紹介状（受診券）をもって受診し相談してください。今年は指定病院に変更がございますのでご注意下さい。現在痛みがなくても指示を受けた方は受診することをお薦めいたします。逆に、検診以後に痛みが強くなった方は指示を受けて無くても受診していただいて結構です。痛みが持続するようになってからでは手遅れになっている場合もあります。

　なお、二次検査を 10 月末まで予定しており、その後レントゲン写真を各病院より国立病院機構徳島病院へ回収し、複数の医師で再検討いたします。二次検査を受けた時点から随時、治療を開始いたしますが、全チームの検診結果がまとまるのは 12 月頃になるものと思います。ただし、早急な対応を要する選手については個人宛てに電話連絡することがあります。治療法や症状でご心配の場合は国立病院機構徳島病院を受診されるか、電話でご相談下さい。

　　　　　国立病院機構徳島病院088 324 2161）　岩瀬　毅信、柏口　新二、鈴江　直人

図Ⅱ-11
a：診療情報提供書（紹介状）と保護者への二次検診受診の依頼状である．疑われる障害と二次検診のための医療機関を挙げている．

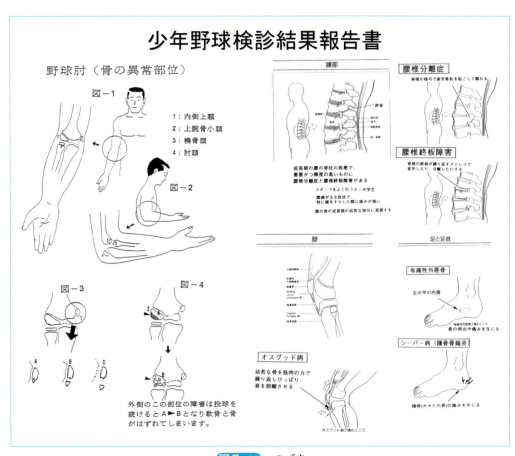

図Ⅱ-11 つづき

b：二次検診後に指導者に郵送する検診結果報告書である．具体的な障害名と対処の方法を記載している．

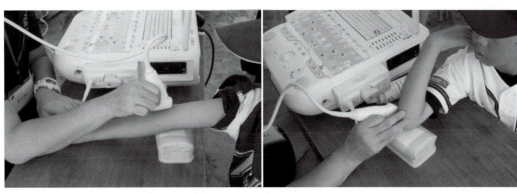

a．前方走査　　　　　　　　　　　　　　b．後方走査

図Ⅱ-12 超音波検査の具体的方法

前方と後方の2方向から長軸方向，単軸方向の両方から検査する．慣れれば，両側の肘を検査しても3分ほどでできる．

診は1981年に徳島県で始まった．県下の全チームが参加するトーナメント大会期間中に希望者のみを対象として無料で行われたが，開始当初の関心は低く，一次検診の受診率は50％を下回っていた．テント張りの仮設診療所の前を「監督が行ったらいかんと言っていた」とか「野球を止めさせられるぞ」などとひそひそ話をしながら通り過ぎて行くこどもたちを見守っていた．しかし，一次

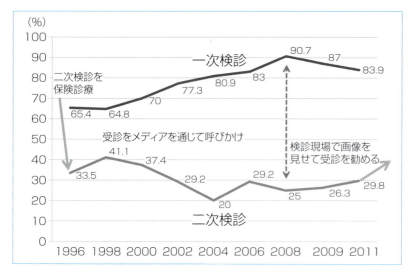

図Ⅱ-13
一次検診と二次検診の受診率の推移を示した．二次検診を保険診療とした時点で二次検診受診率は30%台に低下した．メディアを通じて受診を呼びかけたが，一次検診の受診率は上がったが，二次検診の受診率は低迷した．超音波検査機器の導入で二次検診受診率は増加傾向に転じた．

検診を受けてくれたチームの指導者や保護者の意識は高く，異常が疑われた選手の70%前後が二次検診のために医療機関を受診した．1995年までの検診結果は，肘の疼痛既往者は50%前後，小頭の離断性骨軟骨炎の発生率は1.6%前後であった．

1995年までは一次検診，二次検診ともに費用を徳島大学整形外科教室の研究費で賄っていたが，2006年から二次検診は保険診療として選手の家族が診察費を支払うように変更した．受診率の低下が危惧されたために新聞やラジオ，テレビなどのメディアを通じて検診の意義と受益差負担の必要性を訴えて，指導者や保護者の理解を求めた．しかし，心配したとおり二次検診の受診率は30%台に低下し，いったんは40%に上がるも年々低下し20%台を低迷した(図Ⅱ-13)．

一方，一次検診の受診率は下がらず，その後も徐々に上がり90%に達するまでに増えた．指導者や保護者は一次検診を受けたことで義務を果たしたと思い，症状がない場合は二次検診に連れて行かなかった．また，この時期はバブル崩壊で日本経済が低迷し，大企業でもリストラが敢行されていた．保護者は仕事を休んでこどもを病院に連れて行くことが難しくなった．

2004年は20%まで落ち込んだが，この頃にはリストラの嵐も一段落し社会も安定してきた．またこの頃から超音波検査機器を導入して検診の現場で異常を画像でとらえることができるようになった(図Ⅱ-14)．その画像を直接に保護者や指導者にみせて二次検診を促すようにした結果，少しずつ二次検診の受診率が上がっていった．2010年からは一次検診で上腕骨小頭に異常があった選手に対しては，保護者か代理の大人にマンツーマンで二次検診の必要性を説明するようにした．この結果，OCD疑いの選手の96.2%が受診するようになった．

2．検診の成果

30年前に検診を始めた当初は，検診が普及すればOCDの発生率は低下すると期待していた．しかし10年，20年経って体制が整い指導者や保護者に検診が受け入れられるようになっても，OCDの発生率は一向に減らなかった．むしろ7年前からは超音波検査機器の導入で検出能力が上がったことにより，OCDの患者が倍増した．疼痛や可動域制限のない時期でもみつけることができるようになったからである．検診は障害の発生を予防するという一次予防には役立たなかった．しかし逆の見方をすれば，超音波検査機器の導入前は10名前後の無症候性のOCDを見逃していたことになり，医療関係者としては身のすくむ思いである．

一次予防には検診は役立っていないが，障害を早期に発見するという二次予防には大きく貢献した．検診で発見された症例は発生から時間が経っていない例が多く，保存的治療で対応可能である．治癒までに1~1年半の期間を有するが，90%前後の早期例が保存的対応で治癒し現場復帰した．

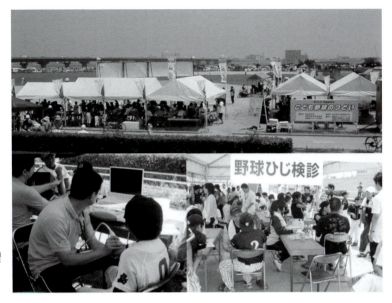

図Ⅱ-14
検診の全体風景
上段の左側が仮設診療所，下段は理学検査と超音波検査をしている．

治癒しなかった症例でも病巣が縮小し，残った病巣を鏡視下に郭清することで治癒させることができた．膝や肋骨からの遊離骨軟骨移植を適応する例は，二次検診を拒否して野球を継続した例のみで，年に1，2例にまで減った．野球肘検診はOCDの発生を抑えることはできなかったが，重症例を激減させることには貢献した．

予防できる野球肘とは

先にも述べたように，こどもの骨軟骨障害は上腕骨小頭，内側上顆，滑車，橈骨頭そして肘頭の5か所に生じる．発生頻度では内側上顆障害が最も高いが，予後は比較的良い．これは障害の発生当初から痛みが出るために，症状が出てから医療機関を受診しても十分に治るからである．内側上顆障害は投手や捕手といった投球機会の多い選手に多く，投球数や動作と密接な関係があることは過去の多くの調査からも報告されている．内側上顆障害は投球制限や投球動作指導で発生を予防したり，重症化をくい止めたりすることができる．

一方，OCDは発生頻度こそ2%前後と低いが，選手生命を絶つ原因となることが最も多い．OCDは投球機会の多さとは関係なく，家族性に発生することもあり原因が特定されていない[4,5]．このため障害の発生を予防することができない．唯一の有効な手立ては検診で早期発見し，障害が重症化するのを防止することである．

検診活動推進の課題

徳島での事例を中心に検診の実際を示したが，現在では東日本を中心に全国各地で様々な野球肘検診が行われるようになった．それに伴い実施に当たって様々な問題が浮上した．例えば検診の規模(対象数や対象地域)，費用(無料か有料か)，場所(グラウンド，体育館，病院など)，時期(大会中，オフシーズン期，常時など)などである．検診が形骸化しないためにもそれぞれの地域に応じた形や規模で検診を実施することが重要である．今後は乳癌や子宮癌検診のように，全国的に長期継続できる検診システムを構築する必要があり，受益者負担の導入や国や自治体の支援も求めていく必要がある．

（柏口新二，松浦哲也，鈴江直人，岩瀬毅信）

文献

1) 岩瀬毅信：少年野球肘の実態と内側骨軟骨障害．整形外MOOK No.27：75，1983．
2) Gryzlo SM：Operative techniques in upper extremity sports injuries. Mosby Chapter. 21：504, 1996.
3) 柏口新二：野球肘の捉え方と分類．野球ヒジ診療ハンドブック，1-5，全日本病院出版会，2014．
4) 岡田知佐子，柏口新二，石崎一穂：少年サッカー選手における離断性骨軟骨炎発生率の調査 上腕骨小頭離断性骨軟骨炎の発生因子についての検討．整スポ会誌．31(3)：219-224，2011．
5) 松浦哲也：代表的文献と歴史的解釈の推移，問題点．よくわかる野球肘 離断性骨軟骨炎．12-21，全日本病院出版会，2013．

II-3 サッカー検診の実際と障害予防への取り組み

こどものスポーツ傷害の早期発見・予防

保護者および指導者に対する説明のポイント　POINT

- ☑ 小学生サッカー選手に発生する障害の多くは成長期の骨軟骨障害です．
- ☑ 骨軟骨障害は早期に発見し治療を行うことで治すことができます．
- ☑ こどものスポーツ障害の早期発見に検診は有効です．

はじめに

　こどもは心身ともに発育・発達の過程にあるが，近年こどもたちの体力・運動能力の二極化，すなわち運動不足に伴う生活習慣病と運動過多によるスポーツ障害は社会問題にもなっている．島根県雲南市での児童・生徒に対する運動器検診の結果によると，運動器障害の推定罹患率は6～7%であり，障害の内訳ではスポーツ障害が最も多く約40%を占めている[1]．また，小学生のスポーツ少年団への参加状況をみると，2013年度ではサッカーが20.0%と最も多い[2]．このような現状から，こどもたちの運動器障害を診療する際に，サッカーにより生じる障害への理解は必須となる．徳島県では過去30年にわたって，小学生サッカー選手を対象とした検診を行い，障害の早期発見に努めてきた．ここでは我々の行っている検診の内容や最近の取り組みについて述べる．

検診の実際

　徳島県下すべての小学生サッカーチームが参加する夏の大会時に検診を行っている．検診は，大会前のアンケート調査，大会現場での一次検診，病院での二次検診の3段階から成っている（図II-15）．参加形態は強制ではなく，自由参加で行っている．

1．アンケート調査

　大会に先立って選手，指導者および保護者が一堂に会する抽選会で，検診の趣旨について説明し，アンケート調査を配布する．アンケート調査では，学年，サッカー歴，練習時間，ポジション，疼痛既往

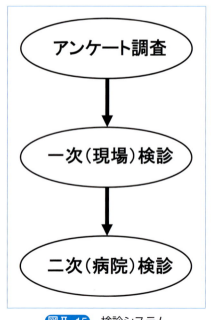

図II-15　検診システム

少年サッカーアンケート

　このアンケートはサッカーをがんばっているみなさんの健康を考えるためのものです。よく考えて、きちんと記入してください。もしわからないところがあれば、監督さんやご両親に相談してください。

　　　　　　　　　　　　　　　　　　　　ふりがな
チーム名：＿＿＿＿＿＿＿＿＿＿　　氏名：＿＿＿＿＿＿＿＿＿＿＿＿
住所：＿＿＿＿＿＿＿＿＿＿＿＿＿＿＿＿＿TEL：＿＿＿＿＿＿＿＿＿
学年：小学　　年生　　　　　　　　年齢：　　才
身長：　　cm（去年から何cmのびましたか？：約＿＿＿cm）　体重：　　kg
サッカーをいつから始めましたか？：小学　　年生の　　月
ポジション：＿＿＿＿＿＿＿

あてはまるものに〇をつけてください。
1）1日の練習時間
　　　1．2時間以内　　2．2〜3時間　　3．3〜4時間　　4．4時間以上
2）1週間に何日練習しますか？
　　　1．1〜2日　　2．3〜5日　　3．6〜7日
3）1か月の試合数（練習試合もふくめて）
　　　1．1〜2回　　2．3〜4回　　3．5回以上

体のいたみについてお聞きします。
1）　この1年間でいたかった場所、もしくは現在いたい場所はありますか？
　　　1．いたみなし　2．いたい場所がある、もしくはあった（下の図に〇をつけてください）

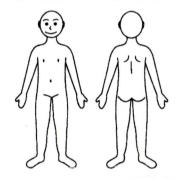

2）いたい場所をもう一度、言葉で記入してください。（例：右ひざ、左かかと、両足の甲・・・）
　（　　　　　　　　　　　　　　　　　　　　　　　　　　　　　　　）

3）いつごろからいたくなりましたか？2か所以上ある人はそれぞれ記入してください。
　（例：右ひざ　5年生7月ごろ）
　　場所：＿＿＿＿＿　年生　　月ごろ　　場所：＿＿＿＿＿　年生　　月ごろ
　　場所：＿＿＿＿＿　年生　　月ごろ　　場所：＿＿＿＿＿　年生　　月ごろ

4）どのくらいのいたみですか？2か所以上ある人はそれぞれ教えてください。
　　　1．サッカーのあと少しいたい
　　　2．練習中いたいがサッカーはできる
　　　3．いたくてサッカーができない

5）いたいときサッカーは休みましたか？
　　　1．休んだ　　2．休んでいない

6）病院へ行きましたか？
　　　1．行った（わかれば診断名をおしえてください：＿＿＿＿＿＿＿＿＿　）
　　　2．行っていない

7）いたみは何日くらいでなくなりましたか？2か所以上ある人はそれぞれ教えてください。
　　　1．1週間以内　2．2週間以内　3．1か月以内　4．1か月以上　5．今もいたい

　　　　　　　　　　　　これで終わりです。おつかれ様でした。

個人情報の保護に関しては細心の注意を払います。ご協力の程よろしくお願いいたします。

図Ⅱ-16　アンケート調査

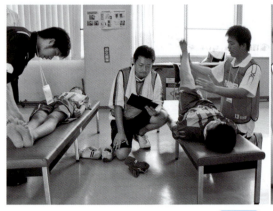 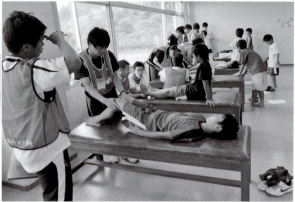

図Ⅱ-17　一次検診の実際

図Ⅱ-18
紹介状

紹介状（受診券）

外来担当医先生　御侍史

チーム名＿＿＿＿＿＿＿＿＿　名前＿＿＿＿＿＿＿＿＿

　上記の選手は少年サッカー検診の結果，下記の障害が疑われますので，X線写真等の精査をお願いいたします．なお，精査依頼部位以外の診察を希望された場合も対応していただければ幸いです．ご多忙中恐縮ですがご診察ならびにご精査の上，病状説明，ご加療の程よろしくお願い申し上げます．

予想される障害名
1．腰椎骨軟骨障害（腰椎終板障害，腰椎分離症）
2．膝伸展機構障害（分裂膝蓋骨，ラルセン病，オスグッド病）
3．シンスプリント
4．足関節障害（内果，外果，中央部，後方）
5．踵骨骨端症（シーバー病）
6．足部障害（有痛性外脛骨，中足骨障害）
7．その他＿＿＿＿＿＿＿＿＿＿

X線写真撮影法
1．腰椎（正面，側面，両斜位）
2．両膝（正面，側面，軸射，内旋10°側面）
3．両下腿（正面，側面）
4．両足関節（正面，側面）
5．両踵骨（側面，軸射）
6．両足（正面，斜位）
7．その他＿＿＿＿＿＿＿＿＿＿

の有無や疼痛部位などについて質問し（図Ⅱ-16），チームごとにまとめて大会が始まるまでに郵送で回収している．

2．一次検診

　一次検診は，大会現場に出向き，試合を行っているグラウンドの脇や会場近くの施設を使って行っている．一次検診の対象者は，アンケート調査で疼痛既往のあった選手で，該当する選手をチームごとにリストアップし，一次検診を受診するよう指導者，保護者に促す．実際の検診内容は，腰部から下肢を対象部位とし，疼痛既往のあった部位の可動域制限，圧痛やストレステストなどをチェックしている（図Ⅱ-17）．3日間の検診期間で約600名の選手が受診し，延べ100名程度のスタッフで対応している．スタッフは当初医師と学生アルバイトのみで行っていたが，2000年からトレーナー，理学療法士が参加するようになり，最近ではトレーナーや医療専門学校の学生の割合が増えてきている．

3．二次検診

　二次検診に向けて，一次検診の結果をチーム単位で集計する．二次検診の対象となるのは，一次検診で身体所見に異常がみられた選手たちで400～500名程度が該当する．対象となる選手たちの紹介状（受診券）と趣意書を作成し（図Ⅱ-18），チームの指導者あてに郵送する．具体的には徳島県下約60病院の協力を得て，X線検査を主体とした画像検査を行っている．協力病院には検診マニュアルを送付して，X線撮像方法とその後の対応について統一を図っている．二

> **サッカー二次検診（レントゲン検査など）結果のお知らせ**
>
> チーム_____　監督・保護者様
>
> 　寒冷の候、少年サッカー指導者の皆様におかれましては、ますます御健勝のことと存じます。
> 　さて、昨年夏の徳島県サッカー少年団大会で行いましたサッカー検診の二次検診の結果をご報告させていただきます。もう既に治療が終了している選手もいらっしゃると思いますが、障害の種類によっては再発を繰り返すこともありますので、痛みを感じた際は速やかに病院を受診していただくようお願い致します。また、二次検診を勧められたにもかかわらず、まだ病院を受診していない選手がおられましたら、今からでも構いませんので病院での精密検査を受けるようご連絡ください。
> 　ご連絡が遅くなりましたこと、心よりお詫び申し上げます。
>
> ステージ1：現時点で骨に明らかな異常は認めません。痛みが続く場合は骨の変化も現れる可能性があるので慎重に経過を見る必要があります。またストレッチや痛みの強いときは安静が必要です。
> ・_____選手
> ・_____選手
> ・_____選手
> ・_____選手
>
> ステージ2：成長期における骨軟骨障害が見られますが、サポーターや足底板などの工夫をすることで痛みが改善すればサッカーを続けながら治療できます。ただし定期的な診察やレントゲン撮影は必要です。
> ・_____選手
> ・_____選手
> ・_____選手
> ・_____選手
> ・_____選手
> ・_____選手
>
> ステージ3：成長期における骨軟骨障害が見られます。ステージ2と違い、サッカー中止等の運動制限が必要です。
> ・_____選手
> ・_____選手
>
> 　ご不明な点がございましたら下記にご連絡ください。また、各選手へ診断名の通知をお願い致します。
> 　また、診察の結果、特に異常を認めなかった選手は掲載しておりません。

図Ⅱ-19　指導者への結果報告

次検診が終了すると協力病院からX線結果を回収し、最終的な診断結果をチームの指導者あてに報告している（図Ⅱ-19）。

検診受診率および障害の実態

2012年度の大会参加チームは113チームで、このうちアンケートが回収できたのは97チーム（85.8％）で1,162名であった。このうち547名（47.1％）と約半数の選手に疼痛既往を認めた。現場での一次検診を受診したのは77チームであり、受診率は68.1％であった。一次検診を受診した494名のうち、二次検診が必要と判断された選手は394名（79.8％）で、内訳は腰部4.0％、股関節5.3％、膝関節40.0％、足関節23.7％、足部18.2％、踵45.7％であった。複数部位に障害が疑われた選手も比較的多くみられた。このうち実際に二次検診を受診したのは106名（26.9％）であった。二次検診の結果、X線異常を認めた選手は75.5％（80名）で、異常部位は合計95部位であった。内訳は腰部3.2％、膝関節37.9％、足関節1.1％、足部4.2％、踵51.6％、その他2.0％であった（図Ⅱ-20）。すなわち、診断が確定した選手のうち約3/4に骨軟骨障害を認め、部位別では踵と膝が多かった。主な障害はSever病49名、Osgood-Schlatter病（以下、Osgood病）13名、有痛性分裂膝蓋骨12名、Sinding-Larsen-Johansson病（以下、SLJ病）10名などであったが、中には腰椎分離症3名、膝離断性骨軟骨炎1名と重症度の

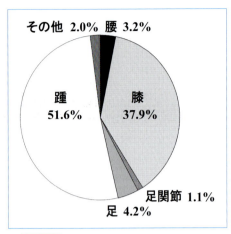

図Ⅱ-20 少年サッカー選手のX線異常

高い障害も認めた．また，筋・腱の炎症や関節炎などの炎症性障害を38名(35.8%)の選手に認めた．主な障害は膝関節炎12名，アキレス腱炎11名，足関節炎9名などであった[3]．

少年サッカー選手の骨軟骨障害

検診で発見された少年サッカー選手に発生する障害の多くはX線異常として認められるが，その異常はいずれも発育途上にある骨端部が障害される骨軟骨障害であった．なぜ骨軟骨の障害が多いかを理解するには，まずこどもの骨の構造を知っておく必要がある．こどもの骨は中央部分の「骨幹」と両端にある「骨端」に分かれる．成長期では骨端に「成長軟骨層」が存在し，関節をかたち作るとともに縦方向に骨を伸ばす．新生児として生まれたときは骨端全体が成長軟骨で軟骨期(cartilaginous stage)と呼ばれるが，ついで骨端核が出現し骨化の進む骨化進展期(apophyseal stage)，さらに骨化を遂げて骨端線が閉鎖するまでの骨端線開存期(epiphyseal stage)を経て，骨化が完了する骨化完了期(bony stage)に至る[4]．骨軟骨障害はこの一連の骨化過程で生じる．骨端線が閉鎖する前の成長期では，外部から加わる牽引力，剪断力や圧迫力などの様々な力に対し最も弱いところである骨端線，骨端，軟骨下骨，椎体終板などに障害を生じる．検診で多く発見されたSever病はアキレス腱の牽引力が踵骨の骨端に，Osgood病，有痛性分裂膝蓋骨，SLJ病は大腿四頭筋の牽引力が，膝蓋骨や脛骨粗面の骨端に繰り返し加わることで発生すると考えられている[5]．また，膝離断性骨軟骨炎はスポーツ活動により繰り返される剪断力が骨端に影響を及ぼすと考えられている[6]．

検診の意義

我々の行っている検診の第一の目的は，小学生サッカー選手に多発する骨軟骨障害を含めたスポーツ障害の早期発見である．Osgood病を例にとってみると，病期が初期から進行期の場合，スポーツ活動の休止を含めた保存加療を施行することによって，短期間でのスポーツ復帰が可能である．一方で終末期に至ってしまったものの中には，小骨片や骨棘による変形が遺残し，痛みが長期間残存するため，手術による骨片の摘出と骨棘の切除が必要な場合がある．また，膝離断性骨軟骨炎は初期で発見された場合，スポーツ活動を休止することで自然治癒が期待できる．ただ初期では症状がほとんどなく，痛みなどの自覚症状に気付いて病院を受診したときには，自然治癒が望めない状態にまで病状が進行していることが多い．したがって，医療サイドが現場に出向いて検診を行うことで，障害を初期の段階で発見し治療を行うことの意義は大きい．また，現場で毎年継続して検診を行うことで，直接各チームの指導者や保護者と連携を取ることが可能であり，障害の認識を深めていく意味でも現場での検診を続けていく意義は大きい．

今後の課題：検診受診率について

我々の行っているサッカー検診の検診受診率についてみてみると，一次検診では毎年およそ70%の選手が受診している．しかしながら，二次検診受診率は依然として低く，保護者間の協力体制が取れているチームや，指導者が熱心なチームのみが選手を引率して受診しているのが現状である．二次検診受診者の約3/4に成長期骨軟骨障害が発見されている現状を考えると，二次検診を受診しなかった選手の中にも高率に障害が発生している

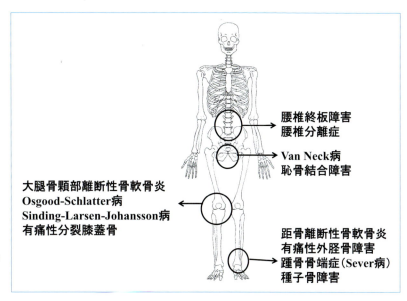

図Ⅱ-21 少年サッカー選手における骨軟骨障害

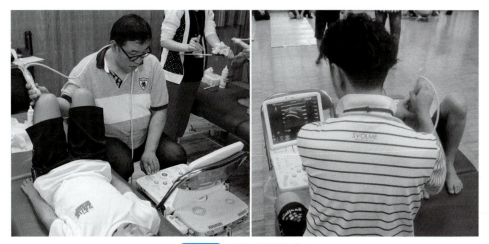

図Ⅱ-22 膝の超音波検査

と推測され，中には腰椎分離症や膝離断性骨軟骨炎のような重症度の高い障害が潜んでいる可能性もある．二次検診受診率が低い理由として，病院を受診する場合に発生する時間的な問題や費用の問題などが挙げられるが，根本的な問題としてこどもの障害に対する認識は高まってきている反面，理解されるまでには至っていない実態が浮かび上がる．障害の発生には選手個人が有する内的要因だけではなく，練習時間・内容など選手たちを取り巻く環境面などの外的要因がある．これらの問題点を解決していくためには，現場で活動していく医療スタッフが，この問題に粘り強く取り組んでいき，指導者や保護者の障害に対する理解を深めていかねばならない．今後は競技団体や行政と連携を取り，成長期のスポーツ障害をテーマにした講習会を開催し，選手，指導者や保護者に検診の重要性を伝えるとともに，障害に対する正しい知識を啓発していくなどの取り組みが障害予防の観点からも必要であると考えている．

膝離断性骨軟骨炎の早期発見における取り組み

サッカー選手における骨軟骨障害は腰部や下肢を中心に発生しているが，その部位は多く障害も様々である（図Ⅱ-21）．そのためこれまでの検診活動では，腰部から下肢を対象に選手の疼痛のあ

る部位，疼痛のあった部位を中心に障害の有無を調べていた．ただし，障害の初期では症状に乏しく，自覚的な痛みの有無のみで診察していたのでは多くの症例を見逃すことになる．膝離断性骨軟骨炎は種々の骨軟骨障害の中で，最も重症度の高いものの1つであるが，先にも述べたとおり初期の場合自覚症状に乏しいため，検診を受診していない選手や，検診を受けたにもかかわらず見逃された選手が存在することが予想される．我々はより重症度の高い離断性骨軟骨炎の早期発見を目的として，2013年度から携帯型超音波診断装置を導入し，検診受診者全選手を対象に検査を行っている（図Ⅱ-22）．検査は膝屈曲位とし両大腿骨内顆，外顆の異常の有無をチェックしている．超音波検査で異常を強く疑う選手には，趣意書とともに専門施設への紹介状（受診券）を送付し二次検診への受診を勧めている．最近の超音波診断装置は小型・軽量化され，画像も鮮明になってきており，検診の現場で簡便に行うことができる利点がある．携帯型超音波診断装置の導入により，今後現場で早期の膝離断性骨軟骨炎を発見できる可能性が高くなってきた．

まとめ

徳島県では，過去30年にわたり小学生サッカー選手を対象とした検診活動を行っている．小学生サッカー選手の約半数に何らかの疼痛既往歴を認めた．病院を受診した選手の約3/4に成長期骨軟骨障害を認めており，今後二次検診の受診率向上を含めた障害の早期発見・早期治療が必要と考えられる．

　　　　　（岩目敏幸，松浦哲也，鈴江直人，西良浩一）

文　献

1) 内尾祐司, 松井　譲：学校における運動器検診ハンドブック．南江堂，10-14，2007．
2) 日本体育協会：スポーツ少年団登録状況．http://www.japan-sports.or.jp/club/tabid/301/Default.aspx
3) Suzue N, Matsuura T, Iwame T, et al：Prevalence of childhood and adolescent soccer-related overuse injuries. J Med Invest. 61：369-373, 2014.
4) 松浦哲也，柏口新二：子どものスポーツ障害．MB Orthop. 23(5)：168-173，2010．
5) 内山英司：成長期のスポーツ外傷・障害の特徴．日本臨床スポーツ医学会誌．22(3)：535-539，2014．
6) 戸松泰介：膝離断性骨軟骨炎─病態と治療．日整会誌．66：1266-1275，1992．

こどものスポーツ外来 —親もナットク！このケア・この説明—

II-4 こどものスポーツ傷害の早期発見・予防

ジュニア選手のコンディショニング —下肢傷害予防

保護者および指導者に対する説明のポイント　POINT

- ☑ スポーツ外傷・障害を予防するためには，体幹の筋力トレーニングやボディバランスのトレーニングをウォーミングアップとして行うと良いです．
- ☑ メディカルチェックであるハイリスク・アプローチと，体幹の筋力トレーニングなどのウォーミングアップである集団アプローチをバランス良く行うことが，外傷・障害を予防する方法です．
- ☑ 小学校の高学年から体幹トレーニングやバランストレーニングを正しい方法で，しっかり正確に行う習慣をつけることは，将来のために良いことです．
- ☑ スポーツ外傷・障害を減らすためには，メディカルスタッフが選手にアプローチするだけでなく，監督やコーチとメディカルスタッフが協力して予防の対策を立てていく必要があります．

はじめに

　スポーツ外傷・障害を予防したい．スポーツ外傷・障害でスポーツができない選手を1人でも減らしたいという気持ちは，現場に出ているすべてのメディカルスタッフが持っている強い希望である．目の前で目を輝かせてスポーツをしているジュニア選手が，スポーツ外傷・障害を受傷することはとても悲しいことであり，本人にとっても，チームにとっても避けたいことである．スポーツ外傷・障害予防の方法はまだ発展途中であり，最善の予防方法を見つけるために研究や試みが必要であると考える．いくつかのスポーツ外傷・障害予防に対する考え方を紹介することにより，多くの医師やトレーナー（メディカルスタッフ）が予防に興味を持ち，現在行われている方法よりはるかに理想的な新しいスポーツ外傷・障害予防の方法

が開発され，外傷・障害に苦しむジュニア選手がいなくなることを期待している．

スポーツ外傷・障害予防のための戦略

　以前は，スポーツの現場で働いている医師やトレーナーなどのメディカルスタッフは，スポーツ選手に何かアクシデントがあったときに，適切な応急処置をしっかり行うことを求められた．選手が打撲や捻挫を受傷した場合には，RICE処置などの応急処置をしっかり行い，病院にて診断と治療を行うことで，できるだけ早い外傷・障害からの復帰に努めた．次にメディカルスタッフは，スポーツ現場で適切な応急処置を行うことばかりでなく，選手たちが，いかに外傷・障害を発症させないかということに注目し始めた．そこで始まったことがメディカルチェックである．メディカルチェックの目的は，外傷・障害を持ちながらプレー

を続けている選手を早期発見することである．また，メディカルチェックのもう1つの目的は，外傷・障害を発症しそうなリスクのある選手を見つけて，適切な治療や予防を行い，外傷・障害の発症から遠ざけることである．具体的なメディカルチェックの項目としては，タイトネス，アライメント，関節可動域と関節動揺性，圧痛部位チェック，徒手筋力テストによる筋力の左右差比較などがある．これら外傷・障害の早期発見と発症リスクが高い選手を選び出すことを，これまで長年にわたって試みられてきている．しかし，このメディカルチェックには，ネガティブなポイントもある．メディカルチェックで外傷・障害の早期発見はできても，現在問題なくプレーしている選手の中で外傷・障害の発症するリスクが高い選手を抽出することは容易ではない．もし，外傷・障害の発症リスクが高い可能性がある選手をメディカルチェックにより抽出したとしても，その選手が外傷・障害を発症するリスクがどの程度か評価しにくい．したがって，現在普通にプレーをしている選手が，外傷・障害発症のリスクが高いと判断された場合，その選手に練習制限，別メニューやリハビリテーションなどの介入をすることは困難であることが多い．また，メディカルチェックを行ったことが理由で，劇的に外傷・障害が減少したというエビデンスのあるデータを取りにくい．現時点で存在する外傷・障害を早期に発見することは可能であっても，その選手にケガの発症がどのくらい近くに迫っているかどうかまでは判断をしにくいのが，現在のメディカルチェックである．もちろん，決してメディカルチェックが不要であるといっているのではない．メディカルチェックは十分にハイリスク・アプローチとなり得ると考える．予防にはハイリスク・アプローチだけでなく，集団アプローチも必要となる．

ここで生活習慣病などの予防として行われる手法であるハイリスク・アプローチと集団アプローチを説明する（図Ⅱ-23, 24）．脳卒中などを予防するときに，例えば高血圧の人など，脳卒中発症に対してハイリスクな人を抽出して，一生懸命にこの高血圧の人たちに予防のアプローチを行うことは意味があり，これをハイリスク・アプローチという．しかし，このアプローチによりハイリスクの人たちの高血圧が改善したとしても，脳卒中の発生頻度が劇的に低下しないことが明らかになっている．なぜハイリスク・アプローチが，発生頻度の著しい低下に結びつかないのだろうか．それはハイリスクとして抽出されなかった人たちが，時間の経過とともにハイリスクへ流れ込んでくるからである．そのため，現在ハイリスクの人たちだけにアプローチしていても，抽出時に問題のない人たちがハイリスクに移動し，病気になっていくので，結果的に劇的な病気の発症頻度の低下には結び付かないということが理由である．その対策として行われるのが集団アプローチである．これは，血圧が高くても高くなくても，すべての人に脳卒中の予防に必要な情報を与えて，問題のない人も含めて疾患に罹患することやハイリスクになることを減少させるアプローチである．生活習慣病などを予防するのには，このハイリスク・アプローチと集団・アプローチをバランスよく行うことが重要であるといわれている．スポーツ外傷・障害の予防のアプローチも同じ考えで行うべきであると考える．メディカルチェックにて，早期発見などによりハイリスク・アプローチを行うことは重要であるが，これだけでは著しい予防の効果を期待するのは難しい．そこで，集団アプローチを行う必要性がある．では，スポーツ外傷・障害の予防における集団アプローチとは，どのような方法があるだろうか．その集団アプローチの1つに国際サッカー連盟（FIFA）が提唱し，サッカー競技では世界中で行われているThe 11＋という試みがある．

The 11＋　国際サッカー連盟（FIFA）が世界に発信した外傷・障害予防プログラムの驚くべきエビデンス

FIFAは外傷・障害予防のためのウォーミングアップ・プログラムとして，The 11＋というプログラムを開発した．ウォーミングアップに外傷・

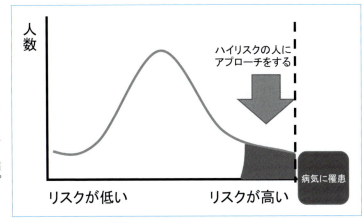

図Ⅱ-23 ハイリスク・アプローチ
生活習慣病などの予防をするとき，病気に罹患するリスクの高い人を見つけて，その人たちにターゲットをしぼってアプローチすることにより病気になる人を減少させるアプローチである．

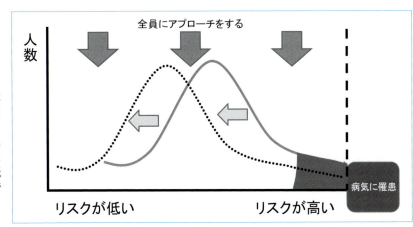

図Ⅱ-24 集団アプローチ
ハイリスクの人たちだけでなく，全員に病気にならないような取り組みをする．効果としては少ないが，これからハイリスクとなる人を減らすことができ，全員をリスクが低いほうへシフトすることができる．

障害予防プログラムを行うことにより，外傷・障害を減少させようとする集団アプローチの試みは，2000年代の少し前から報告があり，1999年にはHewettら[1]が，膝の外傷に関する予防について，2005年にはOlsenら[2]が，ジュニア選手の下肢の外傷に関する予防について，また，2005年にはFIFAの医学委員であるMandelbaumら[3]が，女性選手の膝前十字靱帯断裂の予防について報告している．FIFAは2004年頃から，これらの研究と同様の概念で，FIFAが以前開発したThe 11という外傷・障害予防プログラムをもとに，The 11+という外傷・障害予防のためのウォーミングアップ・プログラムを世界に向けて発表した．2009年にSoligardら[4]がThe 11+をウォーミングアップとして行うことにより外傷・障害を予防できたと報告しているのを筆頭に（図Ⅱ-25），日本サッカー協会をはじめとした多くの研究者が，このウォーミングアップの外傷・障害予防に関する有効性を報告している[5]．これらの研究は，The 11+を前向き調査として行っていて，エビデンスレベルが高い調査により有効性が証明されているため，そのエビデンスレベルの高さに多くの研究者が驚いた．ウォーミングアップとして一般的に行われるストレッチは，スポーツ外傷・障害を予防したという高いエビデンスレベルの報告は見つけられないのが現状である．バスケットボールをはじめとする多くの競技団体が時を同じくして，同様にスポーツ外傷・障害予防のプログラムを打ち出し，スポーツ外傷・障害予防はメディカルチェックによるハイリスク・アプローチから，まさに集団アプローチの全盛となっている．

驚きの内容であるウォームアッププログラムThe 11+とは

The 11+を代表とする，現在行われている外傷・障害予防のためのウォーミングアップとはど

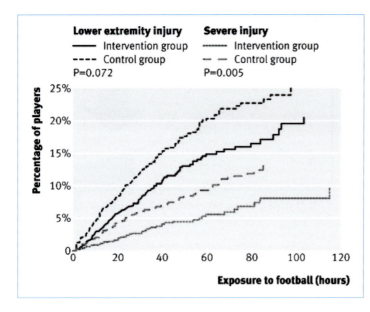

図Ⅱ-25
The 11+をウォーミングアップとして行うことにより，下肢の外傷・障害や重症な疾患が減少した．

(文献4より引用)

のようなものだろうか．3つのパートからなるプログラムであり，パート1は，ランニングエクササイズ(8分)，パート2は筋力トレーニング，プライオメトリクストレーニング，バランストレーニング(10分)，パート3は再びバウンディングなどの強度の強いランニングエクササイズ(2分)となっている．最も注目されるのはパート2であり，体幹トレーニングといわれる筋力トレーニングが主として含まれている（図Ⅱ-26）．

　これまでの一般的に行われていたウォーミングアップは，ストレッチをしっかり行い，その後にジョギングをして，動きながら股関節，膝や足関節を動かし，また肩甲骨や肩肘などを動的に動かすことが多い．またこれに加えて，ダッシュやアジリティートレーニングなど，競技によっては素早い動きをウォーミングアップに取り入れて行っている．このような今までのウォーミングアップは，このパート2のような筋力トレーニングなどをウォーミングアップとして行うことは一般的ではなかった．このパート2こそが，新しいウォーミングアップ・プログラムの中心となるものである．しかし，The 11+を外傷・障害を予防するプログラムであるとスポーツの指導者や選手に紹介すると，ウォーミングアップ・プログラムであるといっているのにもかかわらず，このパート2をみて，これを練習が終わった後に行うことを考え

るようである．これまで筋力トレーニングは練習の最後に行う習慣があるので，ウォーミングアップ・プログラムで筋力トレーニングを行うことに大変な違和感を覚える指導者が多いようである．では，なぜパート2の筋力トレーニングやバランストレーニングをウォーミングアップで行うことが大切なのだろうか．

なぜスポーツ外傷・障害予防ウォーミングアップに，筋力トレーニングやバランストレーニングが必要なのか？

　人が転倒するときは，身体のバランスを崩すことによって起きる．同様にスポーツにおいても，身体のバランスを崩すことにより，膝や足関節の靱帯損傷のきっかけになっていることがある．また，スポーツの最中に，頻回に身体のバランスを崩していて，下肢の筋や腱を駆使してバランスを取り直している人と，身体を激しく動かしても，ほとんど身体のバランス(重心線)が崩れない人とでは，膝や足関節にかかる負担が異なることは容易に想像できる．そのため，ボディバランスの良い人が，膝や足関節の障害が少ない可能性が高いことも推測できる．では，このボディバランスに必要な筋はどのような筋だろうか．これは体幹の支持する筋と体幹と下肢をつなぐ筋となる．したがって，腸腰筋や中殿筋，ハムストリングや大腿

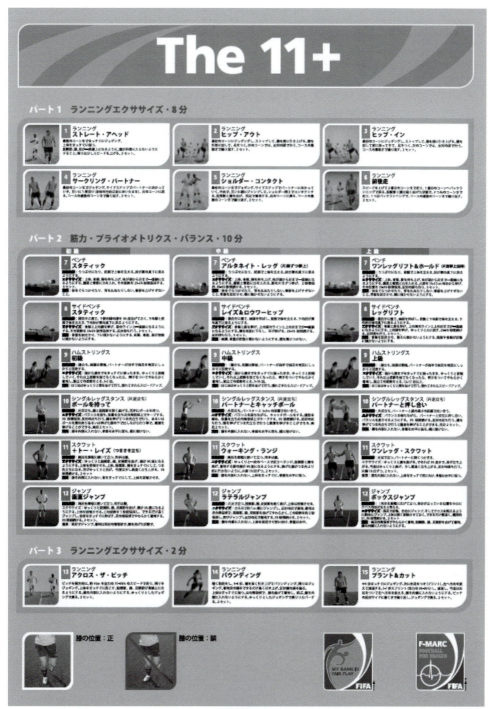

図 Ⅱ-26

FIFA が外傷・障害予防として世界に発信している外傷・障害予防のウォーミングアップ・プログラムである．詳細は JFA のホームページよりフリーでダウンロード可能である．
(http://www.jfa.jp/football_family/medical/)

4．ジュニア選手のコンディショニング―下肢傷害予防

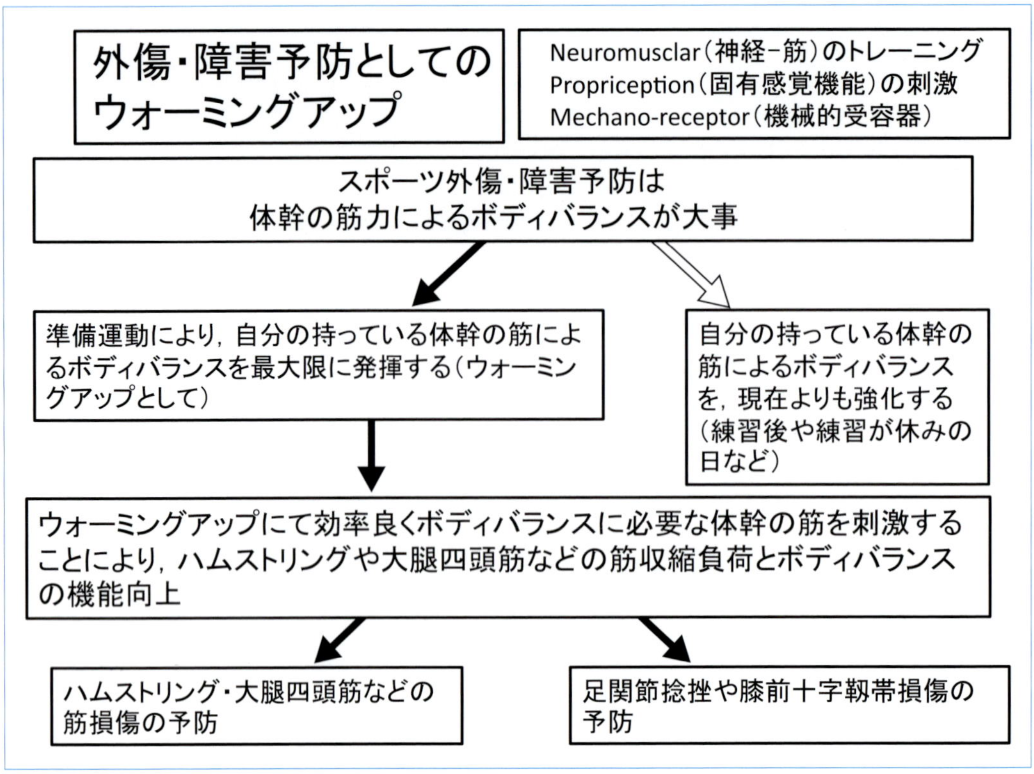

```
┌─────────────────────────────────────────────────────────────────┐
│  ┌──────────────────────┐  ┌──────────────────────────────┐    │
│  │ 外傷・障害予防としての │  │ Neuromusclar（神経－筋）のトレーニング │    │
│  │ ウォーミングアップ    │  │ Propriception（固有感覚機能）の刺激  │    │
│  └──────────────────────┘  │ Mechano-receptor（機械的受容器）   │    │
│                             └──────────────────────────────┘    │
│         ┌─────────────────────────────────┐                     │
│         │ スポーツ外傷・障害予防は         │                     │
│         │ 体幹の筋力によるボディバランスが大事 │                     │
│         └─────────────────────────────────┘                     │
│              ↙                      ↘                           │
│  ┌──────────────────────┐   ┌──────────────────────┐           │
│  │準備運動により、自分の │   │自分の持っている体幹の│           │
│  │持っている体幹の筋によ │   │筋によるボディバランス│           │
│  │るボディバランスを最大 │   │を、現在よりも強化する│           │
│  │限に発揮する（ウォーミン│   │（練習後や練習が休みの│           │
│  │グアップとして）      │   │日など）             │           │
│  └──────────────────────┘   └──────────────────────┘           │
│              ↓                                                  │
│  ┌──────────────────────────────────────────────┐              │
│  │ウォーミングアップにて効率良くボディバランスに必要な体幹の筋を刺激する│
│  │ことにより、ハムストリングや大腿四頭筋などの筋収縮負荷とボディバランス│
│  │の機能向上                                    │              │
│  └──────────────────────────────────────────────┘              │
│         ↙                           ↘                          │
│  ┌──────────────────┐      ┌──────────────────────┐           │
│  │ハムストリング・大腿四頭筋などの│  │足関節捻挫や膝前十字靱帯損傷の│           │
│  │筋損傷の予防      │      │予防                 │           │
│  └──────────────────┘      └──────────────────────┘           │
└─────────────────────────────────────────────────────────────────┘
```

図Ⅱ-27

体幹トレーニングやバランストレーニングをウォーミングアップに取り入れることにより、従来のウォーミングアップより効率良く体幹やバランスに必要な筋は機能を発揮しやすくなる.

四頭筋, 腹斜筋などの機能が重要となるとともに, 上半身の柔軟性によるバランス保持能力が大切になる. 体幹の筋とは腹筋と背筋を指すものではなく, ボディバランスに必要な筋を総称して体幹の筋と呼んでいる. このボディバランスに関与する体幹の筋が, スポーツの外傷・障害予防に強く関与しているとしたら, スポーツを行う前のウォーミングアップに, これらの筋をよく動かして, 機能的にしておくことが大切である. しかし, ストレッチやジョギングやダッシュのトレーニングは, このような体幹の筋をどれだけ筋収縮させることができて, どれだけ機能的にしておくことができるだろうか. ストレッチやジョギングでは, この腸腰筋・中殿筋やハムストリング筋などボディバランスに必要な筋へ, 効率の良い筋収縮や機能的なアプローチは難しい. そのため, 筋力トレーニングや体幹のバランストレーニングを行って, できるだけ短時間にボディバランスのための重要な体幹の筋を収縮させ, 機能的な状態にするウォーミングアップが, この The 11＋なのである. そのため, パート2がウォーミングアップとして行われないと意味がないのである（図Ⅱ-27）.

ウォーミングアップ以外で体幹トレーニングは行ってはいけないのか？

ウォーミングアップは, 選手が持っている能力を最大限に発揮させることを目的とするものであり, 選手自身が持っている能力以上のものを引き出すものではない. したがって, いくら一生懸命ウォーミングアップを行っても, 選手自身が自分のボディバランスを保てるだけの筋力や筋持久力がなければ, 練習中での外傷・障害の発生を予防することは難しい. ウォーミングアップから体幹トレーニングやボディバランスの重要性をしっかり認識するとともに, 選手自身が, 自分の体幹の筋などの機能を評価し, その機能が不足している

場合には，効率的な機能向上のトレーニングをすることが必要である．もし，必要とあれば練習後などにトレーニングを行い，1人1人がボディバランスなどの機能の向上を認めるような努力をすることも外傷・障害予防には必要である．このように，素晴らしいウォーミングアップと十分な体幹の筋力とボディバランス能力を持つことにより，初めて外傷・障害予防が成り立つのである．

ジュニア選手に筋力トレーニングを行っても良いのか？

ジュニア期選手に，筋力トレーニングを行わせて良いのだろうか．少なくても小学校高学年になったら，しっかり自分の身体を自分の筋力で保持できるような体幹トレーニングは行って良いと考える．この筋力トレーニングは，身体が重い人は大きな身体を支えるために大きな筋力が必要となるが，身体が小さく軽い人は，身体を支えるのも小さな筋力で済むはずである．そのため，自分の身体を負荷量としての筋力トレーニングであるため，個人個人に適した筋負荷がかかることが特徴であり，比較的低年齢から始めて良いトレーニングであると考える．

障害の痛みを持ちながらプレーしている選手に対し，いつ競技の練習を休ませるか？

外来診療を行っていると，障害により痛みがあるままスポーツを続けていて，痛みを何とか治して欲しいというジュニア選手が受診に来る．このジュニア選手に対して，練習を休ませて治療することは簡単であるが，何とかして練習を続けながら治したい．練習をいつ休ませるかという問題は重要である．障害の痛みに関して，初期や軽度の症状のときは，最初は練習の始めや練習が終わった後に痛みがあるが，練習の最中では痛みを感じない．徐々に悪化してくると，練習中も痛みが出現することになる．障害の発生した原因は，練習や試合による負荷に身体が耐えられなくて発症している．したがって，その症状を軽減させるためには身体への負荷量を少なくする必要があり，練習に手を抜いて参加するか，痛みがあるところを庇って練習に参加するか，練習を休むか，主にこの3つの選択肢しかない．ジュニア選手にとっては，練習に手を抜いて参加することや，庇ってプレーすることは，その競技のスキルアップには決して良くないことである．したがって，練習している最中に痛みがある場合は，練習を休んで治療することが大切である．疾患のことばかりでなく，競技力向上に影響を及ぼすことを選手本人に話をすると，納得することが多い．

外傷・障害で練習を休んでいるときに行うべきこと

Overuseによる障害は，練習を休めば自然に症状や所見が軽快することが多い．ここで大切なことは，再発をさせないことである．再発をさせないためには，障害で練習を休んでいる間に，その選手にどのようなリハビリテーションを行わせるかが重要である．「なぜ選手は障害を発症してしまったのか？」，これを推測することこそメディカルチェックであり，ハイリスク・アプローチである．障害を発症してしまった選手の問題点を抽出して，その問題点を克服させるべきである．診察もしくはメディカルチェックを行い，筋の柔軟性に問題はないか，大腿四頭筋，ハムストリング，腸腰筋，ボディバランスを保持する筋力の左右差はないか，筋力が低下している筋はないか，筋持久力が落ちている筋はないかなど，障害発症に結びつくような様々な可能性を考えて，評価して問題点を抽出することが大切である．その発症した障害の治療に影響がない範囲で，その問題点に対してのリハビリテーションメニューを行わせる．また，障害が軽快した時点で，すべての問題点を克服できたかの評価を行い，克服できていない問題点に対して，競技復帰後もリハビリテーションやトレーニングを続けるように指示するべきである．

外傷と障害予防をコーチと一緒に考えることが重要である

 ジュニア選手の外傷・障害予防に関しては，監督およびコーチと一緒に取り組んでいくことが必須である．ジュニア選手は，オスグッド病など大人の身体と異なっていることにより発症するスポーツ障害が多く存在する．これらのスポーツ障害は，成長軟骨のようなこどもの身体の弱い部分に，連日の強い負荷が加わり障害が発症する．筆者の経験では，世界的に有名なジュニア選手の指導者の中には，選手にほとんどオスグッド病を出さないような指導をする指導者が存在する．その指導者は決して練習強度の弱い練習をしているわけではない．この指導者はなぜ指導している選手にオスグッド病が発症しないのだろうか．この指導者に話を聞くと，ジュニア選手を指導するときに，膝にかかる負担を考えてトレーニングメニューを組んでいるという．急激な大腿四頭筋の収縮は，脛骨粗面に負荷がかかる．したがって，全速力で走っている状態から急激なストップ動作や，走っている状態からのジャンプの後の急なストップ動作などは，大腿四頭筋にエキセントリックな力が加わり，大きな牽引力が脛骨粗面にかかる．このような脛骨粗面に強い負荷のかかるトレーニングを行ったときは，その後2～3日間は同様な脛骨粗面に強い負荷のかかるトレーニングは止めて，持久系の心肺機能に負荷のかかるトレーニングを行う．ジュニア選手は大人の膝になるまで膝が弱いので，練習強度を落とさずに，しかし定期的に膝を休ませるトレーニングを行っていくことが必要であると，その指導者は述べている．世界には，とても医学的な知識を持った指導者がいるものだと感心した．また，外傷においても，選手にコーチから体幹トレーニングの重要性を述べてもらったり，競技のフォームや身体の使い方などを指導してもらったり，外傷・障害予防の観点で練習を考えてくれる指導者がいるチームは，外傷・障害の発生率が低いはずである．コーチなどの指導者とメディカルスタッフが連携を取り，外傷・障害の少ないチーム作りを行うことが大切である．

まとめ

 下肢の外傷・障害予防の戦略として，ハイリスク・アプローチと集団アプローチの両アプローチをバランスよく行うことの必要性を述べた．

 集団アプローチとして，The 11＋のメニューとその重要性に関して述べた．

 外傷・障害を受傷した選手が復帰のためのリハビリテーションを行うときは，再発予防のリハビリテーションも行うべきである．

 本当の外傷・障害予防は，監督・コーチとメディカルスタッフが協力して行わなければならない．

（加藤晴康）

参考文献

1) Hewett TE, Lindenfeld TN, Riccobene JV, et al：The effect of neuromusclar training on the incidence of knee injury in female athletes. Am J Sports Med. 27：699-706, 1999.
2) Olsen OE, Myklebust G, Engebretsen L, et al：Exercises to prevent lower limb injuries in youth sports.：cluster randomized controlled trial. BMJ. 330：449, 2005.
3) Mandelbaum BR, Silvers HV, Watanabe DS, et al：Effectiveness of a neuromusclar and proprioceptive traing program in preventing anterior cruciate ligament injuries in female athletes. Am J Sports Med. 33：1003-1010, 2005.
4) Soligard T, Myklebust G, Steffen K, et al：Comprehensive warm-up programme to prevent injuries in young female footballers：cluster randomised controlled trial. BMJ. 338：95-99, 2009.
5) 中堀千香子，池田　浩：スポーツ外傷・障害予防プログラムの開発・検証. 日本体育協会スポーツ医・科学研究報告．2011(2)：63-67, 2011.

II こどものスポーツ傷害の早期発見・予防

5 ジュニア選手のコンディショニング —上肢傷害予防

保護者および指導者に対する説明のポイント　POINT

- ☑ ジュニア選手では，肩関節や肘関節のみならず，下肢や体幹など全身のコンディショニングを行うことが大切です．
- ☑ スポーツ復帰後に肩・肘痛の再発を予防するためには，準備運動はもちろんのこと，練習終了後にもストレッチングを行い，柔軟性を維持するよう努めましょう．
- ☑ ストレッチングでは，筋肉の伸張感を選手自身が感じることが大切です．

はじめに

ジュニア選手の上肢傷害は，野球やテニスなどのオーバーヘッドスポーツにおいて，肩関節や肘関節に生じやすい．肩関節傷害として，小中学生では，リトルリーグ肩が生じることが多い．リトルリーグ肩は，投球側上腕骨近位端の骨端線の離開を伴う疾患である．また，高校生では，上方関節唇損傷や腱板関節面断裂を伴う場合もあるが，肩周囲筋タイトネスによる肩関節痛を発症することが多い．肘関節傷害では，野球肘が有名であり，投球動作時に肘関節に外反力が加わることにより生じる．肘関節内側には牽引力が加わり，小中学生では，上腕骨内側上顆の裂離や骨端離開が発症し，中高生では，内側側副靱帯損傷や尺骨神経障害が発症する．肘関節外側には投球動作時に圧迫力と剪断力が加わり，離断性骨軟骨炎が発症する．

本稿では，これら上肢傷害発症の予防策として，プレー前のウォーミングアップとストレッチング方法について述べ，次に肩関節や肘関節傷害が生じた後のコンディショニングについて述べる．

上肢傷害発症の予防策

プレー前にしっかりとしたウォーミングアップと正しいストレッチングを行うと，上肢傷害の発症の危険性が少なくなる．また，プレー後に，クールダウンとしてストレッチングを行い，柔軟性を再獲得することが重要である．これにより，次回のプレー時にできるだけ良い体の状態を作ることができる．

1．ウォーミングアップ

ウォーミングアップによって，体温が徐々に上昇し，激しい練習や試合へ向けての身体の順応が図れる．ウォーミングアップは全身的なものと種目特性のもので構成される．全身的なものには，ジョギング，縄跳び，柔軟体操，自転車がある．種目特性のものは，野球やテニスなどオーバーヘッドスポーツで使う筋群の温度が上がるような運動である．野球特性のウォーミングアップにはキャッチボールなどがあり，テニス特性のウォーミングアップには，ミニテニスなどがある．疲労感を感じない軽い汗が出る程度とし，10～15分で十分である．

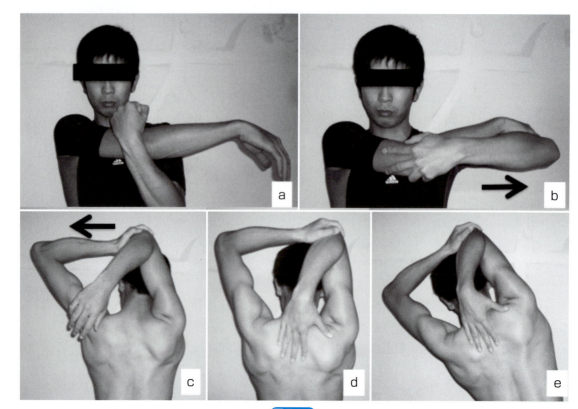

図Ⅱ-28

a：肩後方ストレッチングの悪い例．肘を伸展した上肢を反対の手で後方へ引っ張るようにしている．
b：肩後方ストレッチングの良い例（矢印は肘頭を引っ張る方向）．肘関節を屈曲した状態で反対側の手で肘頭を持ち，後方ではなく水平に側方へ引っ張るようにする．
c：上腕後方のストレッチングの悪い例（矢印は肘頭を引っ張る方向）．肘頭を内方へ無理やり引っ張っている．
d：上腕後方のストレッチングの良い例．肘関節屈曲位で肩関節を挙上位に保持し，肘関節をさらに深く曲げるようにしている．
e：上腕後方のストレッチングの良い例．広背筋に対しさらにストレッチングを行うためには，体幹を側屈させる．

2．ストレッチング

　正しいセルフストレッチングの指導が重要であるが，多くの選手が，このセルフストレッチングを実施していないか，実施していても正しく行われていることは少ない．選手が行っているセルフストレッチングをみてみると，肢位が不適切である，急に思い切り引っ張る，呼吸を止めている，時間が短い（数秒間だけ）などの問題点を認める．また，セルフストレッチングを長時間行いすぎても，筋肉，靱帯，および関節が柔らかくなり過ぎて，かえって良くない．セルフストレッチングでは，伸張される筋が少し不快感が生じる程度までゆっくり，やさしく伸張し，一定時間その位置を保つことが大切である．1項目につき15～20秒ほど行い，関節の硬さや筋肉の張りなど気になるところがある際には，プレー前に同部を15秒程度，数回ストレッチングするように指導している．また，選手自身が，ストレッチングの対象となる筋を理解し，意識して行えるように指導している．

1）肩後方のストレッチング

　一般的に，肘を伸展した上肢を反対の手で後方へ引っぱるようにするが，これは上腕骨頭にストレスがかかり危険と思われる（図Ⅱ-28-a）．また，よく上肢の位置が低い状態でストレッチングをしている選手がいるが，これはほとんどストレッチングの効果は得られていない．そこで，筆者らは肘関節を楽に屈曲した状態で反対側の手で肘頭を持ち，後方ではなく水平に側方へ引っ張るように

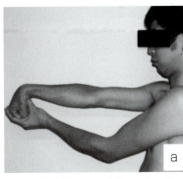 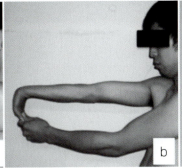 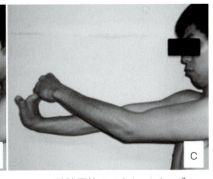

a．前腕伸筋のストレッチング　　b．前腕屈筋のストレッチング　　c．前腕屈筋のストレッチング
　　　　　　　　　　　　　　　　　　　　　　　　　　　　　　　　前腕屈筋に加えて，指屈筋群を伸ばす．

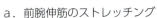

指導している[1]（図Ⅱ-28-b）．

＜保護者および指導者に対する説明のポイント＞

肩後方のストレッチングでは，肘を楽に屈曲した状態で反対側の手で肘を持ち，後方ではなく水平に側方へ引っ張るように行う．

2）上腕後方のストレッチング

広背筋，大円筋，上腕三頭筋頭のストレッチングである上肢挙上位でのストレッチングは，肘関節屈曲位で肩関節を挙上位に保持し，肘関節をさらに深く曲げるようにしている（図Ⅱ-28-d）．広背筋のさらなるストレッチングは，肩関節を挙上位に保持したまま，体幹の反対方向への側屈をする方法をとっている（図Ⅱ-28-e）．よく肘頭をさらに内方へ無理やり引っ張る選手がいるが，これは後下方への骨頭のスリッピングを誘発する危険性があると思われる（図Ⅱ-28-c）．

＜保護者および指導者に対する説明のポイント＞

体幹を側屈することにより，広背筋の伸張感を選手自身が感じることが大切である．

3）前腕伸筋のストレッチング

肘を伸展し手のひらを下に向け，反対の手で手関節を屈曲し，前腕の背側を伸ばす（図Ⅱ-29-a），前腕の外側に伸張感を感じるまで手首を曲げる．

4）前腕屈筋のストレッチング

肘を伸展し手のひらを上に向け，反対の手で手関節を伸展し，前腕の掌側を伸ばす（図Ⅱ-29-b），前腕の内側に伸張感を感じるまで手首を伸ばす．手指を伸ばすことも大切で，一般的には，前腕回外位で行うが（図Ⅱ-29-b），前腕回内位にすると，より指屈筋群を伸ばすことができる（図Ⅱ-29-c）．

＜保護者および指導者に対する説明のポイント＞

前腕屈筋のストレッチングでは，前腕屈筋のみならず，手指を伸ばすことが大切である．

肩関節や肘関節傷害が生じた後のコンディショニング

野球やテニスのようなオーバーヘッドスポーツにおいては，運動連鎖の重要性が指摘されており，その破綻により肩関節や肘関節の傷害が起きやすい[2]．これは高校生のみならず，小中学生のジュニア選手にも多くみられる．このため，ジュニア選手では，肩関節や肘関節のみならず，下肢，体幹など全身のコンディショニングが大切である．下記に，オーバーヘッドスポーツの代表として，野球選手に生じた肩関節や肘関節傷害が生じた後のコンディショニングについて述べる．病院などで行うリハビリテーションは週1〜2回行い，選手自身のストレッチングは，毎日行うように指導している．1回のストレッチングでは，軽い痛みを感じるまでストレッチングを行い，そのまま30秒間保持する．これを朝夕5回ずつ繰り返すようにしている．これら指導内容は選手自身でも自宅などで行えるように，パンフレットにして渡している．

1．肩関節・肩甲骨（帯）のストレッチング

肩関節や肘関節傷害を発症している症例は，肩関節・肩甲骨（帯）の柔軟性低下を生じている例が

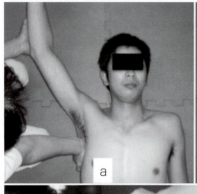
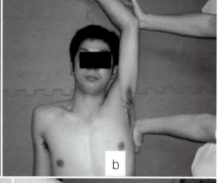
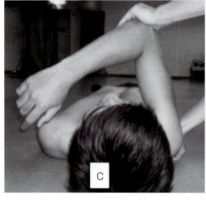
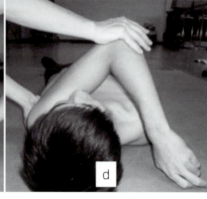

図Ⅱ-30
a：肩複合外転テスト（CAT）（投球側）．柔軟性の低下あり
b：肩複合外転テスト（CAT）（非投球側）．柔軟性の低下なし
c：肩水平屈曲テスト（HFT）（投球側）．柔軟性の低下あり
d：肩水平屈曲テスト（HFT）（非投球側）．柔軟性の低下なし

非常に多い．これらの柔軟性低下の是正を図ると，肩関節や肘関節の痛みが軽減し，さらには，スポーツ復帰後の再発予防につながる．代表的な，肩関節・肩甲骨（帯）のストレッチングとして，肩関節後方ストレッチング，cat & dog エクササイズ，ウィンギングエクササイズ，および腱板エクササイズを紹介する．

1）肩後方ストレッチング

肩複合外転テスト（combined abduction test；CAT）（図Ⅱ-30-a, b）や肩水平屈曲テスト（horizontal flexion test；HFT）（図Ⅱ-30-c, d）で肩甲上腕関節の柔軟性の評価を行う[3]．CAT では，検者が肩甲骨上方回旋を抑制し，肩関節後方を伸張する．上腕部が頭部につかない場合を柔軟性の低下ありと判断する（図Ⅱ-30-a, b）．HFT では，CAT と同様に，検者が肩甲骨の外転・上方回旋を抑制し，肩関節後方を伸張する．指先が床に届かない場合に柔軟性の低下ありと判断する（図Ⅱ-30-c, d）．柔軟性の低下がみられた場合には，その改善を図るようにセルフストレッチとしてスリーパーストレッチングを指導する[4]（図Ⅱ-31）．立位で行うスリーパーストレッチングは，肘を壁に押し付けながら行うと，手技が安定する（図Ⅱ-31-a, b）．側臥位で行うスリーパーストレッチングでは頭が浮くと効果的にストレッチできないので，上腕部の上に頭が乗るようにすると良い（図Ⅱ-31-c, d）．

＜保護者および指導者に対する説明のポイント（CAT と HFT）＞

検者がしっかりと肩甲骨を押さえることが最も大切なことである．そのためには，検者の手のひらで肩甲骨を外側から内側に押し込むようにすると良い．

＜保護者および指導者に対する説明のポイント（スリーパーストレッチング）＞

立位で行う手技は肘を壁に押し付けながら行うと，手技が安定する．側臥位で行う手技では頭が浮くと効果的にストレッチできないので，上腕部の上に頭が乗るようにすると良い．

2）Cat & dog エクササイズ

肩甲骨周囲のセルフストレッチングである．四這い位になり，肩甲骨を外側に開くように背部を張り，次に，肩甲骨同士をつけるように前胸部を

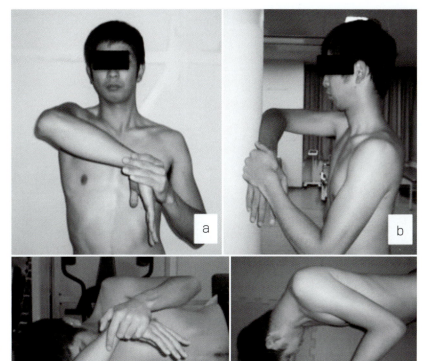

図Ⅱ-31
a, b：スリーパーストレッチング（立位）
c, d：スリーパーストレッチング（側臥位）

張るように指導する（図Ⅱ-32）．肩甲骨が内転位から外転位，外転位から内転位に動くことを意識させながら行う．

＜保護者および指導者に対する説明のポイント＞
肩甲骨の外側への動きと内側への動きを意識して行う．特に，肩甲骨の外側の動きはできるだけ大きくするように心がける．

3）ウィンギングエクササイズ

肩甲骨の上方回旋および内転を目的とした上肢複合関節運動のエクササイズである．立位または坐位にて肩関節90°屈曲位，肘関節90°屈曲位を開始肢位とし，肩甲骨を内転，胸部を伸張し，続いて肘関節を伸展し前腕回内しながら挙上する（図Ⅱ-33）．野球の投球動作に必要な肩甲骨の内転や胸張りを行うために有効なエクササイズである．肘関節が下がると，僧帽筋上部線維の過緊張と肩甲骨内転位が得にくく，上腕骨頭の前方偏位に伴い胸部の張りが低下するので，肘が肩関節よりも下がらないように注意する．

＜保護者および指導者に対する説明のポイント＞
できるだけ最終可動域まで大きく動かし，1つ1つの動作で止めて次の動きへ切り替えることがポイントである．

4）腱板エクササイズ

腱板エクササイズでは腱板相互の同調した筋収縮や同時収縮などを得るために低負荷な運動から開始していく（図Ⅱ-34）．負荷量の目安は，肩甲骨の代償運動を出現させない程度としている．セラバンドの種類で負荷量を調節する．セラバンドは，負荷が弱い順に，白色，黄色，赤色をしている．腱板エクササイズは，初め白色のセラバンドから始め，次に黄色，赤色へと順次負荷を上げていく．1つのセラバンドでは，肩甲骨の代償運動が入らない回数である20〜30回を目安に行う．白色のセラバンドで肩甲骨の代償運動が入らず，かつ疲労がなければ，負荷量を上げていく．

＜保護者および指導者に対する説明のポイント＞
1つのセラバンドでは，肩甲骨の代償運動が入らない回数である20〜30回を目安に行う．白色

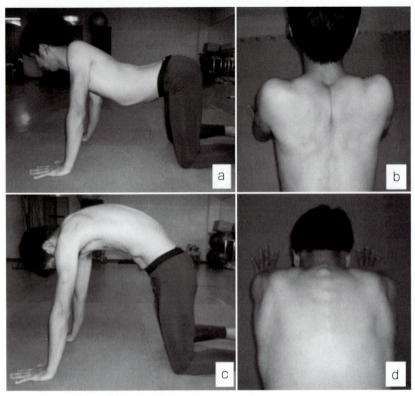

図Ⅱ-32 肩甲骨周囲のセルフストレッチング
四這い位になり，肩甲骨同士をつけるように前胸部を張り (a, b)，肩甲骨を外側に開くように背部を張る (c, d) ように指導する．これを繰り返す．

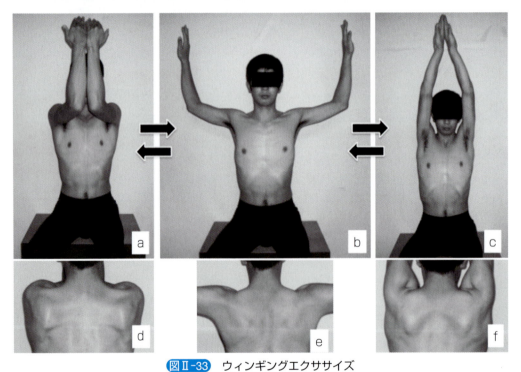

図Ⅱ-33 ウィンギングエクササイズ
坐位にて肩関節90°屈曲位，肘関節90°屈曲位を開始肢位とし (a, d)，肩甲骨を内転，胸部を伸張し (b, e)，続いて肘関節を伸展し前腕回内しながら挙上する (c, f)．これを繰り返す．

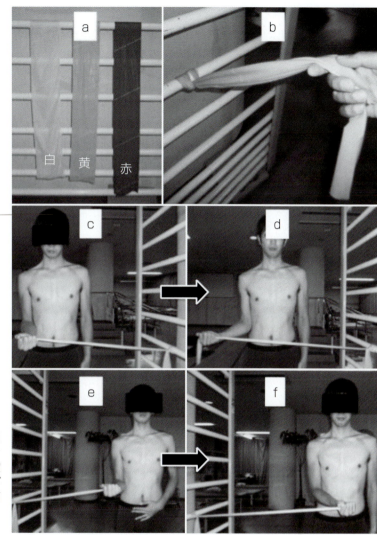

図Ⅱ-34

腱板エクササイズ

セラバンドは，負荷が弱い順に，白色，黄色，赤色をしている(a)．セラバンドを固定し(b)，肩甲骨の代償運動が入らないように注意しながら，肩外旋エクササイズ(c，d)と肩内旋エクササイズ(e，f)を行う．

のセラバンドで肩甲骨の代償運動が入らず，かつ疲労がなければ，負荷量を上げていく．

2．胸郭・体幹へのアプローチ

野球の投球動作では，胸を張り，肩甲骨を十分に内転させることが大切で，胸部から肩甲帯を含めた体幹伸展動作が必要になる．胸部の円背様姿勢では，肩関節の運動が阻害される．また，肩関節の運動が阻害されると，過剰な肘関節外反ストレスにつながり，野球肘を発症してしまう可能性があり，胸郭の柔軟性は重要な要素であると考えられる．以下に，胸郭ストレッチング(側臥位)，胸椎伸展エクササイズ(坐位)，および僧帽筋中下部エクササイズ(腹臥位)を紹介する．

1）胸郭ストレッチング(側臥位)

側臥位にて胸郭下に枕などを入れ胸郭を伸張させる(図Ⅱ-35)．その際，同姿位にて体幹の前後回旋を行い胸部(図Ⅱ-35-c)および背部(図Ⅱ-35-d)の伸張もあわせて行う．

＜保護者および指導者に対する説明のポイント＞

胸部の側方を伸張されるために，骨盤から体幹の回旋が生じないように注意する．

2）胸椎伸展エクササイズ(坐位)

坐位で胸椎を伸展させる．胸椎の伸展可動域に応じて徐々に運動可動域を拡大するようにしていく．できるだけ胸椎レベルでの伸展運動となるように指導する(図Ⅱ-36)．

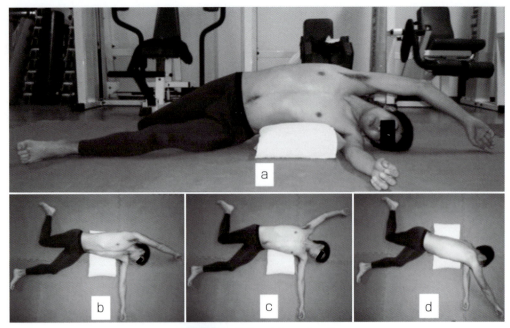

図Ⅱ-35 胸郭ストレッチング

側臥位にて胸郭下に枕などを入れ胸郭を伸張させる(a, b).その際,同姿位にて体幹の前後回旋を行い,胸部(c)および背部(d)の伸張もあわせて行う.胸部(c)および背部(d)の伸張を行う場合には,骨盤から下肢アライメントがこの状態を維持するように注意する(腰が開かないようにする).

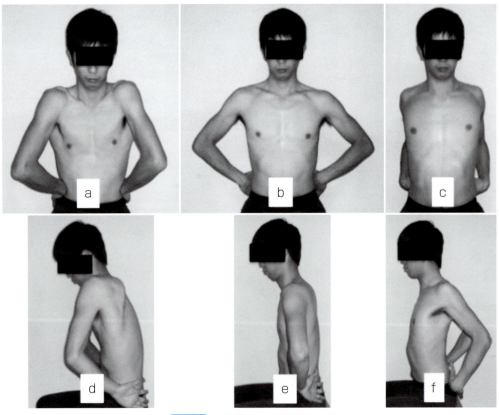

図Ⅱ-36 胸椎伸展エクササイズ

坐位で胸椎を伸展させる.胸椎の伸展可動域に応じて,徐々に運動可動域を拡大するようにしていく.つまり,胸椎屈曲(a, d)からはじめ,胸椎中間位(b, e),胸椎伸展(c, f)へと運動可動域を拡大していく.できるだけ胸椎レベルでの伸展運動となるように指導する.

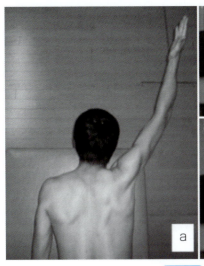
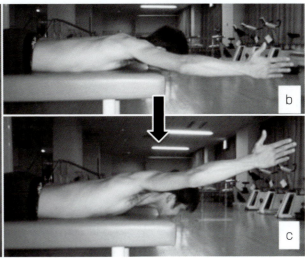

図Ⅱ-37　僧帽筋中下部エクササイズ

＜保護者および指導者に対する説明のポイント＞
　胸椎でなく，腰椎伸展運動が優位にならないよう注意する．

3）僧帽筋中下部エクササイズ（腹臥位）

　僧帽筋下部線維は肩関節外転位にて三角筋とともに外転保持と肩甲骨上方回旋を行う重要な機能をもたらす．エクササイズは腹臥位にて肩関節120〜130°外転位から肩甲骨の下方回旋・下制を行うように上肢を上げる運動である（図Ⅱ-37）．母指が天井に向くようにすると効果的である．

＜保護者および指導者に対する説明のポイント＞
　肩外転角度が変わらないように，また，肘が下がらないように注意が必要である．

3．下肢へのアプローチ

　投球動作では下肢からの連動した効率の良い運動が重要である．特に股関節の可動域は骨盤や腰椎との運動に深い影響があり，屈曲や内外旋などの確保が必要である．股関節の可動域制限に対しては，理学療法士による徒手的療法およびセルフエクササイズを行い，股関節周囲筋の過剰な緊張を改善し，可動域の改善が期待できる．

おわりに

　上肢傷害発症の予防策として，プレー前のウォーミングアップと正しいセルフストレッチングが重要である．ジュニア選手では，肩関節や肘関節のみならず，下肢や体幹など全身のコンディショニングが大切である．また，再発防止のためには，全身の柔軟性を維持することが大切である．復帰後も準備運動はもちろんのこと，練習終了後にもストレッチなどを行い，柔軟性を維持するよう患者・家族へ説明することが大切である．

（原田幹生，小野秀俊，高原政利）

文　献

1) 岩堀裕介：投球障害肩　投球障害肩に対する保存療法　肩関節ストレッチングと投球フォーム矯正を中心に．新OS NOW. 20：116-129，2003．
2) 三原研一：バイオメカニクスと投球フォーム．関節外科．10：47-54，1997．
3) 原　正史：復帰に向けて何を目安にどう選手に指導したらよいか―肩の投球障害を中心に―．関節外科．22：117-122，2003．
4) Laudner KG, Sipes RC, Wilson JT：The acute effects of sleeper stretches on shoulder range of motion. J Athl Train. 43：359-363, 2008.

II こどものスポーツ傷害の早期発見・予防

6 ジュニア選手の熱中症予防

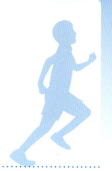

保護者および指導者に対する説明のポイント　POINT

- ☑ こどもの耐暑性は若年成人より劣り，スポーツ場面での熱中症発症が多くなります．
- ☑ 暑熱馴化のため向暑期には2週間以上をかけて，運動の持続時間と強度を徐々に増加させていく必要があります．
- ☑ 給水にはスポーツドリンクを希釈せずに活用しましょう．
- ☑ WBGTにより暑熱環境を把握し，スポーツ活動の安全性に配慮しましょう．

はじめに

1．熱中症とは

熱中症とは暑熱環境で生じる障害（熱失神，熱疲労，熱けいれん，熱射病）の総称である．熱失神（症状：顔面蒼白，めまい，呼吸数増加，冷や汗，頻脈など）は下肢や皮膚血管への血液の貯留によって脳血流が減少し起こるものである．熱けいれん（症状：脚・腕・腹部などの筋肉痛やけいれんなど）は大量に汗をかいたときに水だけを補給して，血液中の塩分濃度が低下したときに起き，熱疲労（症状：脱力感，倦怠感，頭痛，吐き気など）は脱水と塩分不足，皮膚血管拡張による循環不全によって生じる．熱射病（症状：うわ言，意識障害など）は最も重症で危険な状態であり，体温の上昇により中枢機能（脳）に異常をきたしている状態である．

2．熱中症の発生状況

1）熱中症死亡の年次推移

図II-38は1968〜2010年までの43年間の熱中症死亡数を性別・年齢階級別の累積数を示したものである[1]．43年間の熱中症死亡数は9,370件（男性5,507件，女性3,863件）であるが，1970〜1994年までの年平均が88件であるのに対し，1995〜2010年は440件と激増している[1]．さらに，激増した1995年以降を年次ごとに検討してみれば，1995年335件，2001年431件，2007年923件，2010年1,745件と増加傾向にあることが報告されている[1]．

2）こどもの熱中症発生状況

図II-38より小児期には男女の0〜4歳，男性の15〜19歳に死亡数が多いことが読み取れる．その発生要因であるが，新聞記事で解析された研究によれば，0歳児は暑熱環境下の自動車に取り残されたなど，養育者の不注意によって生じた事故が多く，男性の15〜19歳ではスポーツ場面が多いことが報告されている[2]．しかしながら，熱中症死亡事故が発生した場所として，1995年以降，スポーツ施設での発生割合は低下している（他の場所はすべて増加）[3]．この背景には，1994年に日本体育協会の"熱中症予防のための運動指針"が示され，運動時やスポーツ活動時の熱中症予防対策の効果が現れたためであることが示唆されている[3]．一方，学校管理下での熱中症による医療

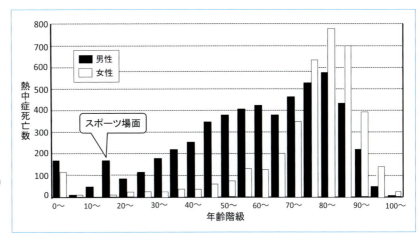

図Ⅱ-38
熱中症死亡数(1968～2010年)の年齢階級別累積数
(文献1より改変)

費給付数は2001年以降，増加傾向にあり[4]，こどものスポーツ場面の熱中症死亡事故は減少しているものの，近年の温暖化・ヒートアイランド化の影響からか，熱中症発症数は増加しているものと思われる．なお，学校管理下での熱中症発症は中学・高校が全体の90％を占め，中学・高校での熱中症発症の約70％が運動部活動中である[4]．

こどもの体温調節機能の特徴

1．体温はどのようにして保たれる？

1）熱産生と熱放散

体温は産熱量(熱産生量)と放熱量(熱放散量)のバランスによって保たれている．すなわち，産熱量が放熱量を上回れば体温は上昇し，逆であれば体温は低下する．スポーツ時には主に筋活動により著しく産熱量が上昇する．持続的な運動ではエネルギー消費量の約20％しか筋収縮に利用されず，残りの約80％は熱に変換されているのである．

熱の移動は，伝導，対流，放射(輻射)，蒸発という機序によって行われている(図Ⅱ-39)[5]．伝導とは隣接した物質に熱が伝わる現象であり，対流は密度の違う物質の流れにより熱が流れ出ること，放射(輻射)は高温の固体表面から低温の固体表面に遠赤外線の熱線によって直接電磁波のかたちで伝わる熱のことであり，蒸発とは液体が気体に変化(気化)するときに奪われる熱である．伝導・対流・放射(輻射)は環境温が体表面よりも低いときに起こるが，体表面の温度よりも環境温が高くなると起こらない．したがって，体表面の温度を超すような暑熱環境下においては，汗の蒸発が唯一の自律性体温調節(後述)による熱放散の手段となる(皮膚温の上昇は約33℃程度が限界である)．

2）自律性体温調節と行動性体温調節

体温調節には自律性体温調節反応と行動性体温調節反応がある．自律性体温調節反応とは発汗や皮膚血管拡張，ふるえなど，自律神経(交感神経が関与)によってコントロールされている機能である．一方，体温を維持するために必要な環境を選んだり，作ろうとする行為を行動性体温調節反応と呼ぶ．暑さや寒さの感覚に応じて衣服を着脱したり，エアコンをつけたり，日陰や日なたを選ぶのも行動性体温調節反応である(図Ⅱ-40)[5]．

前述したように，体表面の温度を超すような暑熱環境下においては，汗の蒸発が唯一の熱放散の手段となるが，高温多湿環境下では汗の蒸発もその効果は低く，自律性体温調節反応により体温を維持することは困難となる．すなわち，高温多湿環境下でスポーツを実施するときには，行動性体温調節反応を有効に利用することが重要となる．

2．こどもの発汗の特徴

若年成人と比較し，こどもの発汗量は少ない．その理由であるが，こどもは単一汗腺あたりの汗出力が低いためである[6]．特に低強度運動時の発汗量には年齢差が認められなかったものの，中等

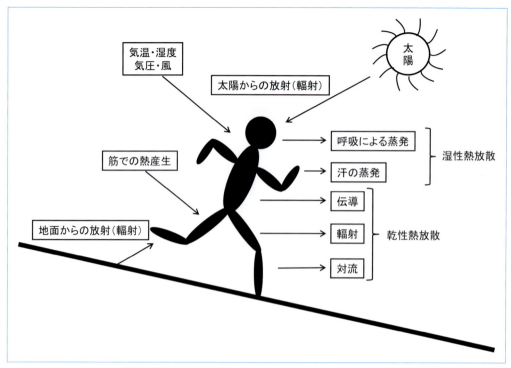

図 Ⅱ-39 運動時における熱放散経路と影響する要因

身体から出ている矢印が熱放散経路であり，身体に向かっている矢印が熱産生（流入）経路である．環境温が身体の表面温よりも高くなると，蒸発が唯一の熱放散経路となる．

（文献5より改変）

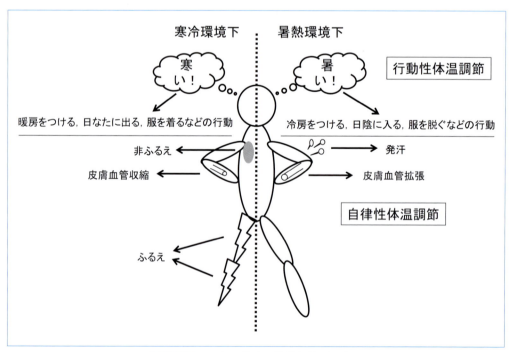

図 Ⅱ-40 ヒトにおける体温調節の概略図

右に耐暑反応，左に耐寒反応を示す．行動性調節や自律性調節によって体温を維持するように調整されている．

（文献5より改変）

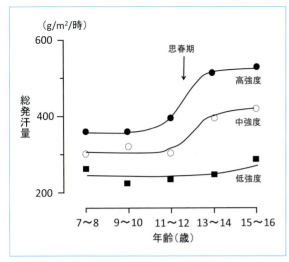

図Ⅱ-41 7〜16歳男子における29℃環境下(相対湿度60%)の低・中・高強度運動時の総発汗量
※低強度(心拍数110〜120拍／分),中強度(心拍数130〜150拍／分),高強度(心拍数160〜170拍／分)
(文献6より)

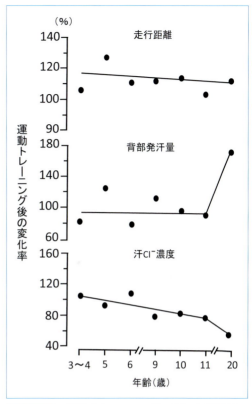

図Ⅱ-42 運動トレーニングに伴う走行距離,背部発汗量,および汗中Cl⁻濃度の変化
(文献6より)

度以上の強度になると思春期を境に発汗量が顕著に増加することが確認されている(図Ⅱ-41)[6].一方,この少ない発汗量を補うために,発汗(蒸発)以外の熱放散機能を促進させている.すなわち,皮膚血流量を増加させることにより皮膚温を上昇させ乾性熱放散を促進させているのである[6].この乾性熱放散の促進は,こどもの成人より大きい体表面積／質量比という体格特性(体格のわりに体表面積が大きい)と相まって,皮膚温より環境温のほうが低いときには効率の良い体温調節を可能とする[6].しかしながら,皮膚温より環境温が高い場合には,こどもの体格特性は熱獲得を促進させることになる.しかも,未発達な汗腺機能により蒸発による熱放散量は少ない.したがって,暑熱環境下において思春期前のこどもがスポーツ活動を実施することは,成人以上の体温上昇のリスクがあり,熱中症予防対策を講じる必要がある[6].

また,若年成人においては運動トレーニングにより,発汗量の増大や汗中のNa⁺およびCl⁻の低下といった,運動という内的な温熱負荷に対する暑熱順化が認められるが,思春期前のこどもにはあまり期待できないことが報告されている(図Ⅱ-42)[6].さらに,思春期前のこどもは暑熱馴化(後述)の速度が遅く,順化の程度も小さい.すなわち,こどもの耐暑性は若年成人より劣ることが示唆されている[6].したがって,こどもの暑熱環境下ならびに向暑期における運動・スポーツ活動時には安全面の配慮が肝心となる.

こどもの運動・スポーツ活動時における熱中症予防

1.暑熱馴化

暑熱馴化には長期暑熱馴化と短期暑熱馴化がある.長期暑熱馴化とは熱帯・亜熱帯地域などの常に暑い気候下で,幾世代にわたって生まれ育った住民の馴化であり,少ない発汗量で効率的に暑熱環境下に対応できるよう,体型,体格,能動汗腺にも変化がみられる.一方,我々が繰り返し暑熱に曝露され,体温調節系が熱放散を促進するように生じる適応変化は短期暑熱馴化である.短期暑

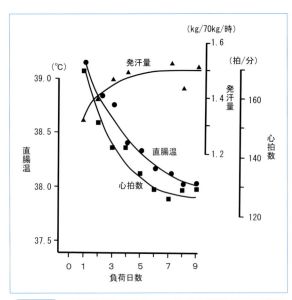

図Ⅱ-43　暑熱環境下での100分間の運動を9日間繰り返した際の直腸温，心拍数，発汗量の変化
(Lind & Bass[7]を松本[8]が改変)

熱馴化は長期暑熱馴化とは逆に，発汗量を増大させる馴化である．

短期暑熱馴化は運動時の熱中症を予防するものとして最も良く知られた対策である．繰り返しての暑熱曝露や暑熱下での運動を行うと，発汗量が増加し，運動中の体温や心拍数の上昇が抑えられてくる．図Ⅱ-43は暑熱環境下での運動を100分間，9日間繰り返した結果であるが，3～4日で発汗量の増加はほぼ完成し，直腸温は約1℃，心拍数も約80%低下している[7]．その後は緩やかな変化であり，比較的短期間に短期暑熱馴化は生じるといえる．これは，暑熱に曝されることにより発汗閾値体温が低下し，体温上昇に対してすみやかに発汗が始まるようになるからである．また，発汗の局所差が小さくなり，全身を使って蒸散性熱放散を行うようになる．若年成人の短期暑熱馴化は1～2時間の暑熱曝露を，数日～2週間程度繰り返すことにより完成する．しかしながら，前述したように，こどもは暑熱馴化の速度が遅く，順化の程度も小さい．したがって，向暑期には2週間以上をかけて，運動の持続時間と強度を徐々に増加させていく必要があるものと思われる．

2．水分摂取

水分は胃ではほとんど吸収されず，腸内で吸収される．75% VO_2max 強度までの運動であれば，腸内への移動速度(胃内容排出速度，gastric emptying rate；GER)は影響されないが，胃内に600 ml 以上の量が入ると低下することが報告されている[9]．この量は欧米人を対象とした実験による平均的な数値であるので，日本人では体重の1%弱程度(体重50 kgの人であれば500 ml 弱)としたほうが適量と思われる．したがって，運動前や運動中には胃内に体重の1%程度の内容物が溜まらないように少しずつ飲水することが賢明である．

大量発汗を伴うような暑熱環境下での長時間運動時には，塩分の摂取も重要となる．運動時の飲水物の望ましい塩分濃度は0.1～0.2%(40～80 mg/100 ml)であり，市販される多くのスポーツドリンクは，0.1%程度の塩分濃度である．スポーツ現場ではスポーツドリンクを2倍程度に薄めていることが多い．しかしながら，これでは塩分濃度が薄いことになる．短時間の運動や発汗量が少ない環境・運動強度であるならば問題はないが，大量発汗が見込まれる場合はスポーツドリンクを薄めることは賢明ではない．

また，エネルギー補給の意味からも飲水物には糖分が含まれていることが望ましい．しかしながら，含まれる糖濃度が高くなるにつれ，GERが遅くなることが報告されており，6%の糖濃度までは水と同程度のGERを示した(図Ⅱ-44)[10]．スポーツドリンクは6%前後の糖濃度の製品が多く，GERをも考慮してのことである．また，エネルギー補給を考える必要がないのであれば，糖分を含まない等張性のドリンクを飲めば良いのかというとそうでもないようである．水分は腸で吸収されることから，腸管内での吸収速度も水分摂取のポイントとなる．図Ⅱ-45は上部消化管での水の吸収速度であるが，等張性のリンガー液(生理食塩水(0.9%)にカリウム，カルシウム，マグネシウムなどを加え，細胞外液と似た電解質組成の製剤．リンゲル液ともいう)は水よりも吸収速度が遅くなる[11]．しかし，これに1%のグルコースを

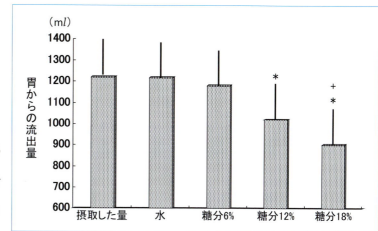

図Ⅱ-44
飲水物の糖濃度の違いによる胃からの流出量
（＊：水より有意に少ない，＋：糖分12%より有意に少ない）
（文献10より改変）

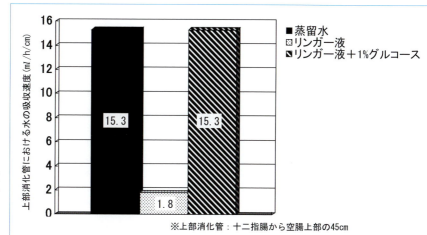

図Ⅱ-45
上部消化管での水分の吸収はリンガー液＋グルコースで向上する．
（文献11より改変）

加えることにより，水と同程度の吸収速度に回復する．すなわち，糖分には等張性の水分の吸収速度を速める作用もあるのである．したがって，筆者は飲水物としてはスポーツドリンクを希釈せずに飲むことをお勧めする．

3．湿球黒球温度（wet-bulb globe temperature；WBGT）による運動時のリスクチャート

近年，熱中症の危険性の指標としてWBGTが一般的になりつつある．WBGTは以下の式で算出される[12]．

　WBGT＝0.7×湿球温度＋0.2×黒球温度＋0.1×乾球温度

なお，黒球温度計はポピュラーでないため，乾球温度，あるいは湿球温度を用いてWBGTを推定する算出式が作成されている（図Ⅱ-46）[13]．

こどもについては，米国小児科学会（American

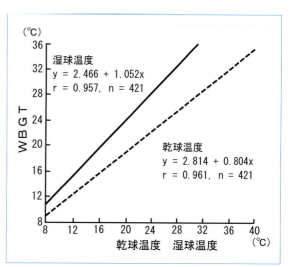

図Ⅱ-46　黒球温度を測定できないときの推定法
（文献13を改変）

表Ⅱ-6　運動中の小児の運動セッションの変更

WBGT		活動制限
°F	℃	
<75.0	<24.0	あらゆる活動が許可されるが，長期間のイベントで熱関連障害の前徴がないか警戒して調べる．
75.0～78.6	24.0～25.9	日陰でより長い休憩時間をとり，15分ごとに水分を摂取させる．
79.0～84.0	26.0～29.0	馴化していない小児や高リスク者については活動を中止させ，他の小児すべての活動を制限する（長距離レースを認めない，他の活動時間を短縮させる）．
≧85.0	≧29.0	すべての運動活動を中止する．

（文献14を改変）

Academy of Pediatrics；AAP)[14]よりWBGTに基づいたリスクチャートが発表されている（表Ⅱ-6）．前述したように，小児は体温調節機能が発達途上であるためハイリスク群とみなすことが賢明である．活動変更の決定はしばしば指導者にゆだねられている．指導者は環境条件に基づいて，練習やゲームを安全性に配慮して積極的に変更する姿勢を持たなければならない[15]．

おわりに

他に運動時の熱中症発生状況の特徴としては，体調不良（下痢，発熱，睡眠不足，肥満など），着衣（厚着，長袖・長ズボン，防護着など），無理な行為（休憩不足，過激な運動，初期症状を見過ごす）などがある[1]．体調不良は自律性体温調節を困難とする．着衣の問題や無理な行為は，いわば行動性体温調節を不全としていることを意味する．スポーツによる熱中症事故は無知と無理によって健康な人に生じるものであり，適切な予防措置さえ講ずれば防げるものである[16]．特にジュニア選手の指導者は，判断能力が未熟であるこどもが対象であることを肝に銘じ，自らの知識を高めることが求められる．

（石井好二郎）

文献

1) 中井誠一：熱中症の疫学．日本臨牀．70(6)：934-939，2012．
2) 中井誠一，新里寛英，森本武利：熱中症発生に関する疫学的検討—1990年～1994年の新聞記事にもとづく検討—．日本生気象学雑誌．33(2)：71-77，1996．
3) 星秋夫，中井誠一，金田英子ほか：わが国における熱中症死亡の地域差．日本生気象学雑誌．47(4)：175-184，2010．
4) 独立行政法人日本スポーツ振興センター学校災害防止調査研究委員会：学校の管理下の熱中症の発生傾向．7-37，「体育活動における熱中症予防」調査研究報告書．独立行政法人日本スポーツ振興センター学校安全部，2014．
5) 瀧澤一騎，石井好二郎：スポーツと体温調節．冨樫健二編．153-164，スポーツ生理学，化学同人，2013．
6) 井上芳光：発育発達と老化．井上芳光ほか編．220-237，体温Ⅱ—体温調節システムとその適応，ナップ，2010．
7) Lind AR, Bass DE：Optimal exposure time for development of heat acclimation. Fed Proc. 22：704-708, 1963.
8) 松本孝朗：民族差と短期・長期暑熱順化．井上芳光ほか編．207-218，体温Ⅱ—体温調節システムとその適応，ナップ，2010．
9) Costill DL, Saltin B：Factors limiting gastric emptying during rest and exercise. J Appl Physiol. 37(5)：679-683, 1974.
10) Mitchell JB, Costill DL, Houmard JA, et al：Gastric emptying：influence of prolonged exercise and carbohydrate concentration. Med Sci Sports Exerc. 21(3)：269-274, 1989.
11) Gisolfi CV, Summers R, Schedl H：Intestinal absorption of fluids during rest and exercise. Gisolfi CV et al ed. 129-175, Fluid Homeostasis During Exercise, Cooper Publishing, 1990.
12) Yaglou, CP, Minard D：Control of heat casualties at military training centers, AMA Arch. Ind. Health. 16(4)：302-316, 1957.
13) 中井誠一，寄本明，森本武利：夏季運動時温熱環境の実態と温熱指標の比較，体力科学．39(2)：120-125，1990．
14) American Academy of Pediatrics：Committee on Sports Medicine and Fitness. Sports Medicine：Health Care for Young Athletes. 2nd ed. American Academy of Pediatrics編．98, Elk Grove Village, 1991.
15) American College of Sports Medicine：American College of Sports Medicine position stand. Exertional heat illness during training and competition, Med Sci Sports Exerc. 39(3)：556-572, 2007.
16) 公益財団法人日本体育協会：スポーツ活動中の熱中症予防ガイドブック．公益財団法人日本体育協会．2013．

Ⅲ章 スポーツにより生じる特徴的な傷害の概論

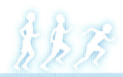

こどものスポーツ外来 —親もナットク！このケア・この説明—

III スポーツにより生じる特徴的な傷害の概論

1 成長期の肉ばなれ

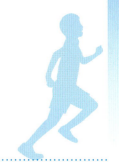

保護者および指導者に対する説明のポイント　POINT

- ☑ ストレッチ動作を行うとき，どの筋肉が伸ばされるかを伝えることが重要です．
- ☑ 症状のある筋に対してスポーツ動作により負荷のかかる程度を具体的に伝えることが重要です．
- ☑ 日々のセルフケアの重要性を伝えることが重要です．

はじめに

人は成長していくに従って，新生児→乳児→幼児→児童→生徒→成年と呼び名が変わってくる．新生児は1か月未満，乳児は1歳未満，1歳以上（6歳以下）小学校に入るまでは幼児，小学校に入学する時期になると児童（12歳以下），中学・高校生は「生徒」（18歳以下）となる．肉ばなれの起こしやすさはこの区分においても特徴的である．新生児・乳児・幼児に肉ばなれが発生することはまずない．肉ばなれを起こすほどの自家筋力を持ち合わせていないのがその理由である．小学校5, 6年くらいころから運動量と質が上がり，自家筋力も強くなってくる．この時期は，肉ばなれというよりは筋腱の付着部の裂離骨折が多くなる[1]．中学生も後半になると付着部も骨性の癒合をしてくるので，筋や腱に負担が集中してくる[2]．このような成長過程において肉ばなれの発生時期は左右されるが，もう少し正確に述べると暦年齢よりは「骨年齢」が重要である．

また，肉ばなれの発症要因として2つあると考えられる．1つは陸上の短距離選手にみられるような疾走中に起こる「神経-筋の不均衡」からくるもの，もう1つは疲労の蓄積からくるものである．さらに，運動動作によっても発症の仕方が違ってくる．「筋」であればこれらを使用している限り「肉ばなれ」の可能性は生じる．大腿二頭筋などのハムストリングス，大腿四頭筋，股関節内転筋そして腓腹筋などは肉ばなれが起きやすい筋であるが，上肢においては上腕三頭筋，大胸筋[4]，大円筋や前腕では中指深指屈筋などの肉ばなれも稀ではあるが報告[5)6)]があることから，肉ばなれの予防には系統的な診察が必要となる[7]．

したがって，スポーツにおいてどのように筋を使っているかを知っておくことが大切となる．そして系統的に筋の疲労を診ていくことが必要となる．普段から筋腱の状態の把握（セルフケア）を行っていけば「肉ばなれ」を予防できるものと考える．

全身の筋の状態を系統的にみる方法は今まで確立されていないが，近年東洋医学の経穴の考え方を基準として全身の筋の状態を系統的にみる方法が「Mテスト」である．Meridian test（経絡テスト）のM, Motion induced somatic response test（動きが誘発する体制反射テスト）のM, Mukaino method（向野理論）のMを表している．この方

1. 成長期の肉ばなれ　75

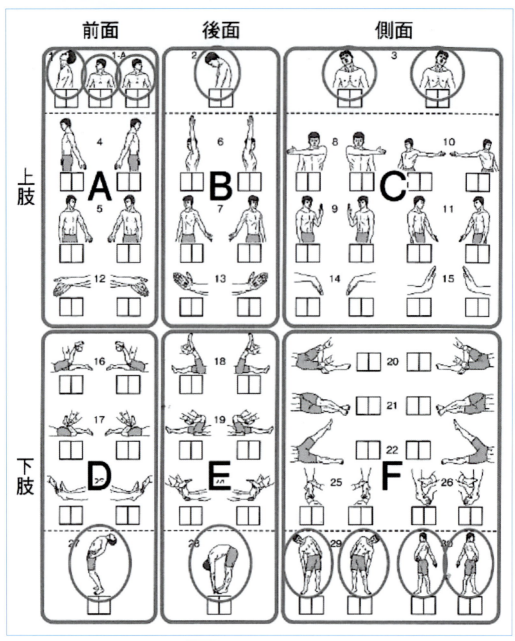

図Ⅲ-1 Mテスト
（文献10より引用）

法を用いることで日々全身の筋腱の状態を見落としなくみることが可能になると考えられる．このテストを解説しながら成長期の肉ばなれの対応の仕方を解説していく[8)～10)]．

Mテストは全部で6項目（A～F）上体／下体，前後側面計30種類の動作から成り立っている（図Ⅲ-1）．図Ⅲ-1のように全身を一目で確認できるようになっており，問題のある動きにチェックを入れて全体を表示できる．上肢と下肢，前面・後面・側面とに分けてブロックごとにチェックするようになっている．表Ⅲ-1はそれぞれの動きに該当する筋とスポーツ動作の関係を表にしたものである．

表 Ⅲ-1　動作とストレッチされる筋

	＜動　作＞	＜スポーツ動作＞	＜ストレッチする筋＞
Aブロック（上半身前面と手の橈側）			
M 1	頚後屈	高く上がったボールをみる	胸鎖乳突筋
M 1-A	頚回旋	後ろをみる	胸鎖乳突筋
M 4	肩関節伸展	ボーリングの投球動作	大胸筋・三角筋前部
M 5	肘関節回内	バットを握る	上腕筋・橈骨手根伸筋
M 12	手関節尺屈	ゴルフのアドレス	上腕筋・橈骨手根伸筋
Bブロック（上半身後面，手の尺側）			
M 2	頚前屈		僧帽筋・項筋
M 6	肩関節屈曲	バレーボールのトスを上げる	上腕三頭筋
M 7	肘関節回外		回内筋
M 13	手関節橈屈	バット・ラケットのスウィング動作（最終域）	尺側手根屈筋
	頚側屈	横寝をする	胸鎖乳突筋
Cブロック（上半身側面，手の掌・背屈）			
M 3	頚側屈		胸鎖乳突筋
M 8	肩関節水平屈曲	バット・ラケットのスウィング動作（中盤）	三角筋・僧帽筋・菱形筋
M 9	肘関節屈曲	バット・ラケットのスウィング動作（最終域）	上腕三頭筋
M 10	肩関節水平伸展	バット・ラケットのスウィング動作（はじめ）	三角筋・大胸筋
M 11	肘関節伸展	上肢の挙上	上腕二頭筋
M 14	手関節掌屈	鉄棒	前腕伸筋群
M 15	手関節背屈	フットボールのキャッチング，投球動作のコッキングフェイズ	前腕屈筋群
Dブロック（体幹・下半身前面）			
M 16	股関節伸展	ボールを蹴る前	大腿四頭筋・腸腰筋
M 17	膝関節屈曲	フルスクワット	大腿四頭筋
M 23	足関節底屈	インステップキック	大腿四頭筋・前脛骨筋
M 27	体幹の後屈	ヘッディング（前期）	腹直筋・腸腰筋・大腿四頭筋
Eブロック（体幹・下半身後面）			
M 18	股関節屈曲（膝伸展位）	立位体前屈	ハムストリングス
M 19	股関節屈曲（膝屈曲位）	スクワット	大殿筋
M 24	足関節背屈	ランニング	下腿三頭筋
M 28	体幹前屈	体前屈	脊柱起立筋・広背筋・大腿屈筋群・大殿筋・下腿屈筋群
Fブロック（体幹・下半身側面）			
M 20	股関節外旋	四股，蹲踞	股関節内転筋群
M 21	股関節内転		中・小殿筋
M 22	股関節外転	腰割り	内転筋群
M 25	足関節内反		腓骨筋・後脛骨筋
M 26	足関節外反		腓骨筋・後脛骨筋
M 29	体幹側屈	側方回転	腹横筋・腹斜筋・内／外転筋群
M 30	体幹回旋	ゴルフスウィング	腹横筋・腹斜筋・内／外転筋群

Aブロック（上半身前面と手の橈側）（図Ⅲ-2）

　Aブロックにおいては，頚椎と上肢の前面のチェックを行う．

　M1では頚椎を後屈させて主に胸鎖乳突筋の評価を行う．スポーツ動作においてはバレーボールのトスを上げるときや高く上がったボールをみる動作となる．

　M1-Aでは頚椎を回旋させて胸鎖乳突筋の状

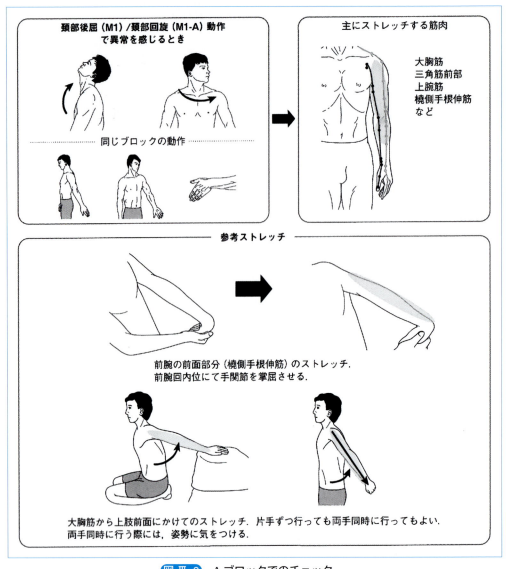

図Ⅲ-2 Aブロックでのチェック
(文献10より引用)

態を確認する．ボールゲームでの周りをみる動作である．

M4では肩関節を伸展させるが、大胸筋[4]や三角筋前部線維の状態を確認できる．ボーリングの投球動作でtake back動作となる．

M5では前腕を回内させ肘関節外上顆から起始する筋群：橈骨手根伸筋などが伸展される．バットやラケットを握る動作に類似しているが、いわゆるテニス肘のときに影響を受ける動作となる．

M12では手関節を尺屈させるが、ゴルフスウィング時のアドレスを取るときに手関節が尺屈する．このようにラケットやバット・ゴルフクラブなどの道具を用いて行うスポーツ動作の中でも「尺屈」動作がある．

Bブロック（上半身後面，手の尺側）(図Ⅲ-3)

Bブロックにおいては頸椎と上肢の後面のチェックを行う．

M2では頸椎を前屈させることで僧帽筋や項筋のチェックを行う．洗顔動作が類似した動作になる．

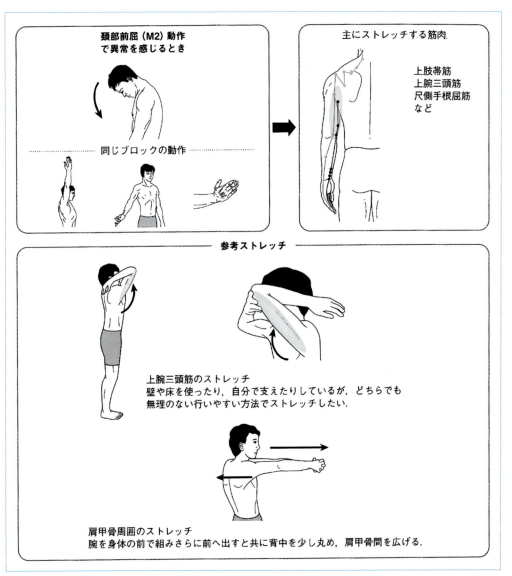

図Ⅲ-3 Bブロックでのチェック
(文献10より引用)

M6では肩関節を前方挙上させるが，上腕三頭筋や菱形筋のチェックとなる．

M7では前腕を回外させるが，上腕骨内上顆から起始する筋群のチェックを行う[5]．日常生活においてはドアノブを回す動作になる．

M13では手関節の橈屈であるが，M12と同様にラケット・バット・ゴルフクラブなどの道具を使うスポーツにおいてもよく行われる動作になる．

Cブロック（上半身側面，手の掌・背屈）（図Ⅲ-4）

Cブロックにおいては頚椎・上肢の側面の筋群のチェックを行う．

M3では頚椎の側屈を行う．主にストレッチされる筋は胸鎖乳突筋であるが，バーナー症候群がある場合はその症状を再現することができる．また，Spurling徴候と似たような動作にもなるので筋だけでなく神経のインピンジメントの状態も確

1. 成長期の肉ばなれ　79

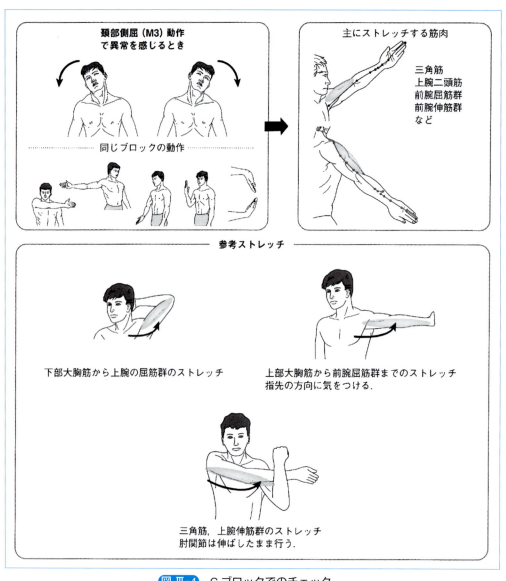

図 Ⅲ-4　C ブロックでのチェック
（文献 10 より引用）

認できる．

　M8 においては三角筋後部線維・僧帽筋・菱形筋がストレッチされる．
　M9 では主に上腕三頭筋がストレッチされる．
　M10 では三角筋前部線維・大胸筋がストレッチされる．
　M8・9・10 はテニスのスウィングをするときや，投球動作のコッキングフェイズと同様の動作となる．投球障害時のチェックとなる．
　M11 では上腕二頭筋がストレッチされるが M10 と同様の動作でストレッチされる．また，バレーボールのトスを上げる動作となる．
　M14 では前腕伸筋群がストレッチされるが，いわゆるテニス肘のときにこの動作を行うと緊張感や痛みが生じる．
　M15 では前腕屈筋群がストレッチされるが，投球動作においてはコッキングフェイズから加速期に移るときと同様な動作になる．手指を伸展して行うと手指の屈筋群が伸展される[5]．

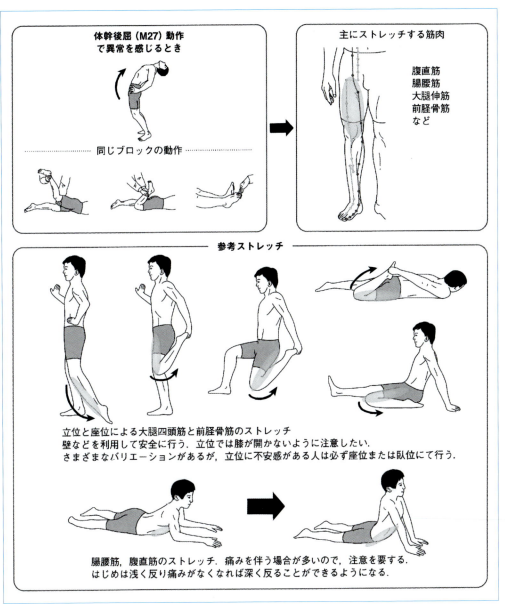

図Ⅲ-5　Dブロックでのチェック
（文献10より引用）

Dブロック（体幹・下半身前面）（図Ⅲ-5）

　Dブロックにおいては体幹・下半身の前面の筋群をみる．

　M16では大腿四頭筋・腸腰筋がストレッチされる．スポーツにおいては「ボールのキック動作」となる．大腿四頭筋，特に直筋の肉ばなれの徴候のチェックにもなるが，成長期のスポーツ障害であるオスグッド病のチェックや，膝蓋靱帯炎のチェックにもなる．腸腰筋の伸展性のチェックも重要である．

　M17では大腿四頭筋がストレッチされる．いわゆる，フルスクワットの状態である．

　M23では前脛骨筋が伸ばされる．インステップキックの動作である．ランニング障害の1つである前区画症候群のチェックにもなる．

　M27では腹直筋や腸腰筋・大腿四頭筋が伸ばさ

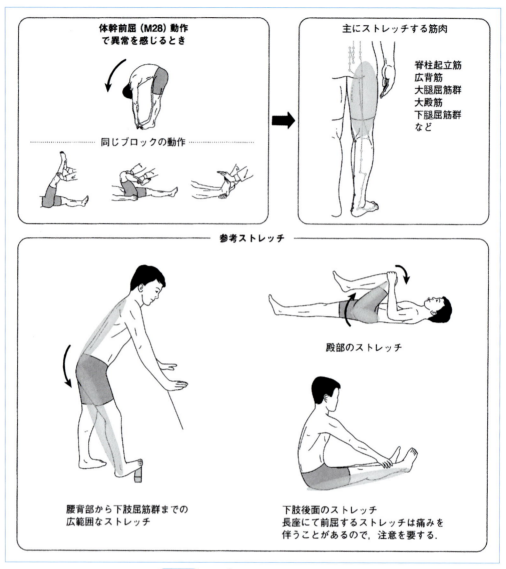

図Ⅲ-6　Eブロックでのチェック
(文献10より引用)

れる．サッカーではヘディング動作で背屈をする動作である．

Eブロック（体幹・下半身後面）（図Ⅲ-6）

Eブロックにおいては体幹・下半身後面の筋群をみる．

M18では膝伸展位での股関節の屈曲であるが，いわゆるSLR（straight leg raising）テストである．ハムストリングスの緊張をみるが，腰椎椎間板ヘルニアの診断にもなる．

M19では膝関節屈曲位での股関節屈曲で大殿筋がストレッチされる．

M24では下腿三頭筋が主にストレッチされる．ジャンプ着地動作やランニング動作で下腿三頭筋が伸展される．

M28では体幹前屈，前かがみで膝を伸ばすと脊柱起立筋・広背筋が伸展される．競泳のスタート時の姿勢となる．またハムストリングス・大殿筋・下腿三頭筋も伸展される．

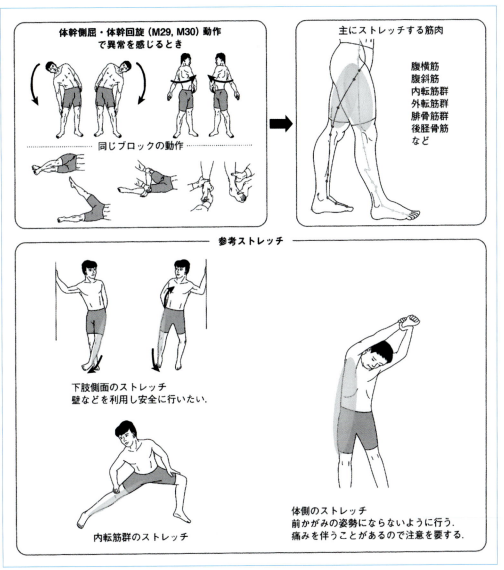

図 Ⅲ-7　F ブロックでのチェック
（文献 10 より引用）

F ブロック（体幹・下半身側面）（図Ⅲ-7）

F ブロックでは体幹・下半身側面の筋群のチェックを行う．

M20 では股関節外旋で股関節内転筋群が主にストレッチされる．

M21 では股関節を内転すると中・小殿筋が伸ばされる．

M22 では股関節外転させ内転筋群が伸ばされる．

M25 では足関節を内反させ腓骨筋をストレッチさせる．

M26 では足関節を外反させ後脛骨筋をストレッチする．

M29・30 では体幹を側屈／回旋させ腹横筋・腹斜筋などの体幹筋群の状態をチェックする．

このテストはただ単に筋腱のチェックだけではなく，ウォーミングアップ時のいわゆる「ストレッチング」としても使用できると考えられる．すなわち，ウォーミングアップしながら全身の筋腱のチェックができることになる．

1．成長期の肉ばなれ

成長期においては「若さ」から，筋腱に多大なる疲労が蓄積されてくるのに気がつかないことが予想される．したがって，日々の筋腱のチェックが必要となってくる．医療側としては，どのような運動をすればどこに負担がかかるかを十分に理解して適切なアドバイスをしてあげる必要があると考える．また，成長期においては，理屈に合わない筋腱の異常所見は「腫瘍」などの別の疾患を考える必要があるので注意を要する．

稿を終えるにあたり，経絡テストの導入者である福岡大学大学院スポーツ科学部教授向野義人先生に多大なるご協力を頂きました．東洋医学と西洋医学の共存を図るうえでご理解を頂きました．ここに御礼申し上げます．

(宮川俊平)

文 献

1) 宮川俊平：サッカーにおける股関節外傷(裂離骨折)，学校スポーツにおける外傷・障害診療ガイド．臨床スポーツ医学．臨時増刊号：97-100, 2012.
2) 宮川俊平，白木 仁，向井直樹ほか：成長期の大腿部肉離れのケア．整・災外．55(5)：629-634, 2012.
3) 宮川俊平：スポーツ整形外科―肘関節―．外来で行うメディカルチェック―外科系―．104-108, 199-205, スポーツ外来ハンドブック，南江堂，東京，1992.
4) 埜口博司，上牧 裕，佐々木 了ほか：大胸筋皮下断裂の1例．茨城県臨床医学雑誌．38：72, 2002.
5) 沖永修二，陶山哲夫，上牧 裕：投球動作によって生じた中指深指屈筋断裂の1例．東日本スポーツ医学研究会会誌．5：151-156, 1984.
6) 天貝 均，土肥徳秀，宮川俊平：スポーツによる大円筋皮下断裂の2例．整形外科．36(13)：1834-1836, 1985.
7) 宮川俊平，林 浩一郎：整形外科的メディカルチェックを有効に行うポイント．Sportsmedicine. 2：39-42, 1990.
8) 向野義人，松本美由季，山下なぎさ：M-Test 経絡と動きでつかむ 症候へのアプローチ，医学書院，東京，2012.
9) 向野義人，松本美由季：スポーツ鍼灸ハンドブック M-test による経絡運動学的アプローチ，文光堂，東京，2012.
10) 向野義人(監)，松本美由季，山下なぎさ，竹藤宏樹ほか(執筆)：図解 M-Test, 医歯薬出版，東京，2012.
11) 栖原弘和，白木 仁，宮川俊平：腰割り動作のバイオメカニクス的分析．日本臨床スポーツ医学会雑誌．22(1)：128-137, 2014.
12) 泉 重樹，宮川俊平，宮本俊和ほか：経絡テストによる大学ボクシング選手のコンディション評価．日臨スポーツ医学会誌．15：385-394, 2007.
13) 泉 重樹，宮川俊平，宮本俊和：大学ボクシング選手の腰痛と身体特性の検討．体力科学．56：203-214, 2007.

III スポーツにより生じる特徴的な傷害の概論

2 上肢の疲労骨折

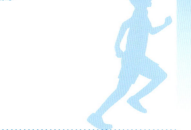

保護者および指導者に対する説明のポイント　POINT

- ☑ 痛みが出る1か月くらい前から練習量，メニュー，デバイスの変化はありませんでしたか？
- ☑ 上肢だけでなく下肢・体幹のタイトネスはありませんか？
- ☑ 長期遷延化した場合には手術が必要なこともあり得ます．

はじめに

近年，こどもの体力および運動能力の低下，さらには肥満のこどもの割合が増加してきており，まっすぐ走る・ボールを投げる・しゃがむなどの基本的な動作ができないこどもが散見されるようになってきている．一方，スポーツクラブやリトルリーグなどにおいて低学年より運動過多に陥っているこどもも多くみられ，身体の二極化が指摘されている．

スポーツ障害は運動過多のこどもにも多くみられるが，運動不足のこどもが慣れない運動をした際にも発生する可能性がある．本稿では特に上肢の疲労骨折について，発生要因や日常診療でチェックすべきポイントを交えて述べる．

疲労骨折とは？

通常，骨折とは転倒や事故などで大きな外力が1回加わり，骨の連続性が絶たれる状態のことを指す．一方，針金を曲げたり伸ばしたりすることを何回も繰り返すと，いつかねじ切れてしまうように，小さくても単調な力が長期間にわたって繰り返し同じ骨の同じ部位に加わると骨の連続性が絶たれることがあり，このような病態を疲労骨折という[1]．好発年齢は10歳代前半より発症して16歳にピークがみられる[2,3]．疲労骨折は全身のどこの骨にも生じ得る可能性があるが，手をよく使う競技種目の人には手の骨，ランニングやジャンプ動作を頻用する競技種目の人には下肢の骨にみられやすい．つまり，頻繁に行う動作に関連した部位の骨に生じることが多い[4〜6]．特に上肢においては，ウエイトリフティングにおける第一肋骨疲労骨折，バット・ラケット・竹刀の頻用による有鉤骨鉤疲労骨折，野球の投球動作による肘頭疲労骨折などがみられる．症状としては，安静時や歩行などの日常生活動作ではあまり痛みを感じないが，原因になった動作を行うと痛みが出て，その動作を続けることが困難になることが多い．このような状態が数週間継続してしまうと，パフォーマンスの低下やスポーツ活動の継続に支障をきたす．痛みを我慢して無理してスポーツを続けると日常生活動作でも痛みが生じることや，中には完全骨折に至るケースもある．

発生要因

疲労骨折は，日ごろあまり運動をしていなかっ

表Ⅲ-2　外来でのチェックポイント

- 練習量・質の変化
- 練習環境の変化
- ポジションチェンジの有無
- スポーツデバイスの変化
- フォームの変化（グリップも含む）
- 1年間での身長の変化
- 学年
- 上肢・下肢・体幹のタイトネス

た選手が急に運動を始めたり，練習内容が単調な基礎練習に変わったりする時期によくみられる．特に新入部員が部活動を開始する時期や，冬場のシーズンオフに単調な基礎練習をする際にみられることが多い．上肢では素振りや投げ込み動作の反復により発生しやすい．また，従来の運動フォームを急に変更することでも発生する危険性がある．投球フォーム，特に新しい球種を習得する際に，ボールの握り方，肘の角度，肩の角度などが変わりストレスになることも要因の1つである．ボールの握り方が変わると，前腕の回旋角度が変わり，ひいては肘関節や肩関節周囲にストレスを及ぼす原因となり得る．また，ゴルフクラブ，ラケットやバットなどのスポーツデバイスの種類・長さ・重さやグリップ・打ち方を変更した際にも生じる可能性もある．さらには同一種目でもポジションが変わることにより，フォームが変わることも考えられる．例えば野球でも内野手・外野手・投手・捕手により投球フォームや投球距離，投球数が異なる．これらの把握も必要である．一方で成長期における peak height velocity の時期には骨の成長に筋が追い付かず，いわゆる筋タイトネスが生じる．筋タイトネスは付着部の骨への過剰なストレスをきたす．また，この時期には骨密度は低い状態であり，18歳くらいまでの期間に骨密度は増加していく[7]．疲労骨折の平均発生年齢は男子17.7歳，女子16.7歳であり[2]，骨密度が増加している最中，言い換えたら骨が未成熟な時期に発生することが多い．骨密度が低い時期に筋タイトネスが加わり，骨に過度なストレスを与えることにより，疲労骨折をはじめ種々のスポーツ障害の原因となる．特に成長期のこどもの診察を行

う場合には，1年間でどのくらい身長が伸びたのかを聴取し，あわせて下肢・体幹のタイトネスをチェックすることが重要である．下肢・体幹のタイトネスは運動連鎖において上肢のフォームに多大な影響を及ぼす．特に股関節周囲のタイトネスに注視して診察する．上肢の運動・フォームに影響を及ぼし得るデバイスの中には，スポーツシューズやスパイク，靴の中敷きなど，一見上肢に関連がないようにもみえる下肢のスポーツデバイスがあり，これらの変更に関しても十分に聴取することが肝要である[8]．また，筋タイトネスを中心にからだのコンディショニング不足も重要な発生要因である．小学生が中学に入り部活動を始める際，中学生が高校に入って部活動を継続する際には，タイトネスや筋力を含めコンディションが十分に備わっていない，からだの準備ができていない状態である．新1年生が他の学年の選手と同じような運動メニューや運動量を行うと，コンディションが整っていない未熟な選手のからだには大きなストレスとなる．このように疲労骨折の原因は一様ではなく，様々なファクターが混在している．これらを的確に把握し，各々に対応していくことが重要である．たとえ局所の疲労骨折部に骨癒合がみられても，その原因となるファクターが改善されなければ，復帰後に再発することも十分に考えられる．局所所見のみにとらわれることなく，下肢を含めて全身的なコンディションチェックおよびスポーツデバイスのチェック，運動フォームなど総合的に把握することが重要である．さらに，骨癒合までの治療時期にただ漫然と安静にさせるだけでなく，その期間中にどのようなアプローチをするかで復帰時期や復帰後のパフォーマンスにも影響を及ぼす可能性がある．成長期の疲労骨折の際には，これらを念頭に置いて対応することが重要である．外来診療におけるチェック項目を表Ⅲ-2に記す．

画像診断のポイント

基本的な画像検査は単純X線である．こどもの診療の場合には必ず左右とも画像検査を行う．

左右差を比較することによって微細な骨膜反応，仮骨形成，骨折線，骨硬化像はもちろんのこと，normal variantや裂離骨折，変形の有無などをチェックする[9]．基本的には前後像，側面像を撮像するが，時に斜位像や軸写像を追加し，痛みがある部位を接線方向に描出することも重要である．しかしながら，初期のX線像では全く異常所見がないことがほとんどで，X線で骨の修復を示す仮骨形成がみられるのは痛みが出てから2～3週間後からのことが多い[10]．また，骨の修復が完了するのは数週～数か月要するものまで様々である．臨床所見や医療面接で疲労骨折を疑った場合で，単純X線像で明らかな異常を認めない際には疲労骨折はないと診断するのではなく，必ず1～2週後にX線検査を再検することが重要である．初期対応を誤ると選手，保護者および指導者の信頼を損なう危険も考えられる．また，CT（computed tomography），MRI（magnetic resonance imaging）も診断には有用である．CTでは骨の詳細な情報が得られ，骨の連続性の破綻などの情報が入手可能である．MRIでは骨髄内の微細な骨折線や髄内の出血・浮腫などの情報が得られる[11]．また，近年では骨シンチグラフィーや超音波検査も有用とされている．

基本的な治療法

治療の基本は疲労骨折の原因となった動作を中止することである．原因動作を中止することで骨に加わっていたストレスがなくなり，疲労骨折部の骨の修復が進行する．長期間にわたり骨の修復が不十分な状態になれば低出力超音波治療器を用いて，骨の修復を促すこともある[12]．また，疲労骨折が完全骨折になってしまったら手術的加療を要するケースもあるが，ほとんどの症例では保存的療法が第一選択である．X線像で骨癒合が完了し，原因動作を行っても痛みが生じないことが確認できたらスポーツ活動に復帰可能となる．また，再発を生じないためには，疲労骨折に至った原因を追究し，これを改善することが肝要である．筋タイトネスが原因の場合には運動フォームが乱れて骨にストレスが加わることも要因の1つである．ストレッチを励行して筋肉および関節の柔軟性を高めてコンディショニングを整えることや運動フォームを改善することが重要である．また，上肢の疲労骨折の場合でも扁平足や凹足（ハイアーチ）などの足の形態異常も発生要因になり得るため，シューズの中敷きを工夫し足の形状を矯正することも重要である[13]．

実際の上肢疲労骨折

1．第一肋骨疲労骨折

繰り返されるスポーツ動作による斜角筋群の緊張が原因で，第一肋骨にストレスがかかり疲労骨折を生じる．ウエイトリフティング，チアリーディング，新体操，野球，剣道，柔道など上肢挙上動作を繰り返す競技にみられるが，疲労骨折の認識がない場合には見落とされることが多く，遷延治癒や偽関節になり治療に難渋することが多い[6]．頸部から肩甲骨内側の痛みを主訴とすることが多く，頸椎，肩関節疾患と誤診することが多い[10]．遷延化すると疲労骨折部の仮骨により斜角筋三角部で腕神経叢が刺激され筋力低下，筋萎縮，違和感および脱力感などの神経症状が出現することもある[14]．まずは詳細な問診を行い，本疾患を念頭に置きX線を注視することが重要である（図Ⅲ-8-a）．また，CT検査も診断には有用である（図Ⅲ-8-b）．初期病変であればスポーツ活動の制限，局所安静などの保存的療法が選択され，治癒することが多い．遷延化した症例においては低出力パルス超音波（LIPUS）を用いての骨折治癒促進療法が効果的である．仮骨が増大し腕神経叢の圧迫所見が高度であれば，第一肋骨切除術も考慮する．第一肋骨疲労骨折は明らかな外傷の既往がなく，初期は運動痛も軽微なため医療機関受診が遅れたり，放置されるケースも多い．典型的な臨床症状が乏しく，理学所見のみでは正確な診断は困難である．我慢して運動を継続してしまい，来院時には症状が慢性化・遷延化していることも多い．

2．有鈎骨鈎疲労骨折

小指球部がバット，クラブ，ラケット，竹刀な

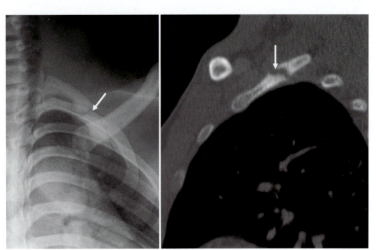

図Ⅲ-8
a：第一肋骨疲労骨折．単純X線像
b：CT像
（矢印は疲労骨折・偽関節部）

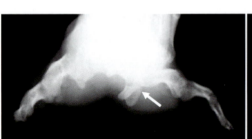
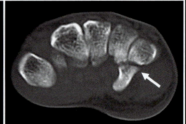
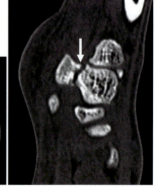
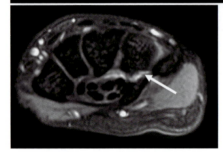

図Ⅲ-9
a：手根管撮影像
b：CT冠状断像
c：CT矢状断像
d：MRI冠状断像
（矢印は疲労骨折部）

どのスポーツデバイスのグリップエンドなどによって繰り返し直接的な衝撃を受け続けることで発生する[15]．手掌部尺側の深部に疼痛・圧痛を自覚し，グリップエンドが当たると疼痛を誘発しスポーツ活動の継続が困難となったり，パフォーマンスが低下する．通常の単純X線正面および側面像では描出できずに捻挫や打撲などと誤診されることが多く，遷延化しやすい．接線方向に撮像する手根管撮影が有用で，左右差を確認することが重要である．また，CT検査は骨の連続性の破綻を明瞭に描出することができ有用である（図Ⅲ-9）．LIPUSなどで骨癒合を試みることもあるが，多くは骨癒合が困難のため，骨片切除もしくは骨接合術などの手術的加療の適応となる．

3．肘頭疲労骨折

投球動作による肘関節の後方障害で，骨端線閉鎖以前は骨端線離開・閉鎖不全となり，閉鎖後は疲労骨折となる（図Ⅲ-10）．原因としては加速期の三頭筋による牽引説，外反ストレス説などが報告されている[16]．また，下肢・体幹の筋タイトネスによるフォームの乱れにより下半身がうまく機能しないために，上肢，特に肘関節にストレスが

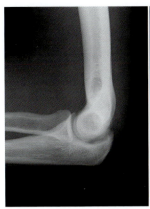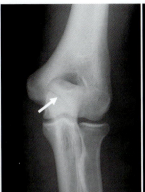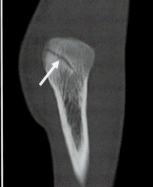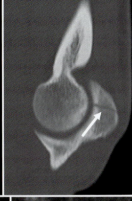
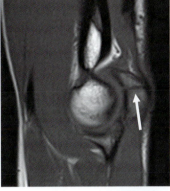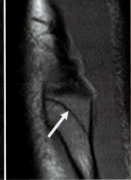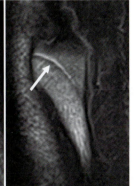

図Ⅲ-10
a：単純X線側面像
b：単純X線正面像
c：CT前額断像
d：CT矢状断像
e：MRI T1強調矢状断像
f：MRI T1強調前額断像
g：MRI T2強調前額断像
（矢印は疲労骨折部）

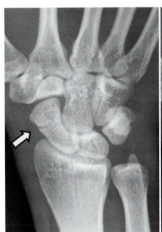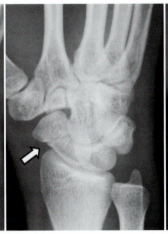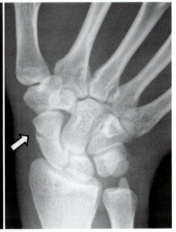

a．手関節単純X線正面像　　b．単純X線斜位像　　c．単純X線尺屈位正面像

図Ⅲ-11
（矢印は疲労骨折部）

2．上肢の疲労骨折

加わり発症することも知られている．投球動作の禁止，全身的なタイトネス改善やコンディショニング調整を行い，さらには LIPUS を併用するなどの保存療法が原則である．しかしながら，長期遷延化する場合には各種骨接合，骨切り術および骨移植術などの手術的療法も考慮する．

4．舟状骨疲労骨折

手根骨骨折の中でも発生頻度が高い骨折であるが，見過ごされることが多い骨折でもある．適切な治療が施されないと偽関節に移行しやすいので注意が必要である[15]．手関節背屈位で軸圧がかかることにより舟状骨にストレスが加わり生じる．嗅ぎたばこ窩(snuff box)や舟状骨結節部に圧痛を認める．初期には通常の手関節4方向撮影でも明らかでないことが多く，手関節尺屈位撮影などを追加する．経時的にX線撮影を行うことが肝要であり，MRIやCTも補助診断として有用である(図III-11)．

さいごに

上肢の疲労骨折は初期症状としては痛みのみで初期X線では診断が困難なことが多い．さらに初期にはスポーツできないほどの痛みではないため，選手は我慢してスポーツを継続し来院時には症状が慢性化・遷延化していることが多い．中高生にとって部活などのスポーツ活動を長期間休止もしくは症状の遷延化で十分なパフォーマンスを発揮できないことは心理的にストレスとなる．明らかな外傷歴はないが，上肢運動で特有な動作時の痛みを自覚する場合には疲労骨折も念頭に置き，十分な説明のもと最適な治療をすすめることが肝要である．

（田島卓也，帖佐悦男）

参考文献

1) 田島卓也，帖佐悦男：基本の「き」から学ぼう患者さんに話せるスポーツ傷害；第2回 疲労骨折．整形外科看護．18(10)：988-991, 2013.
2) 内山英司：疲労骨折の疫学．臨床スポーツ医学．20：92-98, 2003.
3) 太田美穂，武藤芳照，高杉紳一郎ほか：スポーツに伴う疲労骨折の実態と発生要因．日本臨床スポーツ医学会誌．7：26-31, 1999.
4) 川添浩史，帖佐悦男：下腿の痛み．臨整外．47(2)：139-142, 2012.
5) 小島岳史，帖佐悦男：足関節部痛．臨整外．47(5)：453-456, 2012.
6) 田島卓也，帖佐悦男：上肢帯・体幹部．臨整外．47(10)：1001-1003, 2012.
7) 松田貴雄，秦 祥彦，釘宮基泰ほか：女性アスリートの疲労骨折．臨床スポーツ医学．27(4)：383-388, 2010.
8) Devas MB：Stress fracture. Churchill Livingstone. Edinburgh, 1975.
9) 亀山 泰：成長期の疲労骨折の治療と予防．関節外科．27：1674-1682, 2008.
10) 横江清司：総論：見過ごされやすい疾患とその特徴．臨床スポーツ医学．26(8)：925-930, 2009.
11) 土肥美智子，島雄大介：疲労骨折とシンスプリント．臨床スポーツ医学．22：451-459, 2005.
12) Brand JC：Dose pulsed low intensity ultrasound allow early return to normal activity when treating stress fractures. Iowa Orthop J. 19：26-30, 1999.
13) 亀山 泰：成長期における疲労骨折の診断と治療．関節外科．32(3)：244-255, 2013.
14) Ochi M, Sasashige Y, Murakami T, et al. Brachial plexus palsy secondary to stress fracture of the first rib：case report. J Trauma. 36(1)：128-130, 1994.
15) 矢野浩明，帖佐悦男，山本恵太郎ほか：画像診断のピットフォール．上肢における見過ごされやすいスポーツ外傷・障害．臨床スポーツ医学．26：975-983, 2009.
16) 松浦健司，橋本祐介，島田永和：野球肘の観血的療法(適応と限界)．MB Orthop. 21(13)：45-54, 2008.

III スポーツにより生じる特徴的な傷害の概論

3 下肢の疲労骨折

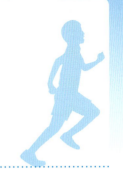

保護者および指導者に対する説明のポイント　POINT

- ☑ 疲労骨折は骨の同じ部分に，1回の大きな外力ではなく，繰り返しの小さな力が加わることによってわずかな骨折が入る状態で，場合によっては完全骨折にいたることもある障害で，下肢，特に脛骨と中足骨に最も多く発症しますが，ストレスのかかるすべての骨に疲労骨折は起こる可能性があります．
- ☑ 疲労骨折は高校1～2年生に最も発症し，中学生と高校生で大半を占めますが，最近は小学生の発症例も散見されるようになってきています．
- ☑ スポーツ動作の急激な量の増加や，質や環境が変化した場合に疲労骨折は起こりやすいです．
- ☑ 治療の原則は，ランニングやジャンプなど痛みが起こる動作の中止ですが，完全骨折や難治例などには手術が必要となる場合もあります．
- ☑ 疲労骨折の原因を確認し，対策を立て，改善させてから復帰させることが再発予防にも重要です．

はじめに

スポーツ活動中に軽微な外力が骨に繰り返し加わることにより疲労骨折は発症し，筋肉疲労と骨の破断の相乗によって生じると考えられ，骨のリモデリングが修復を上回った状態で骨組織に起こる代表的なスポーツ障害である．

スポーツの低年齢化，早期の専門化，診断の進歩により，成長期の疲労骨折の頻度が高くなってきている．成長期に多い下肢の疲労骨折の特徴と診断，治療，スポーツ復帰と再発予防を，各症例を提示して述べる．

好発部位

疲労骨折好発部位は腰椎分離症を除けば，上肢や体幹に比べ荷重や筋力の影響を受けやすい下肢が圧倒的に多く，特に下肢の中でも脛骨と中足骨が多く，両骨で全疲労骨折の6割以上を占める報告が多い．その他，下肢では腓骨，足舟状骨，膝蓋骨，大腿骨，踵骨，母趾基節骨などに発症するが，ストレスのかかるすべての骨に疲労骨折は起こる可能性がある．

好発年齢

下肢の疲労骨折で最も多い脛骨と中足骨の年齢分布では，どちらもスポーツを行う小学生～中年まで幅広く分布しているが，16, 17歳に大きなピークがあり，中学生と高校生で約2/3を占めていた（図III-12, 13）[1)2)]．その他の施設でも同様の年齢分布であった[3)4)]．

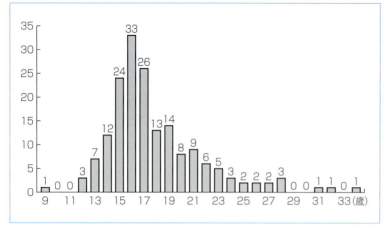

図 Ⅲ-12
脛骨疲労骨折の年齢分布
（文献1より）

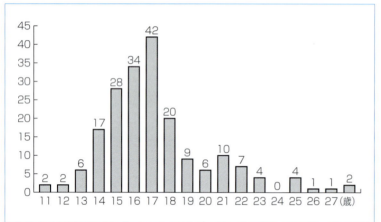

図 Ⅲ-13
中足骨疲労骨折の年齢分布
（文献2より）

これは成長期の骨端症や骨端線障害が終わる骨端線閉鎖後に急激な運動量の増加によることが，疲労骨折の発症に大きく関与していると考えられている[3]．しかし，最近は小学生でも疲労骨折が散見されるようになってきた．

スポーツ種目と原因動作

原因となったスポーツ種目は陸上競技が多く，中でも中・長距離選手が最も多いとの報告が多い．その他バスケットボール，野球，サッカー，バレーボール，ハンドボール，ソフトボール，ラグビーなどが原因スポーツの上位として報告されている[3)4]．

しかし，各疲労骨折部位によって種目やランニング，跳躍などの原因動作は異なる特徴がある．下肢の疲労骨折と，その原因となった好発種目と動作を挙げる（表Ⅲ-3）．

診　断

1．問　診

診断の基本はスポーツ種目や動作，発症までの練習内容など骨にストレスが繰り返し加わった状況を詳細に聞くことが大切で，スポーツの量や質，スポーツサーフェスやシューズなどの環境などが急激に変化した場合は発症しやすい．また，疲労骨折の発症部位と原因となりやすいスポーツ種目や動作には関係があり，念頭に入れて問診することが診断に役立つ[5]（表Ⅲ-3）．

2．臨床所見

臨床所見は局所の圧痛であり，特に限局する骨直上の著明な圧痛点や腫脹部の確認は重要である．筋肉などに覆われている大腿骨頚部や顆上部の疲労骨折では大腿や膝に痛みを訴え，骨が深部にある場合は注意が必要である．下肢の場合，患

表 Ⅲ-3　疲労骨折部位とスポーツ種目・原因動作

疲労骨折部位	スポーツ種目	原因動作
大腿骨	陸上長距離，バスケットボール，ラグビー，サッカー，野球	ランニング，ジャンプ，ダッシュ
膝蓋骨	バスケット，ハンド，バレーボール，サッカー，バドミントン	ジャンプ，ステップ，キック，スクワット
脛骨疾走型	陸上中長距離，バスケット，ハンド，バレーボール，野球	ランニング，ダッシュ
脛骨跳躍型	バスケット，ハンド，バレーボール，クラシックバレエ	ジャンプ，ステップ
脛骨内顆	ジョギング，陸上中長距離，フィギュアスケート	ジョギング，ランニング，ジャンプ
腓骨	陸上中長距離，バスケットボール，サッカー，野球，ラグビー	ランニング，ダッシュ，ジャンプ，うさぎ跳び
足関節内果	サッカー，バスケットボール，陸上短距離・跳躍	ランニング，ジャンプ，捻挫，踏み込み
足舟状骨	陸上短・中長距離，バスケットボール，ラグビー，野球	ランニング，ジャンプ，ダッシュ
第2-4中足骨	陸上中長距離，バスケットボール，サッカー，バレエ(基部)	ランニング，ジャンプ，ポアント(基部)
第5中足骨近位	サッカー，バスケットボール，ラグビー，ハンドボール	ステップ，きりかえし動作，ダッシュ
母趾基節骨	陸上短距離，バスケットボール，ラグビー，剣道	ダッシュ，ジャンプ，つま先立ち

肢でジャンプすると疼痛が再現できる hop test が有用との報告もある[6]．

3．画像診断

画像診断はまずX線写真であるが疼痛発症初期には骨に変化がなく，症状が継続中で強ければ，画像所見がなくても疲労骨折としてスポーツを中止し，1～2週後に再度撮影することが重要である．しかも2方向だけでなく両斜位や軸位撮影が有用で，注意深く読影して微小な骨膜反応や仮骨，骨折線，骨硬化などを確認する．

単純X線で不明瞭な場合は，MRIやCTを使い分けて診断のみならず治癒の判定にも役立てる．MRIでは，特に脂肪抑制画像で骨髄内の浮腫を高信号域として早期にとらえることができる[7]．

治　療

疲労骨折の治療の原則は保存療法で疼痛が誘発されるスポーツ動作を完全に中止し，日常動作などは制限しないことが多い．しかし，発症初期や急性発症例で荷重時痛や動作時痛，腫脹が強い場合，完全骨折を生じた例などはギプスやシーネ固定，免荷を要することもある．

原因動作は中止して，患部外のトレーニングやストレッチングなど患部にストレスが加わらなければ積極的に強化し，スポーツ復帰へのモチベーションの維持にも重要である．また，遷延治癒や偽関節例では侵襲が少ない低出力超音波パルス治療器(LIPUS)の使用が行われている[8]．

再骨折，遷延治癒，偽関節や骨折に転位を認める例など保存療法で改善しない症例，トップアスリートで再発や治療の遷延の可能性があり，早期に確実なスポーツ復帰を希望する場合には手術療法が選択される[9]．

スポーツ復帰

スポーツ復帰は，各骨折部位にて異なるものの，局所の圧痛の消失とX線での骨癒合や仮骨の骨硬化，骨皮質の均一化の確認が重要である．下肢の場合，患肢でジャンプすると疼痛が再現される hop test[6] などで疼痛が誘発されないか確認して，疼痛のない運動から徐々に開始して後述する再発予防をしながら筋力回復に応じて段階的に復帰させる．

再発予防

再発予防には発症に至った因子を確認し，対策を立てることが重要である．足部や下肢のアライメント異常に対してはインソールなどを作成し，原因となる誤ったフォームをチェックして繰り返し教育して改善させる．

練習の量や質の急激な変化は疲労骨折を再発させるため，段階的に量や質を上げ，練習方法の変更も体が慣れてから徐々に取り入れていく．また，発育期は成長に個人差があり，体力，筋力に応じた個別のトレーニングメニューが必要で，指導者

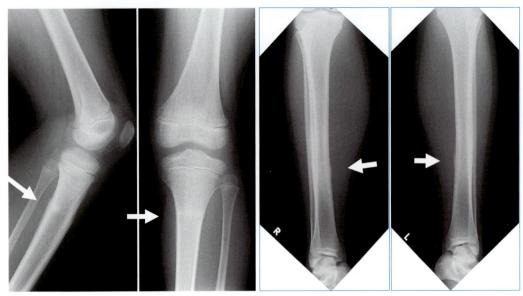

a．8歳，少年野球選手．脛骨近位疲労骨折

b．16歳，高校女子陸上長距離選手 脛骨遠位両側疲労骨折

図Ⅲ-14　脛骨疾走型疲労骨折

の理解が重要である．

　グラウンドやシューズ，スポーツ用具なども疲労骨折の原因となるため，はじめは硬いグラウンドやロード走，硬いスパイクシューズの使用は避けて，原因となったスポーツ用具も変更あるいは工夫して使用する[10]．

　女子長距離選手や体操選手などは体脂肪率低下にて女性ホルモン分泌減少による骨塩量低下が疲労骨折を起こしやすくなるので，しっかりした食事指導も重要である[11]．

症　例

1．脛骨疾走型疲労骨折

　脛骨は最も疲労骨折が多く発症する骨で，中でも骨幹部の近位から遠位の後内側に起こる疾走型は，ランニングをするどの種目にも起こる．高校生と中学生で6割以上を占めるが，骨端線閉鎖前の小学生の報告例もある[1)3)4]．

　初期はX線正面と側面像ではあまり診断がつかず，限局する脛骨後内側部の圧痛部位に対し斜位像で骨膜反応を確認して診断する．遠位例ではシンスプリントとの鑑別が必要で，疲労骨折は疼痛が限局し，ランニングが困難になることが多い．

治療はランニング，ジャンプなど原因動作の中止など保存的治療で改善し，復帰まで約2か月，長くても3か月以内といわれている[12]（図Ⅲ-14）．

2．中足骨疲労骨折

　中足骨は脛骨についで多く起こる疲労骨折部であり，ランニングやジャンプ，ダッシュをするどの種目にも起こる[2)4)13]．着地やけり出し時に足のアーチに大きな力が加わり，第2と第3中足骨骨幹部にストレスがかかり多く発症する．稀ではあるがバレエダンサーなどのつま先立ち動作が原因の第2中足骨基部例や，サッカー，バスケットボールなど外側に荷重してステップをする種目でトップアスリートに多い第4・第5中足骨の近位の疲労骨折は難治性である[14]．

　診断はX線正面や斜位像で骨膜反応や骨折線を確認するが，中足骨基部例や初期の例にはMRIやCT検査が必要となる．

　中足骨骨幹部疲労骨折の治療は，完全骨折例を除きギプス固定や免荷は不要で，ランニングやジャンプ動作の中止で復帰までは，脛骨疾走型疲労骨折よりやや早く1〜2か月との報告が多い[2)13]．第5中足骨近位のいわゆるJones骨折は，難治例や再発例が多く手術となることが多い[2)15]．

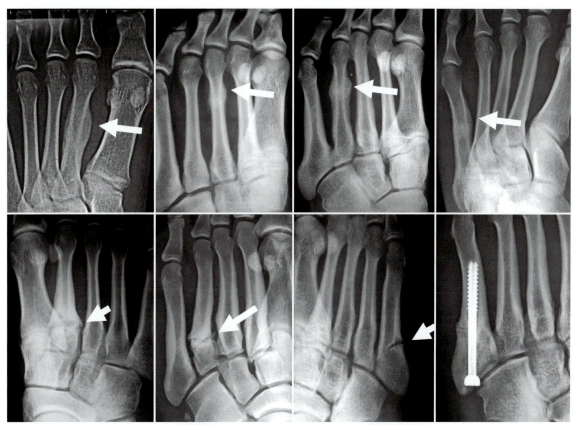

図Ⅲ-15 中足骨骨幹部・基部の疲労骨折
a：第2中足骨骨幹部　　　b：第3中足骨骨幹部
c：第4中足骨骨幹部　　　d：第5中足骨骨幹部
e：第2中足骨基部　　　　f：第4中足骨近位骨幹部
g：第5中足骨近位骨幹部　h：第5中足骨近位骨幹部術後

(文献2より)

a	b	c	d
e	f	g	h

第2や第4中足骨基部に起こる疲労骨折も難治性で，手術になることもある(図Ⅲ-15)[2)14)].

3．腓骨疲労骨折

腓骨疲労骨折は下肢疲労骨折の中でも，脛骨・中足骨についで頻度が高いともいわれている[3)4)]．近位例を跳躍型，遠位例を疾走型といわれているが，長距離選手などランニングでも近位に発症している[16)]．近位例はかつてうさぎ跳びで多発したことがあり，半月板損傷も合併しやすいため，うさぎ跳びは行われなくなったはずであるが，指導者によってはまだ同じように行わせ，疲労骨折を起こしていることがある．

診断は限局する圧痛と斜位像も含めたX線検査で行い，骨膜反応や骨折線を確認するが，MRI検査のほうが早期に異常の検出が可能である．

治療は保存療法で1～2か月のランニングやジャンプの中止で比較的早く復帰できる．

4．脛骨跳躍型疲労骨折

脛骨前方中央の骨直上の骨突出部に圧痛が触れ，バレーボールやバスケットボールなどトップレベルの跳躍する選手に多く，稀に完全骨折を起こすこともある．難治性の疲労骨折の1つである．

X線側面像で骨改変層がみられるが，初期ではわずかな透亮像のみである．遷延治癒例では前方の骨皮質が著明に肥厚してくる．

治療は初期例には，保存的にランニングやジャンプ動作の3～6か月の長期間の中止などで経過をみて，遷延治癒や偽関節例では低出力超音波パルス治療器を使用している[17)]．特に経過が長く，早期復帰を望むハイアスリートには髄内釘固定や

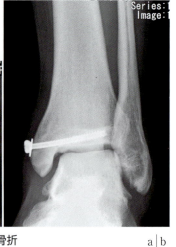

図 Ⅲ-16　脛骨跳躍型疲労骨折
a：14歳，中学男子体操選手．骨皮質肥厚著明
b：20歳，大学男子バスケットボール選手．完全骨折
c：24歳，社会人ハンドボール選手．髄内釘手術

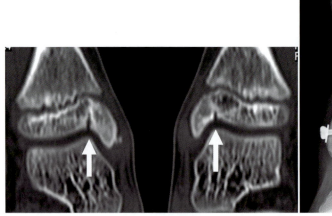

図 Ⅲ-17　足関節内果疲労骨折
a：11歳，女子フィギュアスケート選手．CT画像両側例
b：16歳，高校男子サッカー選手．螺子固定術例

骨移植術を行っているが，いずれにしても再発や長期例が多く，難治性である[9]（図Ⅲ-16）．

5．足関節内果疲労骨折

ジャンプや踏み込み動作で足関節内・外反や背屈位の負荷がかかるサッカーやバスケットボール，フィギュアスケートなどの種目に多いとされている[18]．

足関節内果と天蓋部の境界前方に圧痛があり，この部位から骨折線が垂直に入る．X線正面像で関節面にわずかな骨折線が入るが捻挫の後遺症として見逃されやすく，完全骨折になってから診断されることもある．CTやMRIで早期に骨折線を確認する．

初期の転位のない例では保存的に疼痛に応じて，ギプス，免荷，ランニングやジャンプの中止など安静で治癒するが，関節面の骨折線は消失しにくく，捻挫などのストレスにて再発する例もあり，長期の経過観察が必要である．

初期の固定も含め6～8週間のランニングやジャンプなどスポーツ活動の中止で徐々に復帰する．骨折転位例や遷延治癒例，再発例には螺子固定術などが必要となる[18]（図Ⅲ-17）．

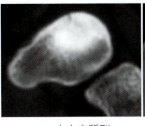 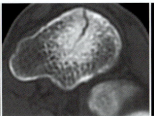 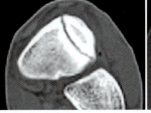 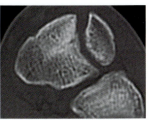

a．上方皮質型　　b．体部型　　c．貫通型　　d．転位・偽関節型

図Ⅲ-18　足舟状骨疲労骨折 CT 分類
（文献 19 より）

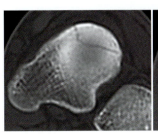 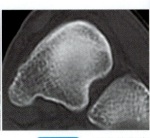 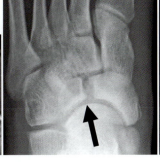 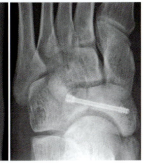

a | b | c | d

図Ⅲ-19　足舟状骨疲労骨折保存例・手術例
a：中学女子バスケットボール選手．CT 画像．転位のない骨折線
b：同．6 週間の免荷後，4 か月で復帰，6 か月後骨折線消失
c：高校陸上長距離選手．単純 X 線．転位ある偽関節
d：同．骨移植・スクリュー固定術

6．足舟状骨疲労骨折

慢性的な足部痛を訴える陸上競技やバスケットボール選手などを詳細にチェックすれば時々みられる．

所見は足舟状骨背側で前脛骨筋腱と長母趾伸筋腱の間付近の舟状骨直上の圧痛が特徴的である．X 線では転位例や偽関節にならないとはっきりしないことが多く，CT や MRI 検査にて診断および骨癒合の判定を行う．足舟状骨の距骨関節面の中央上方から下方や立方骨側に骨折線がみられる．

足舟状骨 CT 横断面像にて，距骨関節面近くでの舟状骨の骨折線による分類を行い，上方皮質型，体部型，貫通型，転位・偽関節型に分けた．さらに骨折線の走行で表層タイプ，垂直貫通タイプ，逆貫通タイプ，Y 字・逆 T 字タイプ，小骨片タイプにも分類した（図Ⅲ-18）[19]．

治療は転位のない新鮮例では 4～8 週間の免荷で骨癒合を得るが，完全骨折や遷延治癒例には骨穿孔・螺子固定を，偽関節例には掻爬・骨移植・螺子固定を行っている．血流が悪い場所であり再発や骨硬化して遷延治癒を起こしやすく，いずれにしても難治性でありスポーツ復帰には慎重を要する[19]（図Ⅲ-19）．

7．大腿骨疲労骨折

陸上長距離選手などに多く，頚部と骨幹部，顆上部に起こる．大腿骨周囲は軟部組織が多く，疼痛部位を特定するのが難しい．大腿骨頚部は鼠径部や恥骨・股関節などに，大腿骨顆上部は膝などに疼痛を生じ，hop test で疼痛が誘発される[6]．また，大腿骨頚部と初期例には X 線のみでは診断がつきにくく，MRI が早期診断には有用である．

完全骨折や転位例以外は保存的治療にて 2～4 か月で復帰している[20]（図Ⅲ-20）．

8．膝蓋骨疲労骨折

バスケットボール，ハンドボール，バレーボールなど深く膝を屈曲してジャンプする種目に多い．膝蓋骨遠位に横や半円形の横骨折タイプと，

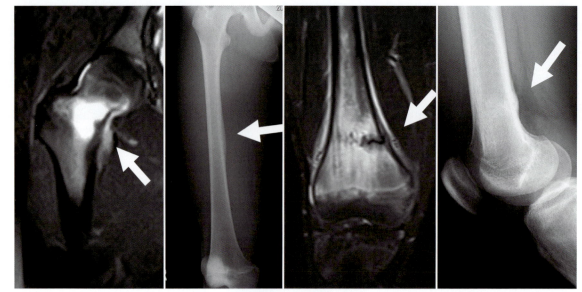

図 Ⅲ-20　大腿骨疲労骨折　　　　　　　　　　　　　　　a|b|c|d
a：高校男子長距離選手．大腿骨頚部 MRI 像
b：中学女子長距離選手．大腿骨骨幹部 X 線像
c：高校男子ラグビー選手．大腿骨顆上部 MRI 像
d：同．大腿骨顆上部 X 線像

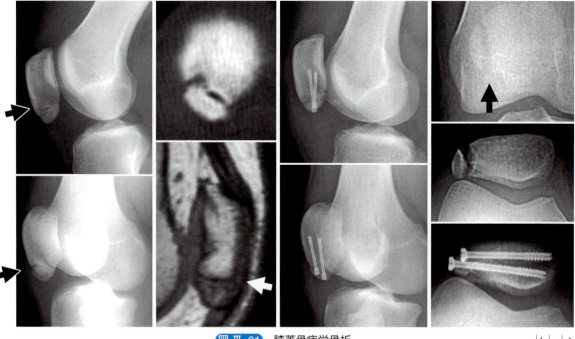

図 Ⅲ-21　膝蓋骨疲労骨折　　　　　　　　　　　　　　　a|b|c|d
a：高校男子ハンドボール選手．横骨折例．単純 X 線側面・斜位像
b：同．CT および MRI 画像
c：同．スクリュー固定術
d：高校女子ハンドボール選手，縦骨折例．螺子固定術

稀ではあるが外側の縦骨折タイプがある．

X線初期には骨表層の透亮像のみで，膝蓋靱帯炎や分裂膝蓋骨として見逃されやすく，骨直上の限局した圧痛とMRIやCTにて診断する．

転位のある完全骨折や遷延治癒例には螺子固定術などを行うこともある[9]（図Ⅲ-21）．

まとめ

成長期に多い下肢疲労骨折の特徴と診断，治療，スポーツ復帰と再発予防について述べた．

中学生や高校生の場合は短期間に結果を出すことが要求され，チーム内でのレギュラーやポジション争い，少子化の影響で部員数の減少により長期の練習や試合の不参加などが精神的な負荷になり十分な安静が守られず，疲労骨折が発症しやすく，治癒も長期化しやすい．各疲労骨折の知識を持って早期に診断して，適切な治療をし，復帰までの心理的な負担を取り除くことも成長期の疲労骨折治療・予防に重要である．

（亀山　泰）

文献

1) 亀山　泰，横江清司，井戸田　仁ほか：脛骨疲労骨折例の検討．スポーツ医・科学．20：9-14，2008．
2) 亀山　泰：足部の疲労骨折．臨床スポーツ医学．31(7)：654-659，2014．
3) 内山英司：疲労骨折の疫学．臨床スポーツ医学．臨時増刊号20：92-98，2003．
4) 太田美穂，武藤芳照，高杉紳一郎ほか：スポーツに伴う疲労骨折の実態と発生要因．日本臨床スポーツ医学会誌．7：26-31，1999．
5) 亀山　泰：疲労骨折．MB Orthop．22(12)：145-153，2009．
6) Matheson GO, Clement DB, McKenzie DC, et al：Stress fractures in athletes. A study of 320 cases. Am J Sport Med. 15：46-58, 1987.
7) 土肥美智子，島雄大介：疲労骨折とシンスプリント．臨床スポーツ医学．22：451-459，2005．
8) Brand JC：Dose pulsed low intensity ultrasound allow early return to normal activity when treating stress fractures. Iowa Orthop J. 19：26-30, 1999.
9) 亀山　泰，横江清司，井戸田　仁ほか：疲労骨折手術例の検討．スポーツ医・科学．18：11-15，2005．
10) 亀山　泰，横江清司，井戸田　仁：スパイクシューズによる障害．整・災外．46：2003-1429，2003．
11) 鳥居　俊，横江清司，万納寺毅智ほか：女子長距離ランナーの月経異常に伴う骨量減少．臨床スポーツ医学．6：667-674，1989．
12) 大久保　衛，大槻伸吾，富原朋広ほか：スポーツ復帰からみた下腿の疲労骨折について．日本臨床スポーツ医学会誌．12：393-399，2004．
13) 竹田智則，内山英司，岩噌弘志ほか：中足骨疲労骨折の疫学的調査．日整スポーツ医誌．22：117，2002．
14) 泉　康次郎，万納寺毅智，夏山元伸ほか：中足骨疲労骨折の検討―とくに基部疲労骨折について．臨床スポーツ医学．11：1077-1080，1994．
15) Timothy SM, Lundeen JM, Clapper MF, et al：Early screw fixation versus casting in the treatment of acute Jones fractures. Am J Sports Med. 33：970-975, 2005.
16) 中山正一郎，高倉義典ほか：腓骨疲労骨折の病態と治療．関節外科．19：755-766，2000．
17) Barrick EF, Jackson CB：Case report prophylactic intramedullary fixation of the tibia for stress fracture in a professional athlete. J Orthop Trauma. 6：241-244, 1991.
18) 亀山　泰，横江清司，鬼頭　満ほか：足関節内果および足舟状骨疲労骨折について．スポーツ医・科学．22：1-5，2010．
19) 亀山　泰：舟状骨疲労骨折．MB Orthop．24(13)：17-23．2011．
20) Johnson AW, Weiss CB Jr, Wheeler DL：Stress fracture of the femoral shaft in athletes-more common than expected. Am J Sports Med. 22(2)：248-256, 1994.

IV章 部位別―こどものスポーツ傷害の治療と予防

IV 部位別—こどものスポーツ傷害の治療と予防

1 頭部のスポーツ傷害

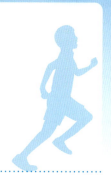

保護者および指導者に対する説明のポイント　POINT

- ☑ こどもの脳は発達形成途上にあり，思春期以降も発達は継続します．このため，小児若年者の外傷は基本的に，より慎重に扱う必要があることを理解しましょう．
- ☑ 脳振盪では重症化を防ぐために繰り返しを避けること．脳振盪の症状・身体的安静と認知的安静・症状消失後の復帰方法についての知識を深めましょう．
- ☑ 小児若年者では脳振盪後の症状が長引く傾向があります．不十分な安静，早期の復帰は認知面の問題につながります．一人一人に合わせた対応が必要になることも理解しましょう．

はじめに

こどもの発育にとってスポーツの関与は大きく，積極的にスポーツを行うことに異論はないと思われる．一方，スポーツには怪我も付き物である．頭部の外傷は手足の外傷に比べて頻度は少ないものの，こどもの場合脳の発達時期に受ける影響は心配されるところであり，管理には細心の注意が求められる．

本稿では頭部の外傷を，頭皮の傷，頭蓋骨の骨折，脳の損傷に分け，簡単に解剖を示した後に臨床的問題について説明する．頻度が多く最近のトピックでもある脳振盪については診断管理などについて詳しく説明する．

頭皮

1．頭皮の解剖（図IV-1）

頭皮は5層構造，外から皮膚・皮下組織・帽状腱膜・疎性結合組織・頭蓋骨膜となる．頭皮の血管は皮下組織の深部で帽状腱膜の上を走行する．

帽状腱膜は本来筋膜であり，頭蓋冠を覆い頭蓋基部で筋膜（浅側頭筋膜）に移行する．

2．頭皮の損傷

開放創と閉鎖創に分けられる．

1）開放創

帽状腱膜までの浅い傷は洗浄にて治癒に至る．帽状腱膜から深部の傷は縫合処置が必要となる．

2）閉鎖創

こぶができるが，通常放置で構わない．

(1) かたいこぶ[1]：皮下組織内の挫傷と出血に周囲の浮腫が伴ったもの．

(2) ぶよぶよしたこぶ：ほとんどが帽状腱膜下血腫．疎性結合組織内への出血で帽状腱膜と骨膜が分離する．帽状腱膜下血腫の周りには浮腫があり，中央部が陥没しているように感じる．骨膜下血腫でも起こるが頻度はぐっと少ない．

余分な感染をさせないため穿刺は控える．

＜ポイント＞

傷は水できれいに洗う．出血はガーゼやタオルの圧迫で止血する．

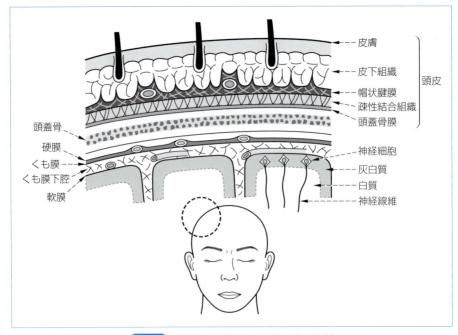

図Ⅳ-1 頭皮，頭蓋骨，硬膜，脳の解剖
頭皮は5層(皮膚・皮下組織・帽状腱膜・疎性結合組織・頭蓋骨膜)である．硬膜の外側に硬膜血管が走行する．脳の灰白質は神経細胞，白質は神経線維で主に構成される．

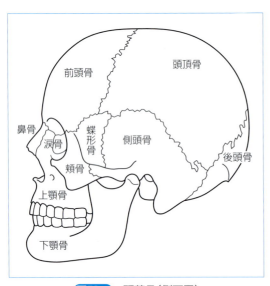

図Ⅳ-2 頭蓋骨(側面図)

帽状腱膜下血腫を感触だけで陥没骨折と思い込まないようにする．
陥没骨折の診断には頭部CTを利用する．

頭蓋骨と顔面骨

1．頭蓋骨の解剖

頭蓋骨は内板・外板の2層構造で骨髄は乏しい．幼少時には薄くて柔らかく，骨縫合も線維性であり変形しやすい．前頭部や頭頂部で薄いが成長とともに厚く硬くなり，6歳頃までに成人の90％の大きさになる．

頭蓋骨の内側に硬膜があり脳を囲む．膜の外面上に硬膜の血管がある(図Ⅳ-1)．

頭部顔面の骨は次のように分類されている(図Ⅳ-2)．

頭蓋骨：8個(前頭骨・篩骨・蝶形骨・後頭骨・頭頂骨2対・側頭骨2対)

顔面骨：14個(鼻骨・涙骨・上顎骨・口蓋骨・頬骨・下鼻甲介，以上2対，下顎骨・鋤骨)(舌骨・耳小骨3対は顔面骨には含めない)

2．頭蓋骨の骨折

頭蓋骨の骨折では線状骨折と陥没骨折が多い．打撲部直下に起こる．

骨折の診断にはCTが有用である．

1）線状骨折(図Ⅳ-3)

・硬いものとの衝突により起こりやすく，外から見ても触ってもわからない．
・小児の骨折は90％が線状骨折で頭蓋冠(窮隆

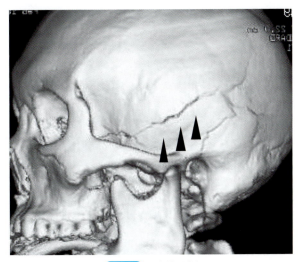

図Ⅳ-3　線状骨折
左側頭部の線状骨折(矢頭)．骨折線の内側に中硬膜動脈が走行する．

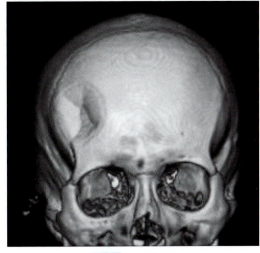

図Ⅳ-4　陥没骨折
右前頭部の陥没骨折．相手と当たって受傷した．

部)にみられる．
・骨折のために硬膜外面上にある血管から出血すると硬膜外血腫(図Ⅳ-7)となる．

2）陥没骨折(図Ⅳ-4)
・膝や野球のボールなど比較的鈍的なものが当たって起こる．
・骨が薄く柔らかい前頭部や頭頂部に多い．
・病院受診を急ぐ必要はないが，直下にある脳への影響は確認しておく必要がある．

3）頭蓋底骨折
・頭蓋冠の線状骨折が頭蓋底に伸展することがほとんどである．
・髄液瘻や頭蓋底を走行する脳神経の症状を確認する必要がある．
・7歳頃までは副鼻腔が未発達で，頭蓋底骨折に伴う髄膜炎の発症は少ない．

<ポイント>
頭蓋骨骨折の治療は？—線状骨折だけなら治療は不要である．
陥没骨折は美容上もしくはてんかん発症を抑制する目的で考慮される．
頭蓋底骨折は語感からは重症に思われがちだが意外に予後は良好である．

3．顔面骨の骨折
1）鼻骨骨折
・鼻血が長く続くことがある．用手圧迫で対応は可能である．
・美容上の問題(鞍鼻)で整復術が考慮される．

2）頬骨骨折
・美容上の問題で整復術が考慮される．

3）眼窩骨折
・複視や眼球陥凹となりうる．
・待機的に整復術が考慮される．

脳

1．脳の解剖(図Ⅳ-1)
硬膜の内面は平滑であり，くも膜に接着している．くも膜下腔には動静脈があり脳脊髄液が流れ，脳の表面は軟膜で覆われる．脳の外層は神経細胞の集合体であり灰白質と呼ばれ，その下には神経細胞同士を結ぶ神経線維が走行する白質がある．
脳の血流は左右の頸動脈と椎骨動脈から供給され脳を巡り，静脈洞に注ぎ込んで心臓へ戻る．脳表から静脈洞に移る箇所の一群の静脈は，その形態から架橋静脈と呼ばれている(図Ⅳ-5)．

2．脳の発達
脳は小児思春期を通して以下のように発達する[2]．

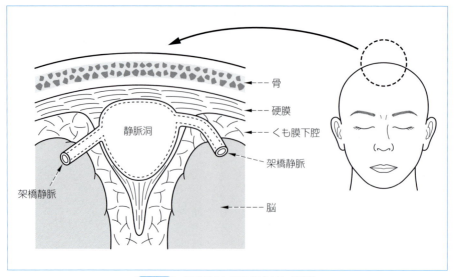

図Ⅳ-5 静脈洞と架橋静脈（矢状断）
くも膜下腔を走行する静脈は，脳と静脈洞を橋渡ししているようにみえるため，架橋静脈と呼ばれる．脳は頭蓋骨（硬膜）には直接固定されず，脳脊髄液の中で浮いている．このため，加減速により頭蓋骨と脳とのずれができて架橋静脈は伸展を受ける．

　1）白質の発達はこどもから青年早期まで直線的であり，髄鞘化も生後2～3年で急速に発達し20歳頃まで続く．

　2）灰白質の発達は逆U字型で，生後2～3年で発達し思春期を経過してから下降する．

　3）神経の伝達に関与するシナプスは，生後2～3歳で増加し，その後必要に応じて取捨選択されながら個人の特徴を表すような発達をとげる．

　4）この過程は12歳頃までに聴覚視覚野で起こり，その後18歳頃までに前頭前野で起こるとされている．前頭前野は意志決定や問題解決に関与する．

　5）脳血流は5～6歳で成人の5～8割増しになり，学童思春期に低下し始め20歳までには成人レベルに落ち着く．

3．脳損傷の受傷機転

　外傷による脳損傷は，①頭蓋骨や硬膜の損傷に合併する場合，②頭蓋が加速，③減速されて頭蓋骨（実際には硬膜）の中で脳が動くことによって起こる場合，さらに，④回転力が加わる場合に分けられる．

1）頭蓋骨・硬膜損傷に合併する場合

　野球のボールや肘や膝が当たった場合であり，直撃された部分の局所損傷となる．頭皮の傷に加え，線状骨折や陥没骨折（図Ⅳ-6-a）に硬膜外血腫（図Ⅳ-7）や脳挫傷（図Ⅳ-6-b）が合併する．

2）頭蓋が加速する場合

　頭や顔面に衝撃を受けて頭蓋が急に動いたときには，頭蓋骨内面に脳が当たって脳挫傷となる．

3）頭蓋が減速する場合（図Ⅳ-8）

　走っていて衝突したときには，頭蓋は急停止しても脳は慣性力でそのまま動き続ける．損傷は頭蓋骨内面に衝突した部分と，その半対側でも陰圧がかかって脳挫傷となる．前者を直撃損傷といい，後者を反対損傷という．

4）回転力が加わる場合（図Ⅳ-9）

　後ろ向きに倒れるときなど，回転する角速度が加わると脳の中での密度の違いから剪断力と歪みが生じ，神経線維の障害が起こりやすくなる．同時に支点となる頸椎へも力が働き，頸髄損傷を合併しやすくなる．

5）角速度の変化が大きい場合に起こりやすい病態としては次の3つが挙げられる

　(1) **びまん性軸索損傷**：広範囲に神経線維の断裂が生じた状態．例として交通事故．受けたエネルギーが大きいときに起こりやす

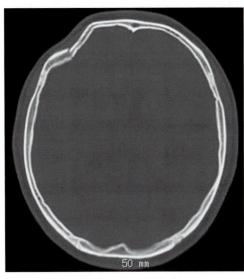
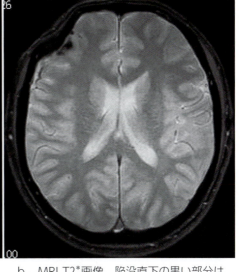

　　a．CT 骨画像．骨の陥没がわかる．　　　b．MRI T2*画像．陥没直下の黒い部分は
　　　　　　　　　　　　　　　　　　　　　　　限局した陳旧性出血を示す．

図Ⅳ-6　陥没骨折（図 4 と同一症例）

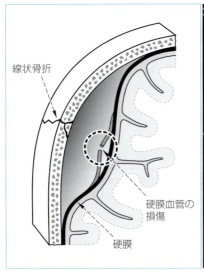
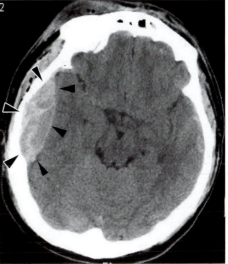

a｜b

図Ⅳ-7
硬膜外血腫
a：硬膜外面を走行する硬膜血管が骨折によって損傷を受けて出血する．
b：硬膜を骨から剥がすように出血するため凸レンズ状になりやすい（矢頭）．

く，意識障害，四肢の麻痺が遷延化しやすい．
　(2) 急性硬膜下血腫（図Ⅳ-10）：脳と頭蓋との間のずれにより，架橋静脈が伸展して出血する．
　例としてはボクシングでパンチを受けた場合．時に致死的となる．
　(3) 脳振盪：断裂のない一時的な神経線維の伝達障害と考えられている．
　(1)や(2)に比べ低いエネルギーで起こるとされる．スポーツ一般で起こる．

4．脳振盪
　脳振盪の病態を一言で的確に表現するのは難しく，その概念も時代とともに変化しているが，Concussion in Sport Group（CISG）によれば，外力によって脳が影響を受け多彩な症状を示す脳の外傷の 1 つ[3]とされる．多彩な症状は前述のように神経の伝達障害が要所で起こるためと考えられる（図Ⅳ-11）．スポーツの場では頻度が多く，最近はその重大性（表Ⅳ-1）について理解が進んでき

1．頭部のスポーツ傷害

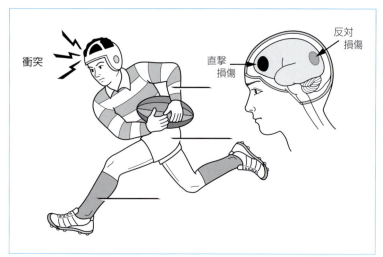

図Ⅳ-8
直線上の減速
骨内面に当たった前頭部は直撃損傷を受け，後頭部は陰圧がかかり反対損傷を受ける．

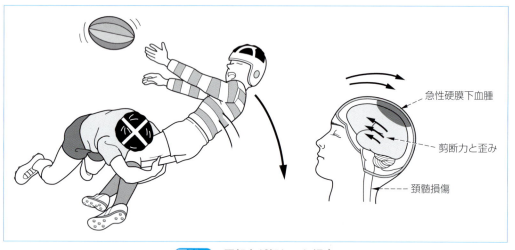

図Ⅳ-9 回転力が加わった場合
脳内の密度の違いで剪断力によって神経線維の損傷が起こる．

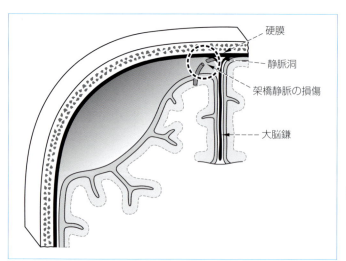

図Ⅳ-10
急性硬膜下血腫
図は架橋静脈の損傷によって起こった出血を示す．

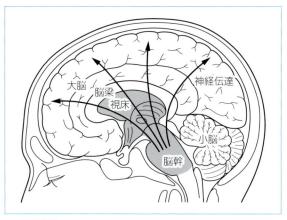

図Ⅳ-11 脳振盪の影響を受けやすい部位（斜線部）
脳幹から視床は神経伝達の要となる部位

表Ⅳ-1 脳振盪の問題点

・繰り返すことによって症状が重症化したり遷延化したりする．
・後遺症あるいは致死的にもなる急性硬膜下血腫を合併することがある．
・慢性期において認知機能の低下が起こる．

表Ⅳ-2 脳振盪の症状

自覚症状：頭痛，吐き気，めまい，耳鳴り，物がぶれてみえる．
身体的所見：意識消失，記憶障害（健忘），平衡感覚障害，嘔吐．
行動の変化：いつもより感情的，神経質になる，不安感がある．
認知的異常：集中力がない，思い出せない，不適切なプレー，霧の中にいる感じ，ぼんやりする，反応が遅くなる．
睡眠症状：寝付きが悪い，眠れない，眠くなりやすい．

ており，発育段階にあるこどもは特に慎重に取り扱うことが重要視されている．

　頭部が体部に比べて大きく，頭部を支える頸部の筋群も未発達という不安定さがあることと，神経の成熟段階にあることが重なっているのがこどもの特徴といえる．

1）脳振盪の判断

　脳振盪は画像や検査ではなく症状から判断することになるので，その症状を知ることは重要である．小さなこどもの場合はおなかが痛いなどと表現することもあるようだが，一般的には次のようである．

(1) 脳振盪の症状：CISGでは，種々の自覚症状に加え，身体的徴候，行動の変化，認知的な異常，睡眠障害など多項目を列挙している（表Ⅳ-2）．通常はこれらのいくつかが重なって現れることが多い．症状が1つでもみられたら脳振盪を疑う．

　CISGからは脳振盪の症状を記した3つの診断補助ツールが出されている[3]．

①SCAT 3（Sport Concussion Assessment Tool 3）（対象は13歳以上）
②Child SCAT 3（対象は5〜12歳）
③Pocket CRT（Concussion Recognition Tool）

　SCAT 3とChild SCAT 3には症状以外に簡単な認知機能や平衡機能をみる検査が載っている．Child SCAT 3では質問内容の一部がこの年代向けになっている．Pocket CRTは症状の確認を目的とした簡易版である．

(2) 現場では：現場に居合わす場合には，脳振盪の徴候（表Ⅳ-3）が1つでもみられたら脳振盪の疑いとしてプレー中断させて選手を競技から離すようにする．Pocket CRTを現場に持ち込んでいれば多彩な症状の確認に便利である．Pocket CRTには記憶と注意力をみるMaddocksの質問（表Ⅳ-4）も記載されていて，この質問に間違えたときも脳振盪が疑われる．

＜ポイント＞
・脳振盪の判断はスポーツ医学の中でも難しいものの1つとされている[3]．
・ある程度の慣れが必要ではあるが，厳密さが問われることはない．
・意識消失は脳振盪の症状ではあるがその出現は10％前後であり，健忘，見当識障害，頭痛，めま

表Ⅳ-3　脳振盪の徴候（目撃所見）

- ぼーっとしてうつろであった．
- グラウンドに横たわってすぐには起きてこなかった．
- ふらふらしたりバランスが悪かった．
- 意識がなかったり反応が悪かった．
- けいれんがみられた．
- 頭を抱え込んでいた．
- 動作に混乱がみられた．
- 通常より感情的だったりイライラしてみえた．

表Ⅳ-4　Maddocksの質問

Maddocksの質問（SCAT 3）
- 今日はどこの競技場で試合（練習）しましたか．
- 今は試合の前半後半どちらですか．
- きょうの試合で最後に得点したのは誰ですか．
- 最後の試合はどのチームとしましたか．
- その試合には勝ちましたか．

Maddocksの質問（Child SCAT 3）
- 今はどこにいますか．
- 今はお昼の前ですか後ですか．
- 最後に習った科目はなんですか．
- 先生の名前はなんですか．

い，嘔気，物がゆがんでみえるなどの症状のほうが多い[4]．

（3）診察室では：受傷者は急性期には救急または神経専門医を訪ねることが多いと思われる．プライマリ医としては慢性期に相談を受けることなどが想定されるが，その場合には受傷時の目撃所見（表Ⅳ-3）や現在の症状を確認することになる．脳振盪の症状の8〜9割は7〜10日ほどで軽快するといわれているが，小児や若年者では長引く傾向があり，時には数週から月単位ということもある[5)6)]．

時間的に余裕があれば，SCAT 3やChild SCAT 3に記載されている認知機能や平衡機能の検査を加えても良いと思われる．プライマリ医としてはこれらの検査内容で不足はないと思われる．

（4）頭部の画像検査について：脳振盪は機能的変化なのでCTやMRIでは異常はないとされているため，脳振盪を確認する目的では不要である．しかし，検査がどこでも受けられる本邦では依頼があれば，または依頼がなくても最低限CTは撮ることになると思われる．CTは骨折の診断に優れ，脳損傷や出血の描出にはMRIが優れている．脳振盪の後に頭痛がとれない場合には少量の頭蓋内出血を起こしている可能性もあるので，MRI検査が勧められる．FLAIR画像は出血をわかりやすくみせる（図Ⅳ-12）．

2）脳振盪の管理

脳振盪の診断後あるいは脳振盪が疑われた場合でも，まずは安静から入り，運動は症状が消失してから徐々に再開するのが原則である．

（1）安　静：症状が消失するまでは安静を保つ

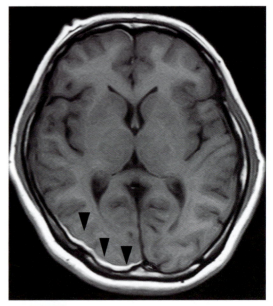

図Ⅳ-12　急性硬膜下血腫　MRI FLAIR画像
受傷12日目のMRI画像．出血源は架橋静脈ではなく脳表の細い血管と思われる．後頭部（矢頭）に血腫がある．脳振盪の後に頭痛が続くときにはMRIによる出血の確認が勧められる．

ことが大切である．安静には身体的安静と認知的安静の双方が必要とされている[7)]．身体的安静は運動を控えることであるが，認知的安静は，読書や学習，さらにはパソコン，テレビ，ビデオゲームの使用など精神的な活動を抑えることである[8)]．

（2）くすり：アセトアミノフェンは頭痛にきくかもしれないが，症状の消失や短縮の効果があるかどうかは不明である．また，NSAIDsやアスピリンは出血の薬理作用があるために使わないほうが良いとされている[9)]．

表Ⅳ-5　段階的競技復帰プロトコル（GRTP）

リハビリテーションステージ	各ステージにおける運動	各ステージの目的
1．活動なし	身体と認知　双方の安静	回復
2．軽い有酸素運動	歩行，水泳，エアロバイク（最大心拍数の 70％未満）運動負荷は与えない	心拍数の増加
3．競技特有の運動	複雑なトレーニングドリル	動作の追加
4．ノンコンタクトの練習	より複雑な練習，筋力トレーニングを始めても良い	運動，協調，認知的活動の追加
5．フルコンタクトの練習	医学的問題がなければ通常のトレーニング	自信の回復，コーチングスタッフによる機能評価
6．競技復帰	通常の競技参加	

（3）スポーツへの復帰：どの年代でも当日の運動復帰は許可されない．身体と認知の安静によって脳振盪の諸症状が消失したことを確認した後に，軽い運動から開始し徐々に運動強度を上げてゆく段階的競技復帰方法（表Ⅳ-5）が推奨されている．コンタクトスポーツやエリートスポーツでは6段階の手順を遵守すべきであり，一般のクラブスポーツや部活動でも基本的にはこれに準じた方法をとったほうが良いと思われる．体育の授業における運動も症状回復後に始め，様子をみて強度を上げたほうが良い．

運動開始後に症状がぶり返した場合は，その前段階の安静度に戻ってからやり直すことになる．復帰途中でも安静を保つことにより効果は表れるとされている[10]．

＜ポイント＞
・こどもの場合には大人より時間をかけて，注意深く復帰を目指すべきである．段階的復帰方法も画一的に進めるのではなく，より個人に合った方法をとることが推奨されている[11]．
・日曜日の試合で脳振盪になった場合，次の試合にはいつ出られるか？―スポーツの種類にもよるが，コンタクトスポーツを除いた一般の競技では，2週間後を目安にしたほうが良い．理由は脳振盪の症状は1週間以内に消失することが多く，次の週に徐々に運動強度を上げて復帰をめざす．症状が1日2日で軽快したとしても次の週末に試合に出るのでは休む期間が短すぎる．

（4）学校への復帰：授業や学習などの精神活動が回復の遅れにつながることが指摘されている．過度に休む必要はないが，年少者では症状に応じて半日から1～2日程度学校を休むことが考慮されても良い．休み時間の延長や，通学路および通学方法にも配慮が必要である[11]．

（5）認知機能検査について：若年者の認知機能の検査では注意が必要である．若年者では認知機能の発達が速いためベースラインスコアの更新がたびたび必要になり，評価に際して注意が必要[12]とされている．認知機能の障害が続くと思われる場合は，神経心理検査の専門施設へ紹介する必要がある．

＜ポイント＞
脳振盪を受ける年齢が早ければ，その選手が脳振盪を繰り返す危険がある期間は長くなる．脳振盪は偶然の動きで起こることもあるが，選手のプレースタイルなど，起こしやすい要因もある．指導者には予防的な視点に立った指導が求められる．

5．スポーツに関連する頭蓋内病変

くも膜囊胞と頭蓋内出血を部位別にまとめた．

1）くも膜囊胞

脳脊髄液が貯留した囊胞である．無症状で偶然に見つかることが多い．特に大きなものでなければ通常のスポーツは可能である．見つかった場合は神経の専門家に一度相談したほうが良い．

2）硬膜外血腫

出血源は硬膜外表を走る硬膜血管．緊急手術の対象である．

3）硬膜下血腫

出血源は脳表の血管．血管を覆うくも膜に損傷が及ぶため，くも膜と硬膜の間に出血する．架橋静脈からは大量出血となり，時に致死的となる．

4）くも膜下出血

外傷で単独の場合は脳表の細い血管からの出血である．脳幹周囲にもみられる．通常放置で構わない．

5）脳内出血

脳挫傷に伴う場合が多い．場合に応じて手術が必要．重症のびまん性損傷では血管も伸展されて脳内出血を起こす．

おわりに

日本脳神経外科学会は2013年12月にスポーツによる脳損傷を予防する目的で，硬膜下血腫と脳損傷を受けた選手は原則スポーツへの復帰を勧めないとした．これはスポーツ活動をしていく中で，硬膜下血腫やある種の脳損傷を受けたことで，時に重症化あるいは死亡に至る危険性があるという事実を，医師，選手，関係者に周知するのが目的であると理解される．楽しむためのスポーツが命取りになるということは思ってもみないことであるが，事実でもある．

生涯にわたりスポーツを楽しめるように「あたまのけが」に対する理解を深める必要がある．

小学・中学・高校生の体育活動における頭部外傷の統計については，日本スポーツ振興センターおよび日本体育協会からの報告[13)14)]があるので参考にされたい．

（佐藤晴彦）

文献

1) 太田富雄：脳神経外科学. 改訂第11版, 金芳堂, 2012.
2) Graham R, Rivara FP, Ford M, et al：Sports-related concussions in youth. improving the science, changing the culture. 55-59, The national academies press, Washington, D.C., 2014.
3) McCrory P, Meeuwisse W, Aubry M, et al：Consensus statement on concussion in sport-the 4th international conference on concussion in sport held in Zurich, November 2012. Br J Sports Med. 47：250-259, 2013.
4) Carney N, Ghajar J, Jagoda A, et al：Concussion Guidelines Step1：Systematic review of prevalent indicators. Neurosurgery. 75（3）：s3-s15, 2014.
5) McCrory P, Johnston K, Meeuwisse W, et al：Summary and agreement statement of the 2nd international conference on concussion in sport, Prague 2004. Br J Sports Med. 39：196-204, 2005.
6) Field M, Collins MW, Lovell MR, et al：Does age play a role in recovery from sports-related concussion? A comparison of high school and collegiate athletes. J Pediatr. 142（5）：546-553, 2003.
7) Purcell L：What are the most appropriate return-to-play guidelines for concussed child athletes? Br J Sports Med. 43（suppl 1）：i51-55, 2009.
8) Guskiewicz KM, Valovich McLeod TC：Pediatric sports-related concussion. PM & R. 3：353-364, 2011.
9) Halstead ME, Walter KD, The American Academy of Pediatrics, Council on Sports Medicine and Fitness：Clinical report—Sports-related concussion in children and adolescents. Pediatr. 126：597-611, 2010.
10) Moser RS, Glatts C, Schatz P：Efficacy of immediate and delayed cognitive and physical rest for treatment of sports-related concussion. J Pediatr. 161：922-926, 2012.
11) Purcell L, Canadian Paediatric Society, Healthy Active Living and Sports Medicine Committee：Sport-related concussion：Evaluation and management Pediatr Child Health. 19：153-161, 2014.
12) McCrory P, Collie A, Anderson V, et al：Can we manage sport related concussion in children the same as in adults? Br J Sports Med. 38：519-521, 2004.
13) 独立行政法人日本スポーツ振興センター　学校安全部：「学校の管理下における体育活動中の事故の傾向と事故防止に関する調査研究」—体育活動における頭頸部外傷の傾向と事故防止の留意点—. 調査研究報告書, 2013. http://www.jpnsport.go.jp
14) 福林　徹：平成23年度　日本体育協会スポーツ医・科学研究報告Ⅱ　日本におけるスポーツ外傷サーベイランスシステムの構築—第2報—. 公益財団法人　日本体育協会, 2012. http://www.japan-sports.or.jp/

IV-2 頚部のスポーツ傷害

IV 部位別―こどものスポーツ傷害の治療と予防

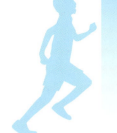

保護者および指導者に対する説明のポイント　POINT

- ☑ 頚髄損傷はいったん起こってしまうと四肢麻痺を残す重篤な傷害であるため予防対策をとることが重要となります．
- ☑ 頭から地面に落ちる危険性のある種目やコンタクトプレーがある種目には頚髄損傷発生の危険性があることを十分認識するとともに，こどもたちにも周知することが大切です．
- ☑ コンタクトプレーのある競技では，体格や競技力に大きな差がある相手との対戦は控えましょう．
- ☑ 水泳の飛び込みや体操競技では，段階的にスキルを身につけてから高度な技術練習を行うべきです．

はじめに

スポーツの現場で発生する最も重篤な傷害の1つが脊髄損傷である．本邦では頚髄損傷を登録する制度がないためその疫学的データは乏しいが，（独）日本スポーツ振興センターが運営している学校管理下で発生した災害に対する給付制度の資料から，学校でのスポーツ活動による頚部傷害の実態がみえてくる．その報告によると，平成10〜25年度までの小学校・中学校・高等学校における体育の授業と運動部活動などの体育活動における死亡・重障害事故の競技別・傷害別の集計から頚髄損傷をみてみると，受傷者数は101名で，その種目は水泳23名，器械体操21名，柔道18名，ラグビー17名と，これら4種目が大半を占めている（図IV-13）．

頚髄損傷は頭部へ加わる強大な外力によって発生するが，水泳においてはプールへの飛び込み，器械体操においては頭部からの着地，柔道においては相手に投げられること，ラグビーにおいては人との接触プレーが原因であると推察される．

これらの重篤な傷害を予防するためには，その受傷メカニズムを明らかにし，その発生要因を洗い出すことが求められる．

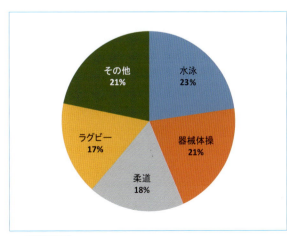

図IV-13　学校体育活動によって発生した重篤な脊髄損傷の種目別頻度

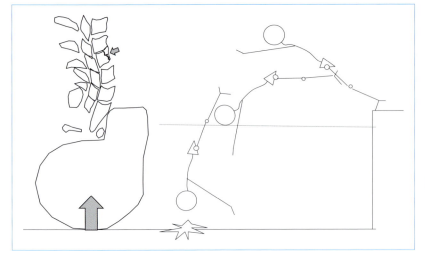

図 Ⅳ-14
頭部に軸圧力が作用した際には、上位頸椎伸展、下位頸椎は屈曲する座屈挙動を呈する.

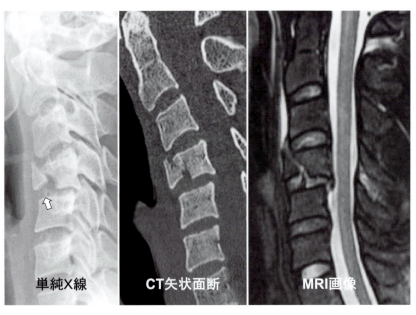

図 Ⅳ-15
第4頸椎涙滴骨折例

頸椎損傷のメカニズムと損傷形態

　頭部に強大な外力が加わることによって頸椎にも大きな外力が作用し、頸椎の骨折や脱臼などの外傷が発生する。その発生のメカニズムには頸椎への外力の方向や、衝撃時の頸椎のアライメント（骨の配列）によって損傷形態が変化する.

　水泳の飛び込みによってプールの水底に頭をぶつける場合や、アメリカンフットボールでヘルメットを使って頭頂部からタックルをしたときなどのように、頭頂部から垂直方向の外力が加わった場合には頸椎には軸圧力が作用する。生体内での頸椎挙動はその研究手法が複雑であることからこれまで明らかにされていなかったが、屍体を用いた実験における頸椎の挙動解析の結果、頸椎柱への軸圧力によって頸椎は buckling（座屈）と呼ばれる特徴的な挙動を示した[1]. また、同様の座屈現象は、アメリカンフットボールのタックルを模した志願者実験による頸椎挙動解析によっても認められている[2]. すなわち、頭部に軸圧力が作用した際には図Ⅳ-14に示すように上位頸椎間で伸展位を、下位頸椎では屈曲する座屈挙動を呈し、下位頸椎における局所的な屈曲挙動によって椎体前下縁に骨折（涙滴骨折）が生じることが予測され

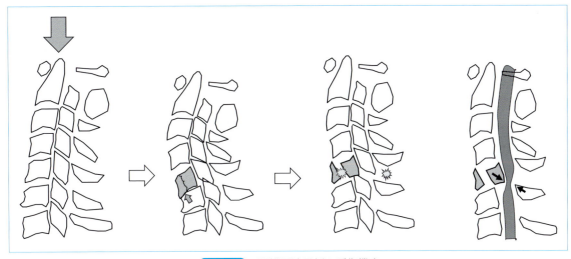

図Ⅳ-16　頚椎涙滴骨折の受傷機序
座屈挙動によって下位頚椎に屈曲挙動が生じ椎体前下縁に応力が集中し，涙滴骨折が生じる．骨折した椎体と椎弓との間に脊髄が挟まれて脊髄損傷を受傷する．

る．図Ⅳ-15 に代表的な涙滴骨折受傷者の画像所見を示す．単純 X 線にて第 4 頚椎椎体の前下縁に涙滴状の形をした骨折片を認め，矢状面 CT 画像において確認される．第 4 第 5 頚間に屈曲挙動が生じ，第 4 頚椎椎体前下縁に上方へ突き上げる力が作用することによって骨折が発生したと考えられる．また，MRI 画像にて第 4 頚椎椎体後下縁が脊柱管内に軽度突出する所見を認めるが，脊髄の圧迫には至っていない．しかし，第 4 第 5 頚椎間の椎間板と第 4 第 5 頚椎棘突起間には高輝度変化を認めており，軟部組織の損傷が疑われる．これらのことから頚椎損傷の受傷メカニズムを図Ⅳ-16 のように推定すると，頭部に加わった軸圧力によって頚椎柱は座屈挙動を呈し，下位頚椎に局所的な屈曲挙動が生じ，椎体前下縁に加わった応力によって椎体骨折が生じる．さらに当該椎間の棘間靱帯が破綻することによって，骨折した椎体の後方部分と椎弓，棘突起は後方に偏位し，脊柱管を狭めて脊髄損傷を発生させる．このように椎体・椎間板・棘間靱帯が損傷を受けると，損傷椎間は著しい不安定性を呈するため椎体後下縁が脊髄を圧迫し脊髄損傷を引き起こす可能性が高い．本症例では幸い一時的な麻痺症状を呈した後に回復したが，受傷後の不用意な搬送や体位変換などによって二次的な脊髄損傷を起こす危険性が

高いため注意を要する．

　例えばアメリカンフットボール中に頭頂部からのタックルをした後に倒れ込み，四肢を動かすことができなくなったような場合には，頚椎の涙滴骨折による脊髄損傷の危険性が高いため，意識の有無，呼吸，脈拍を確認した後には頚椎に負荷を加えないように細心の注意を払いながら搬送する．その際には図Ⅳ-17 のように両手を受傷者の背部に差し入れ，頭部を両前腕で抱え込むようにして背部と頭部を固定する．また，搬送用のスパインボードには頭部を固定する器具が備えられているため，これらを用いて頭頚部を固定して搬送する．

　体操の着地に失敗して床に後頭部から落ちたり，柔道の受け身が正しく行われず後頭部に強い外力が作用するようなときには，図Ⅳ-18 に示すように頭部に作用した外力は頚椎に対して屈曲力として作用するとともに，後頭部がマットや畳で固定された状態で，身体が頭部に対して後方に移動することによって頚椎椎間板や棘間靱帯が損傷し，椎間関節が脱臼する．椎間関節は瓦が重なったような形態をとり，脱臼することによって下関節突起が下位頚椎の上関節突起の前方に入り込むことによってかみ込んでしまい整復ができなくなってしまう（椎間関節嵌合）．このような際には

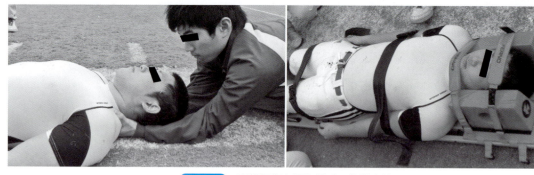

図IV-17　頚椎損傷を疑う選手の搬送方法
背部と頭部の位置を変えないように前腕や器具で固定する．

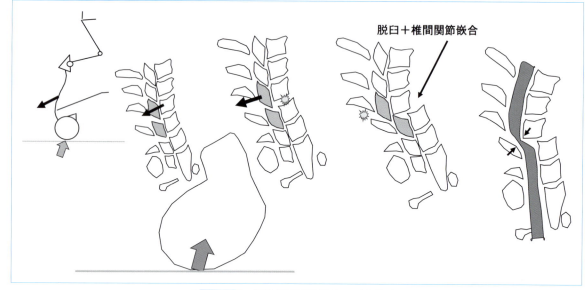

図IV-18　頚椎椎間関節嵌合の受傷機序
後頭部から着地した際に，後頭部へ衝撃力が加わり，第5頚椎に体幹慣性力によって後方への応力が働き，第4第5頚椎間の椎間板が破綻し脱臼し，第5頚椎上関節突起が第4頚椎下関節突起に重なって嵌合する．

手術的に脱臼を整復し，不安定な椎間を固定する手術が必要となる．また，脱臼する際には脊髄が圧迫され脊髄損傷が発生する危険性が高い．図IV-19に症例を提示する．高校男子体操部員で，鉄棒からの着地に失敗して左後頭部から着地した．直後は四肢の運動不能，感覚低下の麻痺症状を呈したが，救急車で病院に搬送されたときには四肢の筋力，知覚は改善してきていた．X線検査にて第6第7頚椎の脱臼が疑われ，MRI検査にて明らかな脱臼を認める．同椎間の椎間板は後方に突出し第6頚椎椎弓と椎間板の間で脊髄が圧迫されている所見を認める．また，第6第7頚椎棘突起間は高輝度変化を認め棘間靱帯の損傷が疑われる．CT画像の3次元再構成画像では左側の第6第7頚椎椎間関節が脱臼し，第7頚椎の上関節突起が第6頚椎の下関節突起の後方に偏位した片側の椎間関節嵌合を呈している．左後頭部から着地したため，このような片側の脱臼を呈したと推測する．このため手術にて椎間関節嵌合を整復し，第6第7頚椎の椎間固定術を行った．片側脱臼であったため脊髄の圧迫損傷程度は軽かったことが幸いし，麻痺症状は徐々に改善し，通常の生活に戻ることができた．

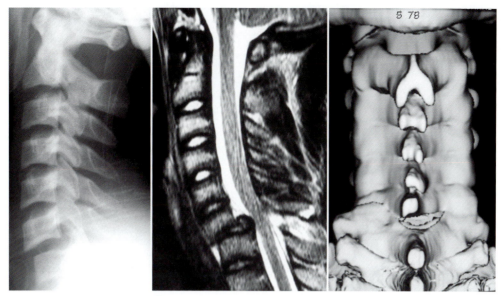

図Ⅳ-19　頚椎片側椎間関節嵌合を受傷した体操選手

予防対策

　図Ⅳ-13 に示したように，中学・高校における学校体育活動での頚髄損傷は水泳，体操，柔道，ラグビーに多く発生しており，いずれも頭から落下することや頭から人にぶつかることで発生すると考えられる．このような重篤な事故が発生する要因として，武藤ら[3]が述べるごとく，①個体の要因，②方法の要因，③環境の要因，④指導・管理の要因があり，これらの要因に分けて頚髄損傷の発生要因を分析する．

　個体の要因には受傷者の身体特性や身体機能が含まれる．脊髄損傷を起こす危険性を高める身体特性としては身長が高いこと，体重が重いことがある．また，コンタクトプレーをする際には，コンタクトの前から体幹や頚部周囲筋群をしっかり活動させる神経筋協調性や筋力が必要となり，これらの機能が備わっていないことが危険性を増す．しかし，これらの個人的スキルを高めるには時間がかかり，中学・高校生が十分なスキルを身につける前に競技大会に出場することも傷害発生の要因となる．

　方法の要因としては，柔道やラグビーなどの対人競技であれば相手とのスキルの差が事故につながるため配慮を要する．ラグビーのスクラムでは，第1列の選手が相手と正しく組む前に後方から押されて頭部から地面に落ちることで頚椎損傷が発生する．正しいスクラムを組むことが重要で，このことはルールによって予防することができる．また，頭頂部から相手にタックルすることによって頚椎涙滴骨折受傷の危険性が高まる．頭を上げて頚椎を伸展位にして椎間関節を固めたうえでタックルを行うことが正しい方法であると考えられる．水泳の飛び込みでは水面に対して大きな角度で入水することによって頭部が水底に達して事故が生じる．プールサイド（水面と同位置）から様々な入水角度で飛び込み動作を行い，その際の頭部最大到達深度を測定した実験[4]によると，図Ⅳ-20 に示すように水面への入水角度と頭部最大到達深度との間には強い相関関係を認め，入水角度が約30°を超えると頭部は100 cm以上に達することが明らかにされた．また，同様の実験において入水後に手関節を背屈させることによって到達深度が浅くなることも確認されている．これらのことから不適切な飛び込み方法を行うことで，たとえ水深が2 mあったとしても50°近い大きな入水角度で入水すると事故を起こすことが予測されるため，正しい飛び込み方法を指導することが重要である．

　環境の要因としては，プールの水深やスタート

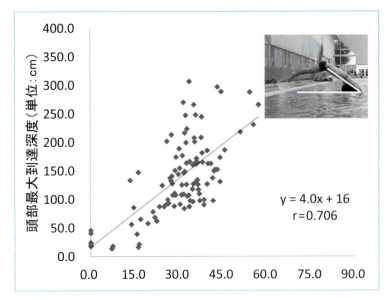

図 Ⅳ-20 プールサイドから飛び込んだ際の入水角度と頭部の最大到達深度の関係

台の高さ，競技場のサーフェスの性状，バスケットボールのゴールから壁までの距離，ゴールポストの形状など様々な施設の状況が傷害発生に関与する．スポーツ現場の責任者は傷害発生の危険性を減らすべく，環境を可能な限り整えることが求められる．

指導管理の要因は，上述した様々な要因と関連して複雑となる．例えば正しい飛び込みの方法が体得できていないうちに，スタート台から飛び込むことは危険であるため，プールサイドで浅い角度で入水し，入水後手関節を背屈させることを習得したうえでスタート台からのスタート練習を行うべきである．またスキル差，体格差，年齢差の大きい選手同士が柔道の練習をすることによって事故発生の危険性は増す．チーム競技であれば交代要員のいないチームが競技力の高い相手と試合をすることによって，チーム内のスキルの低い選手は事故に遭う危険性が高まる．スポーツの指導者は事故発生を予見して，これらのリスクを管理することが求められる．これらの各要因のうちで，個体の要因や環境の要因を短期間で改善することは困難であるため，ルール改正や指導者への教育などによるリスク低減が必要となる．しかし，例えば水泳の飛び込みによって頸椎損傷のリスクが高まることから，学校体育において飛び込み指導を行わないようにすることは果たして水中への飛び込みによる事故の発生を抑制しているのであろうか？　学校のプールにおける事故はなくなったとしても，学校以外のプールや川や海などの自然環境での飛び込み事故は減らないことが予測される．重大事故についての啓発活動やそれを回避する方法を教育することが重要であると考える．

頸部傷害予防対策の成功事例

米国フロリダの救急病院に飛び込み事故による四肢麻痺の患者が多く搬送されたことを契機に，同病院の医師が"Feet First, First Time"と呼ばれる教育・啓発活動が行われた．地域の学校に飛び込みによって起こりうる頸部傷害について啓発し，『初めて飛び込む場所では，最初は足から飛び込もう！』という単純な呼びかけを行った結果，2年後には飛び込み事故による脊髄損傷患者が半減した．このように傷害についての啓発・教育活動は大きな効果を及ぼす．

アメリカンフットボールにおいてはヘルメットの頭頂部から相手に当たるスピアリングタックルが頸髄損傷の要因であることが明らかにされ，同タックルを禁止するルールが制定され，頸髄損傷受傷者数が減少したという成功事例がある[5]．また，ラグビーにおいてもスクラムのルールが改正

され，第1列が正しく組み合ってから押し合うことが義務づけられている．New Zealand Rugby Unionが2001年から実施しているRugbySmart (http://www.nzrugby.co.nz/the_game/safety/rugbysmart) という活動[6]は，ラグビー競技での外傷を減らすためのプログラムで，選手の傷害既往などのプロフィール収集，傷害を予防するための準備運動，コンディショニング，筋力トレーニング，正しいフォームなどを選手に伝えている．また，傷害発生の報告活動も行っており，上述の傷害予防サイクルが実践されている．この活動によって頚椎・脊椎損傷が13%減少したとされている．傷害予防プログラムの好事例であり，本邦でも前述の各組織が頚椎損傷予防という共通の目的に向かって機能することによって，スポーツ界の安全性は高まっていくものと考える．

（金岡恒治）

参考文献

1) Nightingale RW, McElhaney JH, Richardson WJ, et al：Experimental impact injury to the cervical spine：relating motion of the head and the mechanism of injury. J Bone Joint Surg Am. 78(3)：412-421, 1996.
2) 福田 崇, 工藤建太, 金岡恒治ほか：アメリカンフットボールにおけるコンタクトプレー時の頚椎の動作解析. 整スポ会誌. 19(1)：50-55, 1999.
3) 武藤芳照, 太田(福島)美穂, 上岡洋晴ほか：プール飛び込み事故予防のための安全対策. デサントスポーツ科学. 18：14-28, 1998.
4) 神舘盛充, 金岡恒治, 成田崇矢ほか：水中への飛び込み入水角度と頭部最大到達深度の関係. 日本臨床スポーツ医学会誌. 22：30-35, 2014.
5) Torg JS, Sennett B, Pavlov H, et al：Spear tackler's spine：An entity precluding participation in tackle football and collision activities that expose the cervical spine to axial energy inputs. Am J Sports Med. 21(5)：640-649, 1993.
6) Gianotti SM, Quarrie KL, Hume PA：Evaluation of RugbySmart：A rugby union community injury prevention programme. J Sci Med Sport. 12(3)：371-375, 2009.

IV-3 部位別―こどものスポーツ傷害の治療と予防

腰部のスポーツ傷害；公式をもちいた腰椎分離症治療のストラテジー

保護者および指導者に対する説明のポイント　POINT

- ☑ 分離症が疲労骨折である以上，治療結果は早期発見にかかっています．まずはMRIを勧めます．
- ☑ 保存療法で期待できる骨癒合％，癒合に必要な期間を具体的な数値で提示しましょう．
- ☑ 終末期（偽関節）になった場合，骨年齢が低いほど，すべりの危険性が高くなります．

はじめに

2008〜2010年の3年間，腰痛を主訴とするこどもに対しMRIを用いたprospectiveな疫学調査を行った．その結果，驚くことに，小中学生では2週以上続く腰痛患者の実に45％が分離症であった[1)2)]．分離症の研究は診断，治療，予後に関するエビデンスの構築がなされ，ここ10年で大きく進歩した．特にMRIによる早期診断はゴールドスタンダードとなり[2)]，スポーツの現場ですぐに使えるツールとして普及している．

分離症にも公式がある

忙しい臨床の現場で我々は，知識と経験をもとに常々自分なりの公式のようなものを持って，日々の治療にあたっているのではないだろうか．分離症も同様で，公式に沿って治療を進めれば，おのずとやるべきことは限られていて保存療法で間違うことはない．そこで，まず前半は診断から治療に至る流れを，後半はチャートに診断結果をチェックし，公式から導かれた治療の実際を提示した．

1. 診　断

1）MRIは初期診断の必須アイテム

分離症では初期の場合，X線から得られる情報はほとんどない．説得力のある画像がなければ，無駄に診療時間が長くなるだけで，こども・保護者は納得しない．

2）初期診断はpedicleの輝度変化がポイント

分離症に重要な情報は，pedicleにある．Sagittalとaxialともpedicleを通過するスライスが重要．Pedicleに骨髄浮腫があれば初期分離症の可能性が極めて高く[3)]，さらにT2脂肪抑制画像は最も鋭敏に浮腫を反映する．

3）MRI読影上のピットフォール

（1）分離は通常parsの腹側・尾側から発症する．そのため，超早期では高信号が尾側1/3程度にしか描出されない場合があり，見落としに注意が必要である（図IV-21）．

（2）CTはparsと平行に撮像できるため，分離部を描出する．一方，MRIのaxial像は椎体と平行になるため，pedicleやfacetを描出している．図IV-22は同一患者で右が進行期，左が終末期のCTとMRIである．MRIで右側の高輝度はpedicleと分離部から後方に広がる浮腫を示すのに対

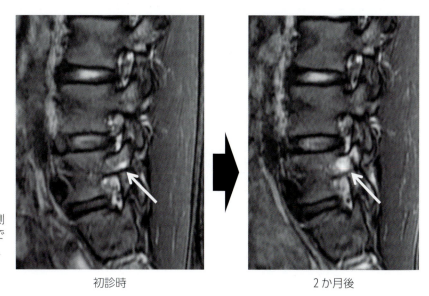

図Ⅳ-21
T2 脂肪抑制画像
14歳，女子．高信号域は尾側から，2か月後には頭側まで拡大．

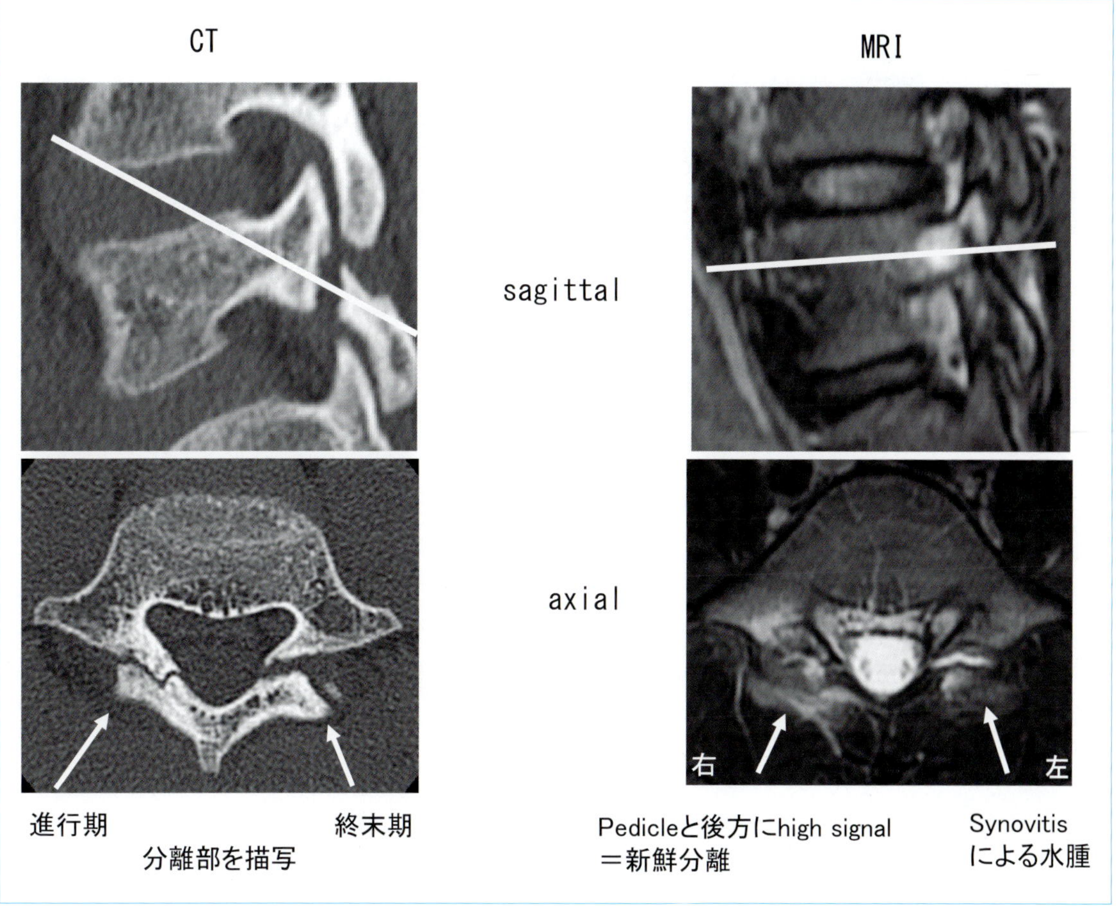

初診時　　2か月後

CT　　MRI

sagittal

axial

進行期　　終末期
分離部を描写

右　　左
Pedicleと後方にhigh signal
＝新鮮分離

Synovitisによる水腫

図Ⅳ-22　CTとMRIの違い

3．腰部のスポーツ傷害：公式をもちいた腰椎分離症治療のストラテジー

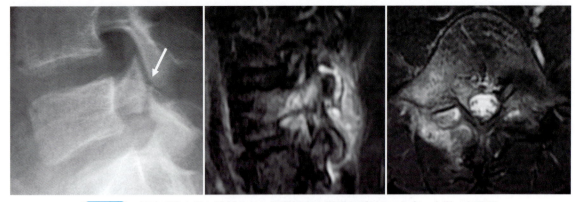

図Ⅳ-23 他院で終末期と診断され，経過観察の説明を受けた10歳，小学4年男子

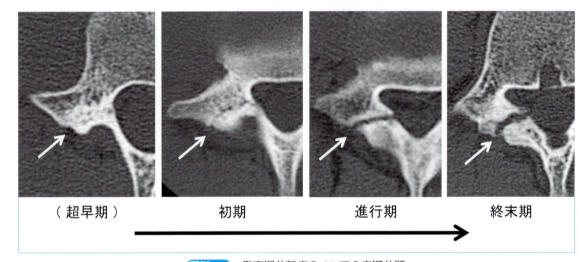

図Ⅳ-24 発育期分離症のCTでの病期分類

し，左側の高輝度はfacetのsynovitisによる水腫を示している．つまり右側が新鮮分離である．

＜おとなとはココが違う！＞

X線で明らかに分離の診断がついても，こどもの場合必ずしも終末期（偽関節）とは限らない．輝度変化が残存すれば進行期分離としての治療対象になるため，まずはMRIを勧める（図Ⅳ-23）．

4）CTが基本

MRIで輝度変化があれば，CT撮像へ移る．CTで初期，進行期，終末期に病期分類される（図Ⅳ-24）．早期診断にはMRIが必要であるが，分離部の進行度および骨癒合判定にはCTが不可欠である．ただCTは放射線被曝の問題があるため最小限に心がけるべきであり，後述するように進行期では半年程度の治療期間が必要なため，筆者はその間CT撮像を控えている．

2．治療

1）装具療法

椎間板ヘルニアと違って分離症は骨がつけば完治するため，初期，進行期と診断されれば，スポーツを中止し疲労骨折である分離部の骨癒合を目指すのが原則である[4)5)]．装具療法に関しては伸展，回旋を止める力学的観点[6)7)]から硬性体幹装具が至適である（図Ⅳ-25）．こどもはおとなが思っているほど硬性装具に対する抵抗がなく，装着継続は問題ない．

一方，低信号で骨癒合が困難な場合は，スポーツ用のライトブレース（図Ⅳ-26）を使用し，NSAIDsを併用しながらスポーツ復帰を促す必要がある[2)]．

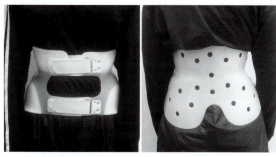

図Ⅳ-25　骨癒合を目的とした硬性体幹装具

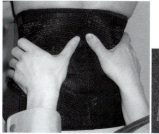
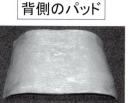

背側のパッド

図Ⅳ-26　スポーツ復帰用の伸展防止装具（ライトブレース RS，アルケア社製）
背側の伸展防止パッドをワンタッチすることによりその場で作成ができ，個々にあわせてフィットした装着が可能．

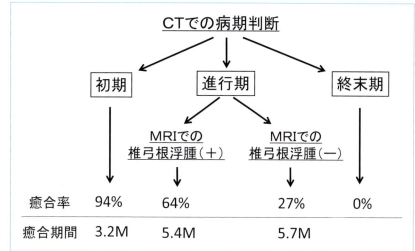

図Ⅳ-27　発育期腰椎分離症の骨癒合率

＜おとなとはココが違う！＞
　骨癒合を目指す場合，オーバートリートメントが許される．

2）骨癒合率と癒合期間

　図Ⅳ-27にCTから分類された各病期別の骨癒合率と癒合にかかる平均期間を示す．初期では骨癒合率が94%で癒合期間は3か月が目安であるのに対し，進行期ではMRIで高輝度であっても骨癒合率は64%に低下し，癒合期間も6か月が必要であった[8]．

3．すべり

　図Ⅳ-28は初診時，すでにすべり症へ進行していた中学1年女子．いかにしてすべりを防ぐのか，骨年齢を知ることがポイントになる．

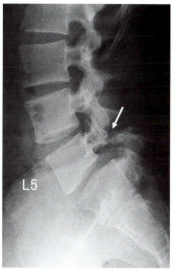

図Ⅳ-28　13歳，中学1年，バレー部女子

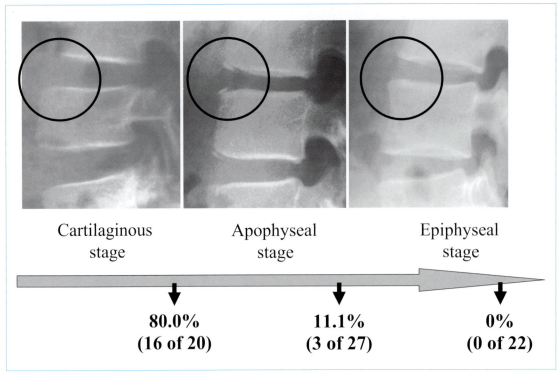

図Ⅳ-29　骨年齢とすべり発生の関係

＜腰椎の骨年齢とすべり＞

　X線からみた成長期腰椎，骨年齢とすべり発症の関係を示す（図Ⅳ-29）．椎体と椎間板の間にある二次骨化核が骨化する前をCartilaginous stage（C stage），骨化が生じたが，まだ成長軟骨が残存するApophyseal stage（A stage），そして，このapophysisの骨化が完了し，椎体と癒合し成長終了したEpiphyseal stage（E stage）の3期に分けられる．すべり症が生じる頻度では，C stageで分離症になると約80％が5 mm以上のすべりを認めたが，A stageになるとすべり進展は10％程度にとどまり，E stageは皆無であった[9]．

　図Ⅳ-30は幼若ラットの分離症モデル[10)11)]を示す．術後1週で成長軟骨板の解離に伴う前方すべりを認める．人間でいえばC stageすなわちgrowth spurt以前の小学生に相当するものと推察され，この時期に発症した分離症は，すべり症へ進展する可能性が高いことを示したものである．

4．チャートの作成（図Ⅳ-31）

　分離症の治療で必要なステージには，CTで分類される分離部の進行度（初期，進行期，終末期）と，X線で分類される椎体成長度のstage（C，A，E）がある．実際の治療では，この2つのステージのどこに位置するかを確認し，さらに比較的骨癒合が得られやすいL4（または3）なのか，骨癒合しにくいL5なのか．同様に片側か両側かを加味すると，「つくのか，つかないのか」「どの程度の期間が必要か」「すべるのか，すべらないのか」をpredictすることが可能となる．

5．公式に基づいた治療法の選択

1）骨癒合—チャート図を横割りにみる
　　（図Ⅳ-32）

　初　期：骨癒合率は94％．軟性コルセットでも骨癒合は期待できるが，初期ならばこそ確実に治癒することが肝要．またこの％は平均値であるため，骨癒合が得られやすいL4や片側は94％以上，L5や両側は94％以下と考えるべきであり，少なくともL5では硬性装具を勧める．

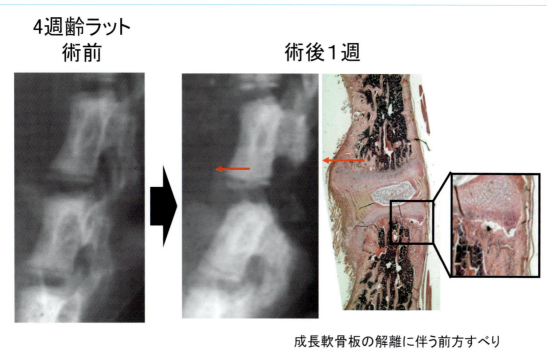

成長軟骨板の解離に伴う前方すべり

図Ⅳ-30 発育期ラットすべり症モデル

図Ⅳ-31 分離症チャート

分離進行度＼骨年齢stage	C	A	E
初期			
進行期			
終末期			

L5両側 < L4片側

図Ⅳ-32 骨癒合

分離進行度	C	A	E
初期		94%	
進行期		64%（高輝度の場合）	
終末期		0%	

L5両側 < L4片側

骨年齢 stage	C	A	E	
初期				L5 < L4 両側　片側
進行期	80%	10%	0%	
終末期				

図Ⅳ-33
すべり

進行期：骨癒合率は64%．癒合期間も半年が目安となる．もちろん同じ進行期でも，程度の差があることを考慮する必要はあるが，初期同様にL4よりL5，片側より両側は条件が悪くなる．特にL5両側の場合は長期化するケースもあるため，硬性装具を用いて慎重な経過観察を要する．

終末期：骨癒合率は0%．

＜おとなとはココが違う！＞

おとなの分離症は全員が終末期（ごく一部のトップアスリートを除く）．

2）すべり─チャート図を縦割りにみる（図Ⅳ-33）

骨癒合が得られず終末期（偽関節）になった場合，骨年齢が低いほど，すべりの危険性が高くなる．

C stage：ほとんどが小学生．すべりの危険が80%と高い．Parsは小学生といえども長管骨のように骨癒合が得られやすいわけではないことに注意し，本人・家族へ硬性装具装着の必要性を十分に理解してもらう必要がある．さらに，たとえ骨癒合が得られなくてもすべりを防ぐ意味で，装具の装着は意味がある．

A stage：ほとんどが中学生で，すべりの危険は10%．骨癒合を目指すことが基本．ただ中学総体を控えた3年生に休止を続けるのは不可能な場合もあるため，部活動が終了しMRIでまだ高輝度が残っているようであれば，それから骨癒合を目指して硬性装具で治療を開始するのも1つの方法である．

E stage：ほとんどが高校生．すべりの危険は0%．現実問題としてスポーツ休止が困難なため，スポーツ用のライトブレースで早期復帰を選択することが多い．

＜おとなとはココが違う！＞

おとなのすべりは椎間板変性が原因であるのに対し，発育期の分離すべりは椎体成長軟骨板の解離が原因であるため，骨年齢が低いほどリスク大．

6．公式を使って分離症を治療する

症例1：13歳，中学1年，バレー部男子（図Ⅳ-34）

L4　両側とも進行期，A stage

全国大会出場の中学バレー部．L4なので同じ進行期でも条件は良く，骨癒合率は64%以上，癒合期間は6か月以内と説明．中学1年のためスポーツ休止の同意が得られ，硬性装具を6か月間装着し骨癒合した（図Ⅳ-35）．

症例2：10歳，小学4年，野球部男子（図Ⅳ-36）

L5　右は進行期，左は終末期（偽関節），C stage

条件が悪く，右の骨癒合率は64%以下．すべりの危険が80%あり，最低半年～1年間の固定が必要と説明．1年間スポーツを休止し硬性装具の装着を継続したが，残念ながら骨癒合は得られなかった（図Ⅳ-37）．しかし，その間に椎体はA stageへ発育．3年経過した中学2年の現在，野球は継続しているが，すべり症へ進展せず腰痛も訴えていない（図Ⅳ-38）．

7．専門医へ紹介する

以上の公式にあてはめれば，おのずと治療の選

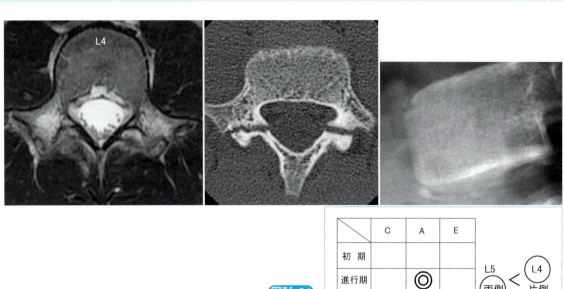

図Ⅳ-34 症例1

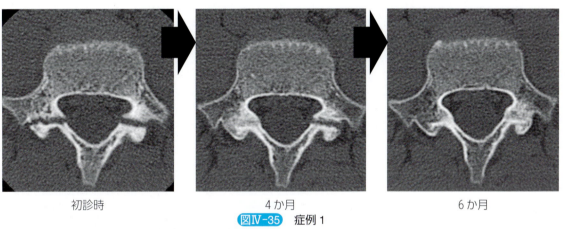

初診時　　　　　4か月　　　　　6か月

図Ⅳ-35 症例1

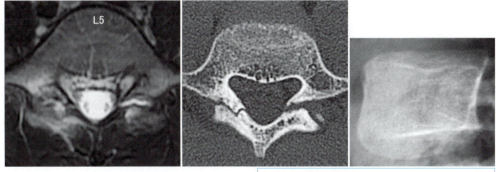

図Ⅳ-36 症例2

3. 腰部のスポーツ傷害：公式をもちいた腰椎分離症治療のストラテジー

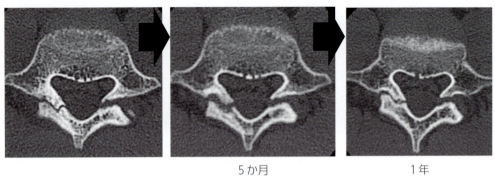

5か月　　　1年

図Ⅳ-37　症例2

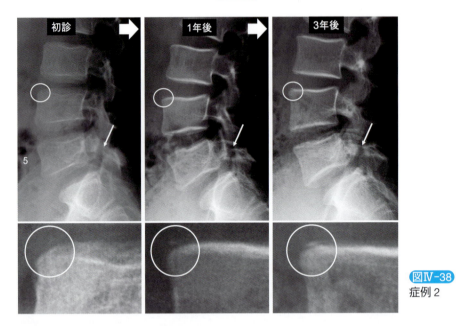

図Ⅳ-38　症例2

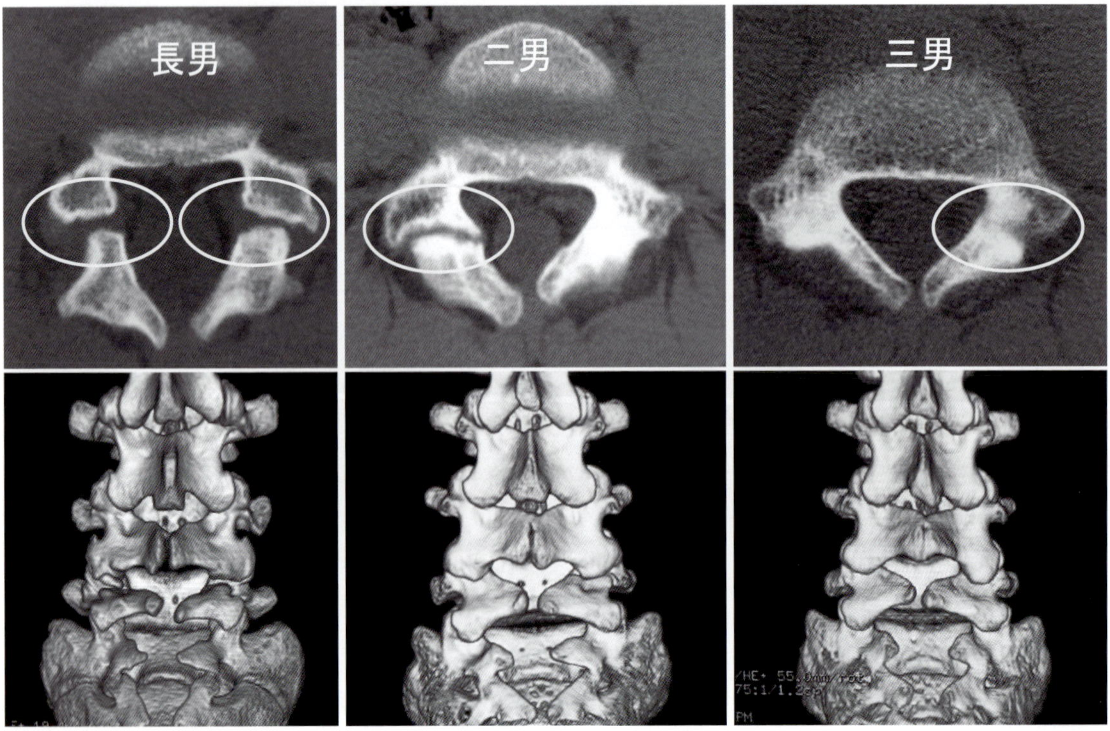

図Ⅳ-39　三兄弟例

択は限られてくる．もちろんどの程度の期間スポーツ休止が可能であるかは学年により異なるため，個々で許容範囲の見極めが必要であるが，最終的にはすべり症へ進行するか否かで判断すれば大筋で間違うことはない．

ただ例外として小学校低学年の分離症は，スポーツ歴と無関係に発症する場合(図Ⅳ-39)があり，遺伝的要因が大きいため[12]，専門医への紹介を検討する．

（酒巻忠範，西良浩一）

文献

1) 酒巻忠範，西良浩一：発育期腰椎分離症の早期診断と保存療法のポイント．整・災外．55：467-475，2012．
2) 酒巻忠範：学校スポーツにおける腰椎分離症の装具療法．臨床スポーツ医学．30：765-771, 2013．
3) Sairyo K, Katoh S, Takata Y, et al：MRI signal changes of the pedicle as an indicator for early diagnosis of spondylolysis in children and adolescents. A clinical and biomechanical study. Spine. 31：206-211, 2006.
4) Sairyo K, Sakai T, Yasui N：Conservative treatment of lumbar spondylolysis in childhood and adolescence：the radiological signs which predict healing. J Bone Joint Surg [Br]. 91-B：206-209, 2009.
5) Sairyo K, Sakai T, Yasui N, et al：Conservative treatment for pediatric lumbar spondylolysis to achieve bone healing using a hard brace：what type and how long? J Neurosurg Spine. 16(6)：610-614, 2012. Epub 2012 Apr 20.
6) Sairyo K, Katoh S, Komatsubara S, et al：Spondylolysis fracture angle in children and adolescents on CT indicates the facture producing force vector—A biomechanical rationale. Internet J Spine Surg. 1(2), 2005.
7) Sairyo K, Goel VK, Falzon A, et al：Buck's Direct Repair of Lumbar Spondylolysis Restores Disc Stresses at the Involved and Adjacent Levels. Clin Biomech. 21：1020-1026, 2006.
8) Sairyo K, Sakai T, Yasui N, et al：Conservative treatment for pediatric lumbar spondylolysis to achieve bone healing using a hard brace：what type and how long? J Neurosurg Spine. 16(6)：610-614, 2012.
9) Sairyo K, Katoh S, Ikata T, et al：Development of spondylolytic olisthesis in adolescents. Spine J. 1：171-175, 2001.
10) Sakamaki T, Sairyo K, Katoh S, et al：The pathogenesis of slippage and deformity in the pediatric lumbar spine：a radiographic and histologic study using a new rat in vivo model. Spine. 28：645-650, 2003.
11) Sairyo K, Katoh S, Sakamaki T, et al：Vertebral forward slippage in immature lumbar spine occurs following epiphyseal separation and its occurrence is unrelated to disc degeneration：Is the pediatric spondylolisthesisa physis stress fracture of vertebral body? Spine. 29(5)：524-527, 2004.
12) Yamada A, Sairyo K, Shibuya I, et al：Lumbar spondylolysis in juveniles from the same family：a report of three cases and a review of the literature. Case Rep Orthop. 2013；2013：272514. Epub 2013 Sep 26.

IV 部位別―こどものスポーツ傷害の治療と予防

4 肩関節の成長期スポーツ傷害

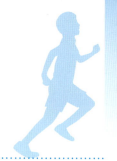

保護者および指導者に対する説明のポイント　POINT

- ☑ 肩関節における成長期の外傷は，上腕骨，鎖骨骨折，骨端線損傷が中心となります．成長期では骨折に対して仮骨形成能が高く，自家矯正の能力が他の部位に比べ高いため，治療の原則は保存療法です．
- ☑ 成長期の肩関節脱臼の基本は保存療法です．脱臼整復後は一般的に3週間の固定，その後靱帯の修復強度が正常化すると考えられる3～4か月まではスポーツ活動を制限します．一方，反復性肩関節脱臼の根治療法は手術です．
- ☑ リトルリーガーズショルダーは，保存療法によく反応し，予後の良い障害です．局所の疼痛が軽減し，身体機能（特に肩甲胸郭関節の機能）が改善した後に，徐々に投球動作に復帰していきます．

　成長期にみられるスポーツ傷害はスポーツ外傷とスポーツ障害に分類される．転倒などによる突発的な外傷（怪我）によるものと，スポーツを続けることによるoveruseを原因とするスポーツ障害と定義される．それぞれの代表的な疾患と鑑別診断を示し，特に競技人口の多い野球を中心に肩関節障害について述べる．

肩関節のスポーツ外傷

　肩関節の成長期にみられる外傷には，鎖骨骨折，上腕骨骨折，外傷性肩関節脱臼（反復性肩関節脱臼）などがある．

1．鎖骨骨折

　鎖骨骨折は，コンタクトスポーツなどのアスリートによく認める骨折の1つで，手をついて転倒，肩を強打することが原因で生じる．症状は激しい痛みで，診断はX線画像にて行う．成長期の場合は若木骨折が多く，骨折の転位はほとんどなく鎖骨が屈曲し一部骨折線を認める程度である．治療は，保存療法・手術療法のいずれも良好な成績が得られると報告されている．骨折の転位がないか，少ない場合は鎖骨バンドなどによる保存療法を基本とし，骨折の転位が強く整復が困難な場合は，プレートなどを用いた手術療法が選択される．鑑別診断としては，肩鎖関節脱臼，烏口突起骨折などがある．

　スポーツ復帰は，プレートを用いた手術療法では骨癒合前に開始しうるとする報告があり，保存では骨癒合を待って復帰する必要があると報告されている．

　当院で，若年アスリートの転位を伴う鎖骨骨幹部骨折の保存治療とプレート固定の治療成績を比較・検討したところ，保存治療群は競技復帰・骨癒合ともにプレート群より早い傾向にあった．ただし，ロビンソン分類（図IV-40）type 2B骨折の運動復帰に関してはプレート群が早い傾向を認めた．

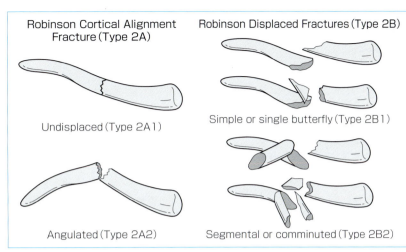

図 Ⅳ-40
ロビンソン分類

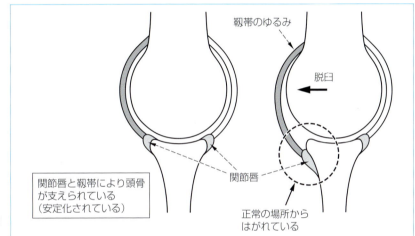

図 Ⅳ-41
外傷性肩関節脱臼の病態

2. 上腕骨骨折

　成長期のスポーツ活動で生じる骨折形態は，投球時に生じる上腕骨骨幹部骨折（螺旋骨折）と転倒が原因で生じる上腕骨近位端骨端線損傷を含む上腕骨近位端骨折がある．症状はほかの骨折と同様，疼痛と腫脹である．時には脱臼感を訴える場合もある．診断はX線画像にて行い，上腕骨近位端骨端線損傷の場合は，左右の肩関節画像を比較することによって，骨端線の開大の有無などを確認する．診断困難な場合は，MRI を行うこともある．治療は，5歳以下では大きな転位があってもリモデリングにより矯正されるため，2～3週間の三角巾固定となる．それ以上の年齢では，転位のない場合や軽度な場合は，三角巾・軟性装具などで受傷早期は固定し局所安静を保つものの，比較的早期から疼痛に応じて理学療法を開始する．転位が強い場合は，手術療法を行う．全身麻酔下に観血的または非観血的に徒手整復を行い骨折部が安定していれば，そのまま三角巾・軟性装具固定を，不安定な場合は，軟鋼線刺入術などを行う．

3. 外傷性肩関節脱臼（反復性肩関節脱臼）

1）病　態

　肩関節は人体の関節の中で最も可動域が広い関節であると同時に，最も脱臼の多い関節である．初回脱臼後に，再び脱臼を繰り返す状態を反復性肩関節脱臼と呼び，脱臼方向は97～98％が前方に生じる．初回前方脱臼後に生じた下関節上腕靱帯-関節唇複合体の剝離（Bankart病変）が治癒せず，靱帯の機能不全が残存し反復性肩関節脱臼へと移行する（図Ⅳ-41）．初回脱臼の生じた年齢が若いほど反復性肩関節脱臼となる確率は高くなり，40歳以上では10％程度なのに対し，10歳代は80～

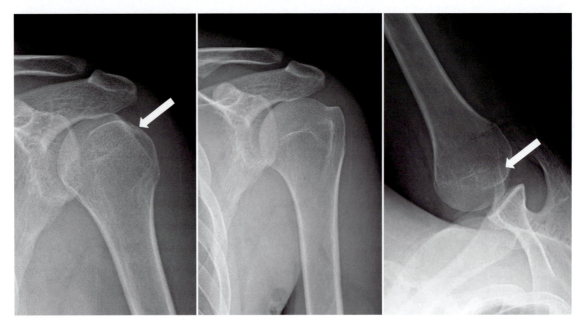

図Ⅳ-42　肩関節X線像
Hill-Sachs病変（矢印）

90％と非常に高率である．

2）臨床症状

肩関節可動域制限を認めることはないが，脱臼に対する恐怖心のため挙上や外旋動作で不安感を訴える．徒手検査では脱臼不安感テスト（apprehension test）があり，肩関節を外転位から外旋させて脱臼不安感を確認する．

3）画像検査

単純X線，CT，関節造影MRIがあり，手術方法を決定するのに必須である．単純X線は，スクリーニング検査として有用で，我々は腋窩撮影に類似した方法でかつ比較的正確に関節窩前縁の骨形態が描出できる新撮影法を用いている（図Ⅳ-42）．CT，特に3D-CTでは，肩甲骨関節窩の形態，上腕骨頭後面に生じた骨挫傷（Hill-Sachs病変）の大きさ・深さを評価でき（図Ⅳ-43），関節造影MRIでは関節唇・関節包など軟部組織の損傷程度を診断できる（図Ⅳ-44）．

4）治　療

(1) 初回脱臼に対する治療：成長期の肩関節脱臼の基本は保存療法である．脱臼整復後は，一般に3週間の固定，その後靱帯の修復強度が正常化すると考えられる3〜4か月まではスポーツ活動に制限を加えることが推奨されている．

(2) 再脱臼に対する治療：反復性肩関節脱臼の根治療法は手術である．主病変であるBankart病変を修復することが手術の基本的な目的となる．我々は，関節窩の骨形態，Hill-Sachs病変の大きさ，関節の弛緩性，スポーツ種目，手術時年齢などを考慮し鏡視下Bankart修復術，さらに病態に応じて，腱板疎部縫合などの補強措置を追加している．特に3D-CTにおける関節窩の骨形態が悪い症例には腸骨移植術を，またHill-Sachs病変があり，25歳以下のコリジョンスポーツとコンタクトスポーツ，特に男子では10代のラグビーおよびサッカー選手，女子では同じく10代のバスケットボール選手のように術後再受傷のリスクの高い症例には，棘下筋腱および小円筋腱と後方関節包をHill-Sachs病変骨陥凹部にスーチャーアンカーを用いて圧着させる，Hill-Sachs Remplissage法を補強措置として追加している．

5）手術方法

全身麻酔下のビーチチェアーポジション（70°程度の起座位）にて，関節鏡視下に手術を行う．出血はほとんどなく，手術侵襲の極めて少ない手術である．関節鏡や手術器具を挿入するポータルは，

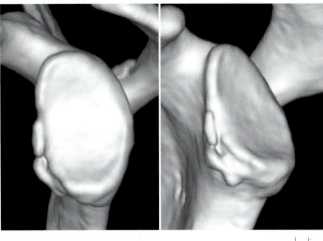
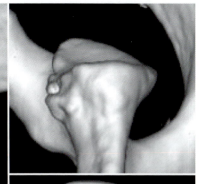

a	b
	c
	d

図 IV-43
肩関節 3D-CT 像
関節窩前方部から前下方部にかけて骨性 Bankart 病変が確認できる (a〜c). また, 上腕骨頭後上方部には大きな Hill-Sachs 病変が確認できる (d).

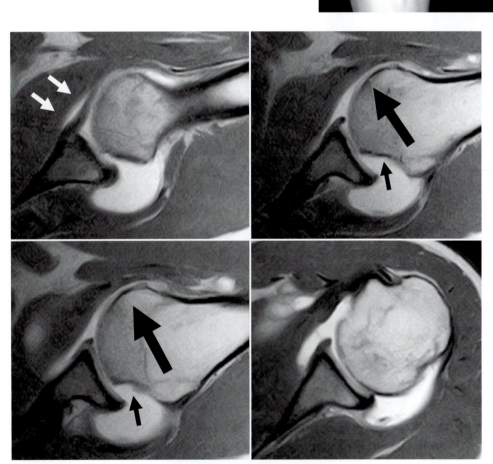

a	b
c	d

図 IV-44 肩関節造影 MRI 像
ABER 位 (a〜c) では, 下関節上腕靱帯の弛緩 (a-白矢印), 上腕骨頭の前方変位 (b, c-黒大矢印) および Hill-Sachs 病変 (b, c-黒小矢印) が明らかである. これに対し, 下垂位水平断像ではあまり有用な情報は得られていない (d).

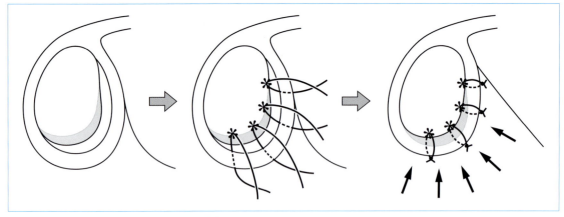

図IV-45　Bankart修復のイメージ（右肩）
関節窩の3～7時半付近は，関節窩面上の軟骨も除去しておく（グレーの部分）．修復後は，この部分に複合体が乗り上げるようになり，下関節上腕靱帯に十分な緊張がかかる（右）．（＊印：アンカー刺入位置）

5mm程度の皮切で後方と前方，前上方の3か所に作成する．先端が鈍なラスプ類を用いて，関節唇靱帯複合体（以下，複合体）の関節窩頸部からの剝離を前方から下方さらには後方にかけて複合体が完全にフリーになるまで十分に行う．これらの操作により弛緩した下関節上腕靱帯の再緊張化を確実にかけることが可能となる．

スーチャーアンカーを関節窩辺縁よりやや内側の関節窩面上に，原則として4個挿入して，縫合糸を複合体に装着し縫合する（図IV-45）．

6）後療法

術後3週間装具固定を行う．術翌日より肩周囲筋の筋緊張の除去を行いつつ，上腕骨頭の関節窩に対する求心性がとれるように肩甲帯や腱板機能を調整する．肩甲上腕関節の良好なアライメントが保たれれば関節可動域は無理なく改善される．

通常，術後6週頃から日常生活に不自由がなくなり，術後3か月より軽い運動開始，術後6か月より強い負荷のかかる運動や作業を開始としている．

肩関節のスポーツ障害

野球における最も頻度の高い障害部位は肩関節と肘関節であると報告されている[1]．投球動作は，下肢・体幹から伝えられた力を肩甲帯から上肢を通してボールに伝える動作であり，これらの一連の流れはkinetic chainと呼ばれている[2]．投球動作の過程において機能が低下した部位が存在すると，ボールへの力が減じるが，その他の部位が補って一見パフォーマンスは維持される．しかしながら，他の部位の機能障害の代償により，結果として上肢帯，特に肩関節・肘関節が過負荷となり器質的な障害へと進行する．投球動作に類似したテニスの打球において，体幹のエネルギーが20％減弱した場合，上肢の33％の加速または70％以上の上肢のパワー増強が必要となると報告されている[3]．また欧米の文献においても股関節や肩甲帯の可動性低下は，投手の肩障害やパフォーマンスの低下につながると述べられている[4)5]．したがって，これらの身体機能低下に加えて，繰り返す過度なストレスが投球側肩へ生じた場合，骨端線閉鎖前の選手においては骨形態への影響が生じ，骨端線閉鎖後では軟部組織の障害へと進展する．成長期の投球障害肩について，その特徴と自験例の治療成績について述べる．

成長期から肩関節のスポーツ障害は，1. リトルリーガーズショルダー，2. 投球肩におけるSLAP損傷がある．

1．リトルリーガーズショルダー

投球動作に伴い繰り返すストレスが投球肩に及ぼされた結果，骨が未成熟な若年者では骨形態に変化が生じる．8～15歳の野球選手において，肩痛の既往のある62％，無症状の55％に上腕骨の骨端線の開大を認めたと報告されている[6]．また投球肩の特徴として，外旋可動域の増大と内旋可

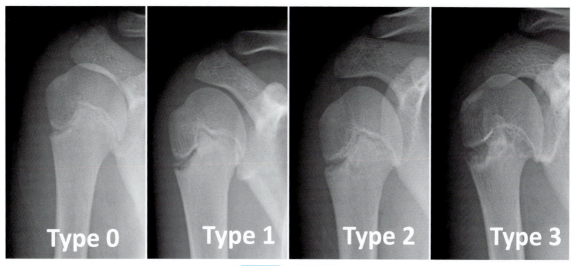

図Ⅳ-46 兼松分類
Type 1は骨端線外側の部分的拡大，type 2は骨端線全体の拡大，type 3はすべりを伴ったものとし，さらにX線上で健側と差がなかった症例はtype 0とした．

動域の減少が多く報告されているが，これは成長期における骨性の適応として上腕骨の後捻が関与していると考えられている[7)8)]．実際にメジャーリーグの投手において，投球側の上腕骨が平均17°の後捻角の増大を認めている．肩甲上腕関節に加えて，肩甲胸郭関節も投球動作によって適合することが報告されている．投球側の肩甲骨は上方回旋と後傾の可動性が増大し，レイトコッキング期の肩甲上腕関節の外転外旋肢位を促進していると考えられている．したがって肩甲骨のマルアライメントが投球障害の一因となることが推察されており，これを矯正することが治療につながっていく．

1）病 態

骨端線損傷Salter-Harris分類Ⅰ型で，繰り返す投球によるストレスで生じる疲労骨折と考えられている．発症原因は，解剖学的因子と機能的因子と誘発因子の3つが考えられる．

(1) **解剖学的因子**：骨端線は，骨全体の中で最も力学的に脆弱な部分で，特に剪断力に対して極めて弱い特徴を持っているといわれている．

(2) **機能的因子**：リトルリーガーズショルダーは，コッキング期からフォロースルー期までの間で骨端線に過度なストレスが加わるような身体的異常が原因である．その原因として，肩甲骨の上方回旋不足や内転障害，胸郭の柔軟性低下，股関節機能不全や体幹の回旋不全などが考えられる．

(3) **誘発因子**：過酷な日程によるoveruse，指導者経験や知識不足などの環境因子や未熟な投球フォームなども原因となる．

2）診 断

症　状：投球動作時や投球後の痛み．外傷歴はない．通常日常生活には支障がない．

好発年齢：小学校高学年から上腕骨近位の骨端線が閉鎖する以前の中学生に多くみられる．

ポジション：約半数が投手

機能診断：腱板機能，肩甲帯機能，胸郭の柔軟性，股関節機能を中心とした下肢機能，肩甲上腕関節の解剖学的な異常の有無，および症状発現に対する両者の関与の度合いを診ていく．

以下，当院で行われている肩関節障害に対する診察を紹介する．

(1) **視診・触診**：
・姿勢
・肩甲骨の位置の左右差
・棘下筋萎縮の有無
・立位バランス

＜ポイント＞

投球障害肩の場合，肩甲骨が外転・下制していることが多い．

(2) 肩関節可動域(以下，ROM)：
・ROM 制限の有無，左右差
・疼痛，インピンジメント徴候の有無
・肩甲骨の動き

<ポイント>
投球側の 90°外転内旋角度，90°屈曲内旋角度，外転角度は減少していることが多い．
・SLR テスト
・股関節 90°屈曲位内旋可動域，内転の可動性

<ポイント>
柔軟性が極端に低下していることが多い．

(3) 体幹・肩甲帯の柔軟性：
・Combined abduction test (CAT)，Horizontal flexion test (HFT)
肩甲骨と上腕骨を繋ぐ筋群および体幹と上腕骨を繋ぐ筋群の柔軟性をみる．

<ポイント>
投球障害肩の場合，投球側の肩甲周囲筋の柔軟性の低下による肩甲胸郭機能異常が認められる．

(4) 画像診断：両肩関節の単純 X 線撮影．リトルリーガーズショルダーの診断は肩関節外旋位が有用であり，上腕骨近位端骨端線の離開，近位骨幹端の非脱灰，骨硬化を認める[9](図Ⅳ-46)．

3) 治療
保存療法によく反応し，予後の良い障害である．
・投球禁止にて，上記機能診断で認められた身体機能異常の陰性化を図る．
・機能訓練は運動療法が中心となり，機能低下部位の再教育を行っていく．同時に投球フォームの改善も行っていく．
・局所の疼痛が軽減し，身体機能が改善した後に，徐々に投球動作に復帰していく．
開始時期は，当院では肩甲帯の柔軟性の改善を指標とし，通常 1 か月程度にて投球再開，2〜3 か月で復帰できる．

<ポイント>
画像的治癒には約 3〜6 か月かかるといわれているが，理学療法を中心とした保存療法により短期間に復帰可能となるため，必ずしも画像的治癒を待つ必要がないことを強調したい．

2．投球肩における SLAP 損傷

1) 病態

1985 年に Andrews らが上腕二頭筋長頭腱の関節付着部の関節唇損傷を，野球を含むスローイングアスリートの投球側の病変として報告した．その後，Snyder により投球障害に限定せず，一般的な病変として SLAP (superior labrum anterior and posterior)病変と名付けられ，4 タイプに分類された(図Ⅳ-47〜49)．これは，現在 10 のサブタイプに分類されている．

Andrews らは投球の follow through における減速期にかかる引き抜きによる病態を仮定し，一方で Burkhart らは，後方関節包の拘縮を主病態として，それによる上腕骨頭の後上方へのシフトにより関節窩から剥離する peel back メカニズムを唱えている．

2) 診断

(1) 分類(図Ⅳ-50)[10]：前述したように 10 のサブタイプに分かれている．

Type Ⅰ：関節唇の変性のみで剥離のない状態．

Type Ⅱ：最も多い病変で，上方の関節唇が関節窩から剥離した状態．Morgan らは，さらに anterior type，posterior type，それらが連続して存在する combined anterior and posterior type の 3 つの亜型に分類した．外傷性の損傷は，anterior type が多く，オーバーヘッド競技者の利き手側では，posterior type が多い．

Type Ⅲ：バケツ柄型の損傷で断裂した関節唇実質が転位し，関節内に嵌頓しうる状態．

Type Ⅳ：Type Ⅲ と同様に関節唇実質のバケツ柄断裂に加え，損傷が長頭腱に及んでいる．

Type Ⅴ：Bankart 病変が上関節唇へ達したもの．

Type Ⅵ：Type Ⅱ に加え関節唇が flap 状に剥離した損傷．

Type Ⅶ：Type Ⅱ の損傷が MGHL(中上腕関節包靱帯)に沿って進展したもの．

Type Ⅷ：Type Ⅱ から後方関節唇へと損傷が達した病変．

Type Ⅸ：全周性に損傷が及んだ病変．

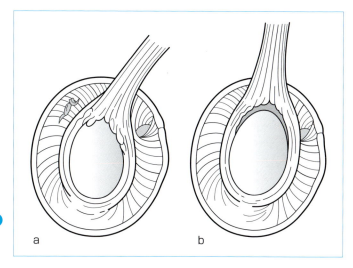

図 Ⅳ-47
Type Ⅰ

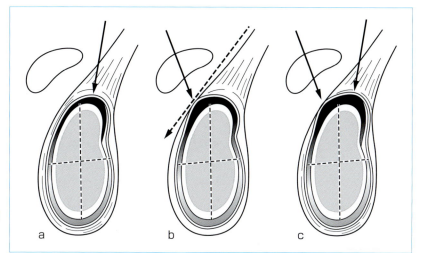

図 Ⅳ-48
Type Ⅱ

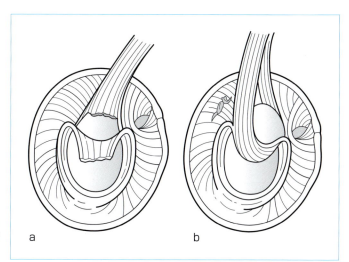

図 Ⅳ-49
a：Type Ⅲ
b：Type Ⅳ

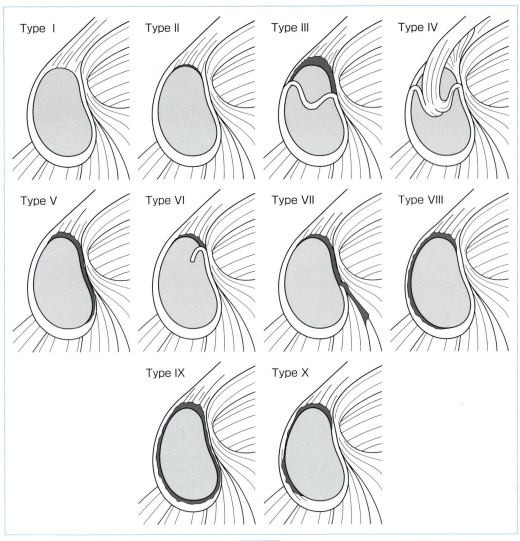

図 IV-50

Type X：Type II から後下方まで剝離が及んだ病変.

<ポイント>

オーバーヘッド動作に起因する病態の多くは type II で，その頻度は 50％以上とも報告されている．

(2) 症 状：投球時の疼痛を主訴とし，安静時や日常生活動作時に疼痛を生じることは稀である．疼痛発現の投球相は，コッキング後期から加速期にかけて多く，疼痛部位に関しては，随伴する病態により異なり一定しない．ひっかかり感やクリックといった自覚症状を訴える場合も多いが，特異的な症状とは言えない．

(3) 臨床所見：SLAP 損傷に対する徒手検査として，crank test，O'Brien test，relocation test などがあるが，投球障害肩などでは，腱板損傷など他の病変が合併している場合が多いため，偽陽性が多く，徒手検査のみで SLAP 損傷を診断するのは困難である．

当院では，肩甲帯後方の柔軟性の指標となる Combined abduction test（CAT），Horizontal flexion test（HFT）と Jobe の relocation test に準じた手技である Hyper external rotation test（HERT）（図IV-51）[6] が投球障害肩に必須の徒手検査と考えている[7)8)]．

(4) 画像検査：肩甲帯などの機能を表すバンザ

イ位での両肩のX線写真を撮像している．肩甲上腕関節のアライメントに加えて，肩甲骨の位置，鎖骨を含む胸郭のふくらみなども左右で比較している．

SLAP病変を診断しうる画像検査では，軟部組織の診断に優れたMRIが必須である．特に関節造影を加えたMRIではその診断率が上昇することが知られている．当院では，openタイプのMRIで関節造影し通常の斜位冠状断（図Ⅳ-52-a）に加え，下垂位内旋軸位断（図Ⅳ-52-b），ABER位の軸位断（図Ⅳ-52-c）を撮影している．外転外旋位をとることで，剝離した後上方で関節唇が上腕骨頭や腱板関節面と接触することを確認できる．

3）治療[11]

(1) **保存療法**：保存療法が有用で，症状を有するほとんどの症例で，肩甲帯の柔軟性の低下を認める．また肩甲帯の位置異常も internal impingement を増長する要因となるので矯正が必要である．また投球動作は，kinetic chain といわれる下肢から体幹肩甲帯へのスムースな力の伝達が基本となっているため，下肢・体幹機能にそれぞれアプローチしている．多くの投球障害肩症例では，肩甲胸郭機能異常が存在するため，セルフエクササイズや徒手療法を組み合わせていく．肩甲帯へのセルフストレッチの手技としては，sleeper stretch, cross-body stretch などが有用である．同様に体幹・下肢，特に股関節への評価とアプロー

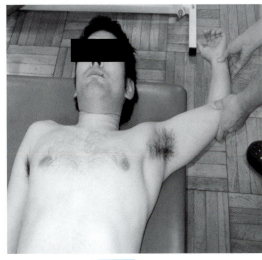

図Ⅳ-51　HERT

チを行っている．

(2) **手術療法**：SLAP病変に対しては，前述した保存療法がまず試みられるが，反応が乏しい症例では手術が考慮される．

・Type Ⅰは，変性した関節唇の表層をシェービングするのみ．

・Type Ⅱは，関節唇に不安定性がある症例には，修復を必要とすることが多い．

当院では，スーチャーアンカーを用いた鏡視下SLAP修復術を行っている．

手術方法は，一般的な後方鏡視で前方ポータルに加え，前方のみの修復では前上方ポータルを，

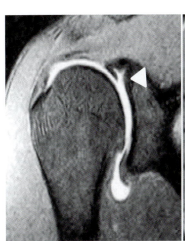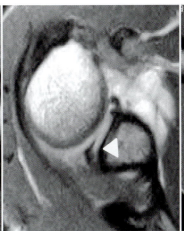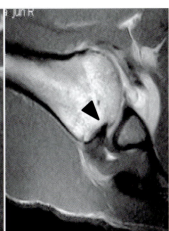

a｜b｜c

図Ⅳ-52　造影MRI（矢頭：SLAP損傷部位）

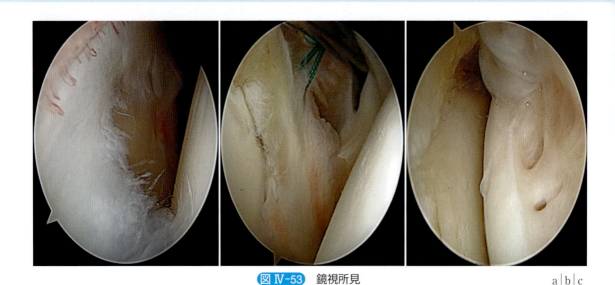

図Ⅳ-53 鏡視所見　　　　　　　　　　　　　　　a|b|c

後方の修復が必要な症例では経腱板アプローチによるポータルを用いる．当院では，オーバーヘッド競技者，特に野球などの投球側のSLAP typeⅡ（図Ⅳ-53-a）においては，posterior type は関節唇の切除にとどめ，anterior and posterior type に対しては，右肩12時半から1時にアンカーを挿入し前方のみマットレス縫合で固定している（図Ⅳ-53-b, c）．また投球側でBankart 病変との合併である type Ⅴの症例などで，後方への損傷部位が広く前方のみの縫合で制動が不十分な症例では，長頭腱の付着部から離し，右肩に10時付近を目安にマットレス縫合している．

(3) **手術成績**：手術成績はおおむね良好な成績が報告されている．スポーツ復帰に着目した結果では，20～94％が術前レベルへ復帰したと報告されている．オーバーヘッド競技者に対する成績は劣る傾向を認め，64％で術前と同等レベルに復帰している[12]．

(渡海守人，高橋憲正，菅谷啓之)

参考文献

1) Conte S, Requa RK, Garrick JG：Disability days in major league baseball. Am J Sports Med. 29：431-436, 2001.
2) Kibler BW：The role of the scapula in athletic shoulder function. Am J Sports Med. 26：325-327, 1998.
3) Kibler BW：Biomechanical analysis of the shoulder during tennis activities. Clin Sports Med. 14：79-85, 1995.
4) Robb AJ, Fleisig G, Wilk K, et al：Passive ranges of motion of the hips and their relationship with pitching biomechanics and ball velocity in professional baseball pitchers. Am J Sports Med. 38：2487-2493, 2010.
5) Kibler WB, Sciascia AD：Current concepts：Scapular dyskinesis. Br J Sport Med. 44：300-305, 2010.
6) Mair SD, Uhl TL, Robbe RG, et al：Physeal changes and range-of motion differences in the dominant shoulders of skeletally immature baseball players. J Shoulder Elbow Surg. 13：487-491, 2004.
7) Meister K, Day T, Horodyski M, et al：Rotational motion changes in the glenohumeral joint of the adolescent/little league baseball player. Am J Sports Med. 33：693-698, 2005.
8) Reagan KM, Meister K, Horodyski M, et al：Humeral retroversion and its relationship to glenohumeral rotation in the shoulder of college baseball players. Am J Sports Med. 30：354-360, 2002.
9) 兼松義二：少年野球における上腕骨近位骨端線障害．整スポ会誌．24：40-43, 2004.
10) Knesek M, Skendzel JG：Diagnosis and management of superior labral anterior posterior tears in throwing athletes. Am J Sports Med. 41（2）：444-460, 2012.
11) 高橋憲正：手術編 肩関節・肘関節 肩SLAP損傷に対する鏡視下手術．臨床スポーツ医学．30：38-41, 2013.
12) 高橋憲正：投球肩におけるSLAP損傷・腱板不全断裂の病態と治療法．肩と肘のスポーツ障害．菅谷啓之編．181-192, 中外医学社, 2012.

IV 部位別―こどものスポーツ傷害の治療と予防

5 肘のスポーツ傷害

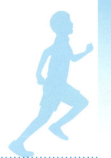

保護者および指導者に対する説明のポイント　POINT

- ☑ こどもの上腕骨内側上顆下端障害は2〜3週間投球を休めば一時的に痛みはなくなりますが，それだけでは再発を繰り返したり骨癒合不全を生じます．再発防止や高校生以降で内側不安定症に悩まされないために，小学生の頃からオーバーユース，コンディション不良，不良な投球動作に対するアプローチが必要です．
- ☑ 上腕骨小頭離断性骨軟骨炎はほかの野球肘と違い，治癒するのに1年以上を要すること，適切に治療しないと日常生活で支障をきたすような変形や運動制限を残すこと，局所の痛みや疼痛誘発テストにより病変の有無や治癒の程度を判断するのは困難であることから，特に注意が必要です．無症状のうちに早期診断するには超音波画像検査が有効です．
- ☑ 野球活動を休むことは，何もせずに時間を浪費するわけではなく，こどもの旺盛な治癒能力により局所が自然治癒する時間を与えるために必要です．「痛い」と言える環境，痛ければ休める環境を作ることが現場には求められます．

こども（小学生〜中学生）の身体的・環境的な特徴

　こども（小学生〜中学生）の肘のスポーツ傷害の大部分を占める野球肘について述べたい．こどもの野球肘の診療をするには，まず肘関節を構成する骨組織に関して，小・中学生ではただサイズが小さいだけでなく靱帯・筋腱付着部の軟骨成分が多いこと，骨端線が存在すること，骨も大人に比べて脆弱であることを認識しておく必要がある（図IV-54）．そして表IV-6 に示す，大人と比べたこども特有の身体的・環境的要因も理解しておく必要がある[1)2)]．こどもの体や心は未熟であり，決して大人のミニチュアではない．暦年齢が一緒でも骨年齢や体格にかなりのばらつきがあること

（図IV-55）を踏まえて診療にあたることが重要である[1)2)]．

分類・病因・病態・診断

　野球肘は，野球の投球による肘関節の軟部および骨軟骨部の組織障害の総称であり[3)]，発生部位や原因となるメカニカルストレスの違いにより，通常，内側・外側・後方・前方の4つに分類[3)4)]，さらに複数の病態が併存した混合型，変形性関節症に至る終末型を加えた6つの型の分類もある[5)]．内側は外反牽引ストレス，外側は圧迫・剪断ストレス，後方は圧迫・剪断ストレスにより主に生じる[3)4)]．但し，骨端線閉鎖前のこどもと閉鎖後の大人では障害される部位・頻度・予後などが異なるため，別々に扱う必要がある[6)7)]．ここではこ

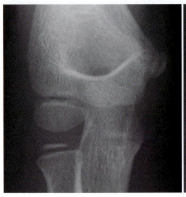 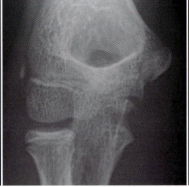 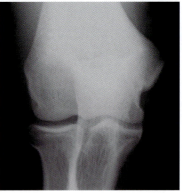

　　a．小学生　　　　　　　　b．中学生　　　　　　　　c．高校生

図Ⅳ-54　単純X線像上の骨成長の過程

サイズの違いだけではなく，小学生では靱帯・筋腱付着部の軟骨成分が多く，骨端線が存在し，骨強度も弱い．

表Ⅳ-6　こども特有の身体的・環境的要因

＜身体的特徴＞	＜環境的特徴＞
○体が未熟 　・脆弱な骨端線や軟骨成分の多い骨端の存在 　・脆弱な軟骨下骨 　・骨端核の骨化進展期の血流低下 　・弱い筋力 　・小さな手 　・Growth spurt期の体幹・下肢の柔軟性低下 　・体格や成長のスピードのばらつき ○心が未熟 　・大人に従順 　・治療に対する低いコンプライアンス 　・野球休止による大きな精神的ダメージ ○技術が未熟 　・ボールの母指指腹握り 　・未熟な投球・打撃動作 ○特殊な内因 　・遺伝的素因 　・骨端の骨化進展期の血流低下	・少ない所属選手数 ・投手・捕手の人数不足 ・多すぎる試合や長すぎる練習 ・活動日が土・日曜日に集中 ・一年中の野球活動（降雪地域を除く） ・軟式・硬式・ソフトボールの並行実施 ・指導者のレベルのばらつき ・指導者・親御さんからの精神的重圧

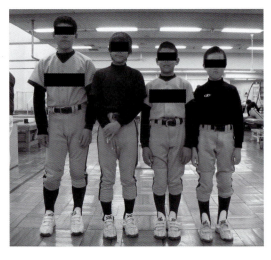

図Ⅳ-55
こどもの体格
同じ小学6年生でも体格にばらつきがある．

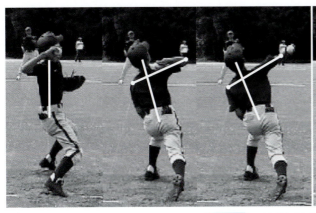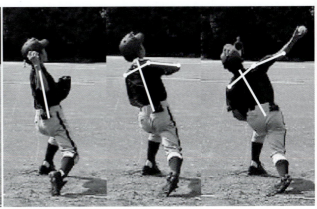

a|b

図Ⅳ-56　こどもにおける遠投練習の危険性
こどもにおいては，遠投時に投射方向が上方に向かい過ぎ投球フォームが乱れることが多い．
　a：20 m 投球：良好なフォームで投球できている．
　b：40 m 投球：フットプラントで体幹が後傾して体が早く開いて，肘下がりの投球になっている．

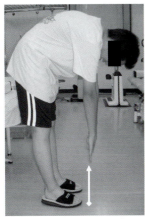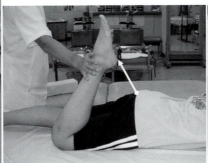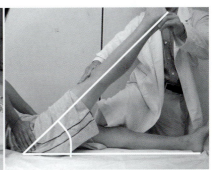

a|b|c

図Ⅳ-57　Growth spurt 期の下肢・体幹のタイトネス
小学生高学年から中学生の growth spurt 期の男子は，下肢・体幹のタイトネスが増強する．
　a：Finger floor distance（FFD）：ハムストリングと背筋のタイトネスの指標
　b：Heel buttock distance（HBD）：大腿四頭筋のタイトネスの指標
　c：Straight leg raising（SLR）angle：ハムストリングのタイトネスの指標

どもの野球肘に限定するが，その頻度は内側障害が 90％程度を占め，次いで外側，後方障害の順である[8]．

＜障害の発生要因＞：肘局所における要因は，繰り返される投球によるメカニカルストレスであり，コッキング後期から加速期には外反ストレス，ボールリリースから減速期には内反・伸展ストレスが主体となる[9]．この肘関節へのメカニカルストレスを増大させる要因には，大人と共通した要因として，①オーバーユース，②コンディション不良，③不良な投球フォームの3つがある[1,2]．さらにそこに，前述したこどもの身体的・環境的特徴が危険因子として加わる[1,2,5,6]．オーバーユースは，特に小・中学生においてはいまだ米国においても本邦でも主たる要因に挙げられる[10,11]．野球は本邦における国民的スポーツであり，最も裾野が広く小学生の野球チームは非常に多く，そのため1チームの所属選手が少なく，1人の選手が投手・捕手を兼務しているチームも珍しくない．投手の1試合あたりの投球数の規定（小学生で50球／日，中学生で70球／日），連日登板の禁止などの指針が出されているが，それが徹底できてい

5．肘のスポーツ傷害

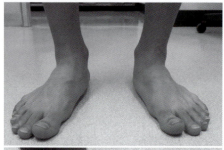
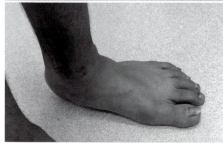
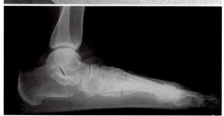
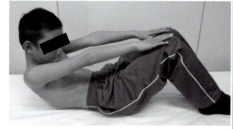
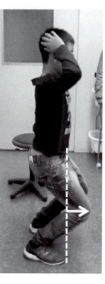

図Ⅳ-59 こどもにみられる体幹・下肢の機能障害
a：腹筋が弱いこども
b：適切なスクワットができないこども

◀図Ⅳ-58 "こんにゃく足"とも呼ばれる回内扁平足

ない．学童野球でも年間試合数の多いチームでは100試合を超え，それを主に土日にこなすことになるので，1日に2試合以上をこなすことは珍しくない．その他，高校生以上では冬期はオフになるが，小・中学生は降雪地域を除く寒い冬にも大会が開催されている．ウィークデーは部活で軟式野球，週末はクラブチームで硬式野球を行っている選手もいる．軟式ボールと硬式ボールでは，ボールの重さ・硬さ・表面の材質は明らかに異なり，同時期に異なるボールを扱うと感覚的な狂いをもたらす．練習内容に関しても，過酷なノックや体格に見合わない遠投練習[12]が，得られる効果や生じうる危険性を検証することもなく慣習的に行われている（図Ⅳ-56）．指導者の資格制度がまだ確立されていないこともあり，野球経験のない大人が指導していることも稀ではない．また野球経験のある指導者もスポーツ医学的な知識は乏しく，自分のこども時代の経験に頼った指導を行っている．

コンディションについては様々な問題が報告されている[1,2]．成長期のgrowth spurt期の男子は急速な体の成長に伴い下肢・体幹のタイトネスが強まる（図Ⅳ-57）．裸足で生活することが少なくなった影響か，"こんにゃく足"とも呼ばれる回内扁平足のこどもが急増している（図Ⅳ-58）．腹背筋・股関節周囲筋が弱いこども（図Ⅳ-59-a），スクワットや垂直跳びがまともにできないこども（図Ⅳ-59-b），片脚起立・片脚スクワットで体がぐらつくこどもも多い（図Ⅳ-60）．投球動作中は大部分の時間を片脚で支持しており，このような状況下では下肢が安定せず上肢への負荷が増す．骨盤が後傾または過度に前傾し，胸椎後弯が増強して胸郭の拡張が不良となり，いわゆる猫背で肩甲骨が下方回旋している姿勢不良も多くみられる（図Ⅳ-61）．投球側の広背筋・上腕三頭筋・小円筋・小胸筋などのタイトネスにより投球側の肩甲骨が下方偏位し（図Ⅳ-62），肩の挙上を妨げたり，投球側の腕神経叢は持続性に牽引され外転時には肋鎖間隙や小胸筋腱下で圧迫・牽引ストレスにさらされやすくなり，胸郭出口症候群の危険が増す．

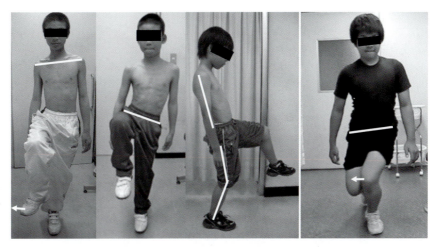

図Ⅳ-60
こどもにみられる体幹・下肢の機能障害
　a：片脚起立
　b：片脚スクワット（dynamic Trendelenburg test）

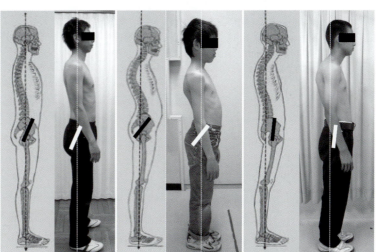

図Ⅳ-61
姿勢の良否
　a：良好な姿勢：骨盤が適度に前傾し，体のパーツが重心線からぶれない．
　b：不良な姿勢：骨盤が過度に前傾し，腰椎前腕・胸椎後弯が強まる．
　c：不良な姿勢：骨盤の前傾が減少し，胸椎後弯が強まり胸郭の拡張が減少する．

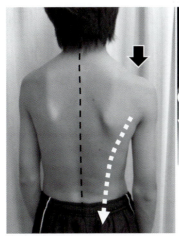
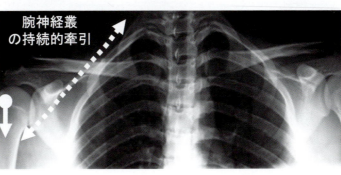

図Ⅳ-62　肩甲骨の下方偏位
　a：主に広背筋のタイトネスによる肩甲骨の下方偏位
　b：肩甲骨の下方偏位による腕神経叢の持続的な牽引状態

5．肘のスポーツ傷害

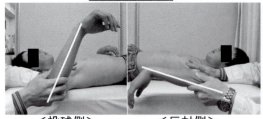
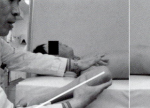
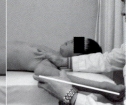
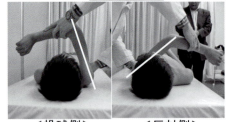
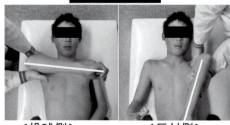

図Ⅳ-63 小学生野球選手の肩関節可動域
小学生の時点ですでに投球側と反対側で著明な差が生じている．

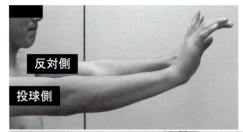
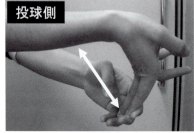
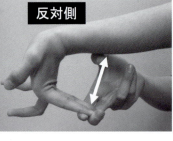

図Ⅳ-64
a：手指自動伸展で，投球側の示中指の伸展制限を認める．
b：示中指の他動伸展で，投球側の伸展制限を認める．

　肩関節90°外転内旋・90°屈曲内旋・水平内転・肩甲上腕関節外転が減少する（図Ⅳ-63）．こうした状況下ではまた，上肢挙上時に肩甲骨の上方回旋が十分できず肘下がりとなり肩関節外転位外旋が十分できなくなり，加速期での肘外反ストレスを増大させる．投球側の回内屈筋群は，コッキング後期から加速期にMCLを保護したり，ボールリリース時にボールを示中指で押し出す際に繰り返し収縮して筋疲労を起こしているため，投球側の示中指の伸展制限を認める（図Ⅳ-64）．

　こどもにおいては投球フォームも未熟であり，「肘下がり」・「肘の引き込み過ぎ」・「手投げ」・「アーム投げ」・「フットプラントでの体幹後傾」・「体の早い開き」[1)2)13)]（図Ⅳ-65）やダブルプレーン投法[14)]（図Ⅳ-66）など様々な不良な動作を認め，これらはすべて肘へのオーバーストレスを惹起する．こうした不良な投球フォームがコンディション不良の結果として生じている場合と，投球時の体の使

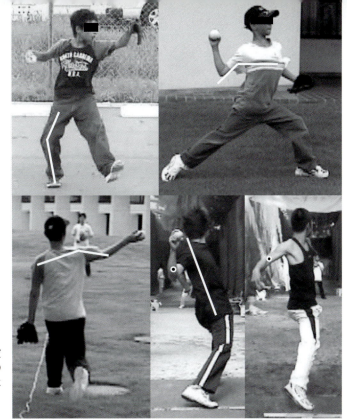

図Ⅳ-65
こどもの未熟な投球フォーム
「肘下がり」・「肘の引き込み過ぎ」・「手投げ」・「アーム投げ」・「フットプラントでの体幹後傾」・「体の早い開き」などの不良動作を認める.

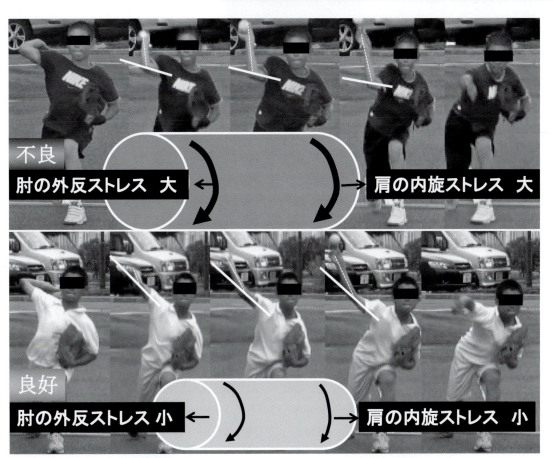

図Ⅳ-66 スローイングプレーンからの逸脱の程度の違い
上段：上腕の軌道と前腕の軌道が大きくずれスローイングプレーンから逸脱したダブルプレーン投球.
下段：上腕の軌道と前腕の軌道のずれが少ないスローイングプレーンに沿ったシングルプレーン投球.
上段は下段に比べて肩の内旋ストレス・肘の外反ストレスが増大する.

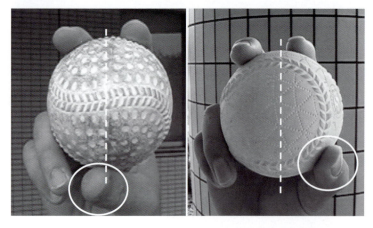

図Ⅳ-67
ボールの握り方の違い
小学生では母指指腹握りを多く認め，それが肘下がりやアーム投げを誘発する．
a：母指尺側握り．母指が示中指の中間の対角線上に位置し，母指の尺側でボールを握る．
b：母指指腹握り．母指が示指側にずれた位置にあり，母指の指腹でボールを握る．

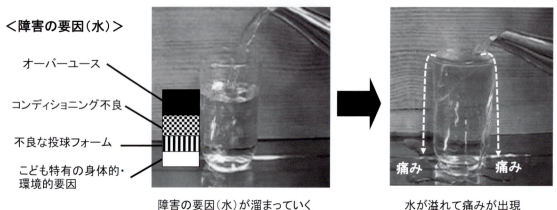

＜障害の要因（水）＞
- オーバーユース
- コンディショニング不良
- 不良な投球フォーム
- こども特有の身体的・環境的要因

障害の要因（水）が溜まっていく　　水が溢れて痛みが出現

図Ⅳ-68
野球肘はコップの中の水にたとえられる．

い方自体が未熟であったり，間違った意識・指導による場合がある．また，こどもは小さい手でボールを握ることや，正しいボールの握り方の指導を受けていないため，母指が示中指に対向しない母指指腹握り（図Ⅳ-67）で強く握る傾向にあり，これが肘にとっては危険であるとの報告もある[15)16)]．

外側障害の要因については，繰り返される加速期の圧迫・剪断力が主因と考えられているが[17)18)]，発生頻度が内側障害の10%以下とあまりにも少なく，投球のメカニカルストレスだけでは説明がつかない[19)]．兄弟・親子での発生例[20)]，両側発生例[21)]，サッカー選手での発生例の存在[22)]から遺伝的因子の関与，小頭骨端核の骨化進行期の一時期な血流障害[23)24)]，ペルテス病と同様に間接喫煙の関与も指摘されている[25)]．

野球肘は，以上の様々な要因が積み重なって生じる障害であり，コップの中の水にたとえられる

（図Ⅳ-68）．コップの中に様々な要因の水が溜まっていき，水が溢れたときに痛みを生じる．痛みがなければ大丈夫なわけではなく，障害発生予防や再発予防のためには，このコップの中の水を極力減らす努力が必要となる．

1．内側障害

年齢により障害部位が異なる．それは骨成長が進むに従い（図Ⅳ-69），内側支持機構の最脆弱部位が年齢により異なることによる[1)2)6)7)]．12歳以下では内側上顆下端障害，10〜14歳では内側上顆骨端離開，14〜16歳では鉤状結節剥離，16歳以上では内側側副靱帯（MCL）損傷が主体となるが，小児期では内側上顆下端障害がその大部分を占める．リトルリーグ肘は内側上顆下端障害と内側上顆骨端離開を総称したものである[26)]．発症様式には，ある一球の投球で疼痛を生じる急性型，緩徐に疼痛が増強する慢性型，元々軽度の疼痛があり

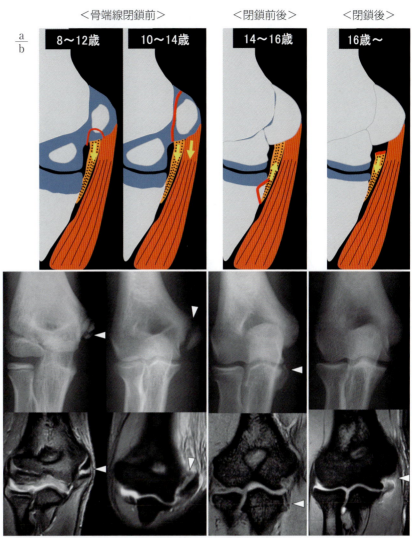

図IV-69
a：年齢による内側障害の発生部位の違い
b：年齢による内側障害の画像所見の違い

内側上顆下端障害　内側上顆骨端離開　鉤状結節剥離　MCL損傷

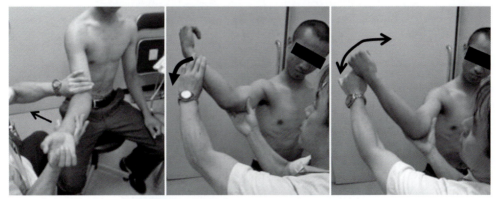

a｜b｜c　図IV-70　肘内側支持機構損傷の疼痛誘発テスト
　a：外反ストレス．肘屈曲30〜45°で外反ストレスを加える．
　b：加速期テスト．肩90°外転位，肘90°屈曲位で肩外旋方向にストレスを加える．
　c：Moving valgus stress test．母指を握って引きながら肘関節の90°前後の屈伸を繰り返す．

5．肘のスポーツ傷害

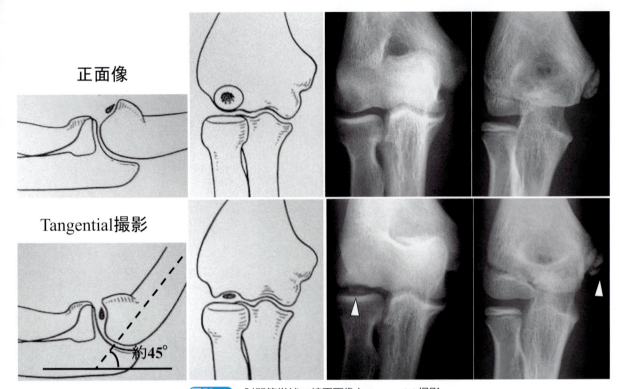

図Ⅳ-71 肘関節単純X線正面像とtangential撮影
上腕骨内側上顆下端障害と小頭OCDの所見は，正面像では不明瞭であるがtangential撮影で明らかとなる．

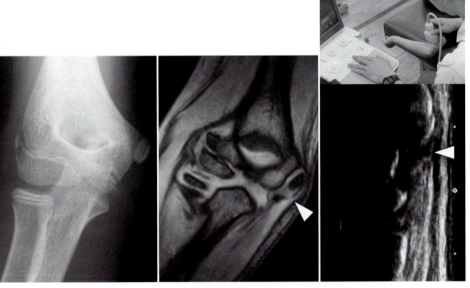

図Ⅳ-72
上腕骨内側上顆下端軟骨レベルの裂離の画像所見
a：単純X線tangential撮影．明らかな異常を認めない．
b：MRI T2*強調像．内側上顆下端軟骨が裂離し，裂離部は高信号を呈する．裂離した軟骨片は比較的大きいことがわかる．
c：超音波画像．内側上顆下端の裂離部は低エコーを示す．

急に増強する亜急性型がある．
　診断は，身体所見の内側上顆下端・MCL実質部・鉤状結節部・内側上顆全体の圧痛，外反ストレス・加速期テスト・moving valgus stress testなどの疼痛誘発テスト（図Ⅳ-70），内側上顆骨端離開では抵抗下手関節掌屈や前腕回内による疼痛誘発により可能である．画像検査は単純X線上，内側上顆下端障害では肘関節45°屈曲位正面像であ

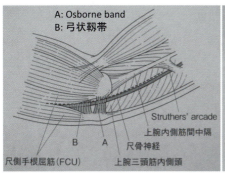
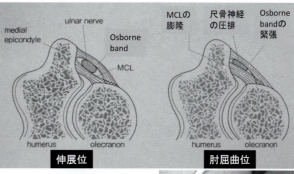
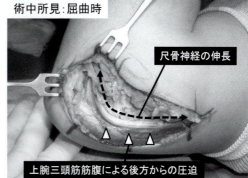

図Ⅳ-73
投球による肘部管症候群
　a：尺骨神経障害の要因となる可能性のある構造物
　b：肘伸展時・屈曲時のOsborne band部での横断図
　c：肘屈曲時の尺骨神経に加わる圧迫・伸長ストレス

るtangential撮影[18]（図Ⅳ-71）における内側上顆下端の裂離・分節・fragmentation，内側上顆骨端離開では正面像・tangential撮影での骨端線の開大や遠位への転位，鉤状結節剝離では正面像・tangential撮影での鉤状結節の剝離や不整を認める．障害部位は超音波画像では低エコーやMRI T2強調像では高信号に描出され，単純X線像では描出されない軟骨レベルの裂離も超音波画像やMRIで検出可能である（図Ⅳ-72）．

　その他，肘内側の疼痛を生じる病態として，こどもにおいても肘部管症候群や胸郭出口症候群が生じる可能性がある[5)27)〜29)]．投球負荷によりOsborne bandや内側筋間中隔などの肥厚，上腕三頭筋や尺側手根屈筋の肥大を生じるため，尺骨神経は圧迫されやすい環境にある（図Ⅳ-73-a）．投球のコッキング後期から加速期において，尺骨神経には肘部管容積の減少による圧迫と伸長ストレスが繰り返し加わり肘部管症候群を生じる[5)27)30)]（図Ⅳ-73-b，c）．尺骨神経の（亜）脱臼例では機械的摩擦刺激が加わる[5)27)]．診断に際しては，肘関節内側支持機構損傷の疼痛誘発テストでも疼痛を生じることが多いため，同損傷との鑑別が重要であり，尺骨神経の圧痛点を，Struthers' arcadeから尺側手根屈筋部まで広範囲にチェックする（図Ⅳ-74-a）．Elbow flexion test[31)32)]による肘内側痛の誘発は有用である（図Ⅳ-74-b）．投球による肘部管症候群はdynamicな刺激による尺骨神経障害のため，神経脱落所見は，無いか軽度な知覚障害にとどまり，神経伝導速度も正常であることが多い．胸郭出口症候群においても，第8頸髄神経および第1胸髄神経根の刺激が生じやすく，肘部管症候群様の尺骨神経走行部の疼痛・圧痛を示すことがあるので注意が必要である[5)27)33)]．胸郭出口症候群の診断は，斜角筋三角・肋鎖間隙・小胸筋腱部の圧痛の左右差に重点を置き（図Ⅳ-75），Adson test，Wright test，Roos test，Eden testなどの誘発テストは参考にとどめている[28)]．

2．外側障害

　上腕骨小頭離断性骨軟骨炎（OCD）が主体であり，その発症年齢は10〜12歳（小学5年生がピーク）で[19)24)34)]，発生頻度は内側障害の1/10以下と少ない．発生早期には無症状なことが多く，疼痛・運動制限などの症状が出現するのは発生してから数か月後であるといわれ，治療介入が遅れたり（図

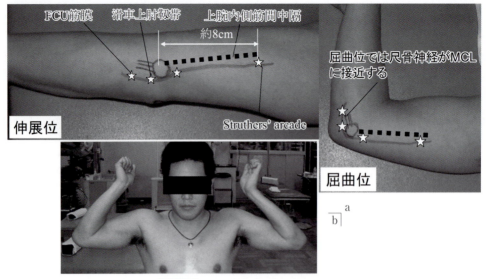

図Ⅳ-74 肘部管症候群の身体所見
a：尺骨神経の主な圧痛・Tinel 徴候のポイント．肘屈曲位では肘部管部の尺骨神経と MCL が接近するため，どちらの圧痛か判別が困難になることがあるため，伸展位でも確認する．
b：Elbow flexion test．肩 90°外転・肘屈曲・手関節背屈位を保持して肘内側痛を誘発する．

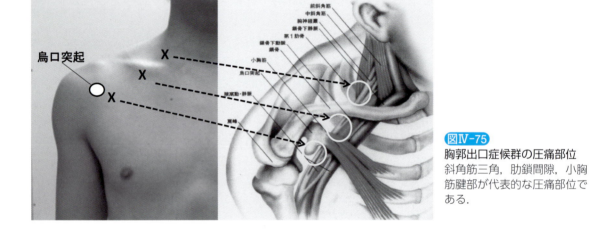

図Ⅳ-75 胸郭出口症候群の圧痛部位
斜角筋三角，肋鎖間隙，小胸筋腱部が代表的な圧痛部位である．

Ⅳ-76），適切な治療介入がなされない（図Ⅳ-77）と関節症に至って，日常生活にも支障をきたす変形や可動域制限を残す可能性があるため「野球肘の癌」ともたとえられる[34]．病変の範囲により，中央型，外側型，広範囲型[35]に（図Ⅳ-78），また進行程度により，透亮期・分離期・遊離期に分類される（図Ⅳ-79）[18)36)]．典型的には当初は広範囲型で外側から修復が進み中央型に移行するといわれているが[34]，当初から外側型，中央型に留まる例，軟骨下骨を伴わず軟骨層のみ薄く剝離する例[38)39)]もある．臨床経過も多様で，同じ暦年齢で同程度の病変でも 1 年くらいでほぼ修復されてしまうもの（図Ⅳ-80）から，2～3 年かけて修復されるもの，完全修復されるものと部分修復に終わるもの，さらに早期に治療介入しても急速に関節症まで生じてしまうもの[40]（図Ⅳ-81）もある．治癒の程度やスピードは，暦年齢よりも骨年齢に影響され，骨年齢のどのタイミングで治療介入が開始されたかに左右され，外側上顆の骨端核の骨化進行に並行して小頭病変の治癒が進行する傾向があるが[34]，年齢・治療介入時期の違いでは説明のつかない病変範囲や治癒程度のばらつきがあり，発

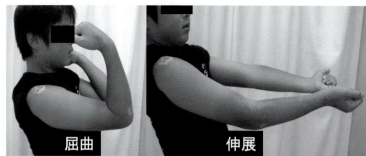

図Ⅳ-76 上腕骨小頭 OCD の関節症・橈骨頭前方亜脱臼合併例の初診時所見

14 歳，軟式野球野手．野球歴 7 年，右肘痛が出現して 2 年経ってから初診．

a：肘関節の運動制限．投球側の肘関節の屈曲・伸展に明らかな制限を認める．
b：単純 X 線像．小頭部の圧壊，遊離体のほかに関節症性変化，橈骨頭前方亜脱臼を認める．

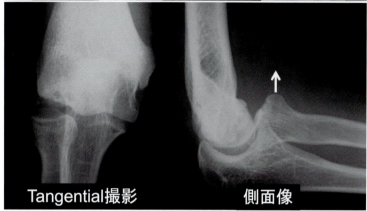

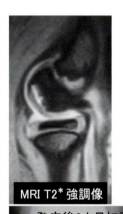
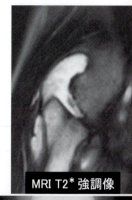

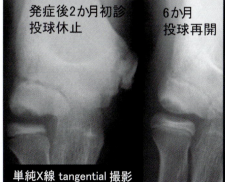
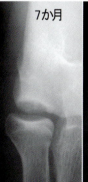
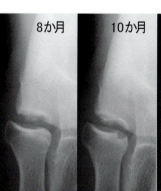

図Ⅳ-77　保存療法が徹底できずに関節症が進行した例

12 歳，軟式野球捕手．初診後 6 か月の投球休止にて治癒傾向を認めたが，それ以上の投球休止は受け入れられず投球再開．その後，急速に小頭部の圧壊と関節症性変化が進行．手術療法も拒否．

5．肘のスポーツ傷害

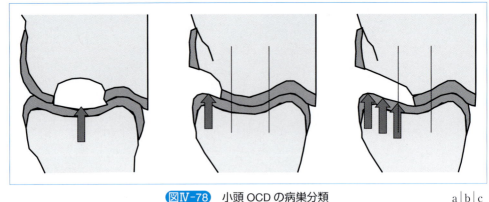

図Ⅳ-78 　小頭OCDの病巣分類　　　　　　　　　　　　　　　a｜b｜c
a：中央型．外側壁がある．
b：外側型．外側1/3にとどまる．
c：広範囲型．外側1/3以上に及ぶ．

（文献56から引用）

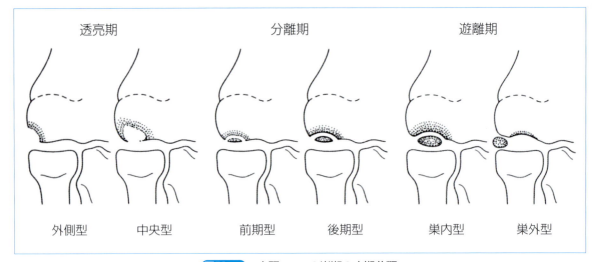

図Ⅳ-79 　小頭OCDの岩瀬の病期分類
岩瀬らは単純X線tangential像の進行度により，透亮期，分離期，遊離期に分類した．

（文献18から引用）

生時点で運命づけられている要素もあると思われる．このことは股関節の骨端症であるPerthes病において障害される骨端の範囲や修復の程度にバリエーションがあるのと似ている．治癒の良し悪しを左右するのは，構造的に脆弱な状態の段階で投球負荷を回避できたかどうかとともに，血流の復活が見込める病変かどうかである．小頭OCDの診断に関しては，病変が進行して不安定になり関節炎が生じたり遊離体を生じる段階では，屈曲や伸展制限，soft spotの圧痛や腫脹，moving valgus stress testでの外側痛を認めるが，早期の段階では局所の身体所見に乏しい．そのため，OCDの診断には画像所見が主力となる．単純X線像は，標準的で重要な画像診断法であり，骨透亮像や遊離骨片の描出，病変の修復過程の観察のほか，骨年齢の把握ができる．なかでもtangential撮影[18]が重要で，通常の正面像で不明瞭な病変を描出でき，前述した透亮期・分離期・遊離期の病期分類がなされる（図Ⅳ-71）．内側障害で受診した際や，その経過観察中に無症候性の小頭OCDを発見することがあるため[39]（図Ⅳ-81），内側障害例でも小頭部の所見を常にチェックする．

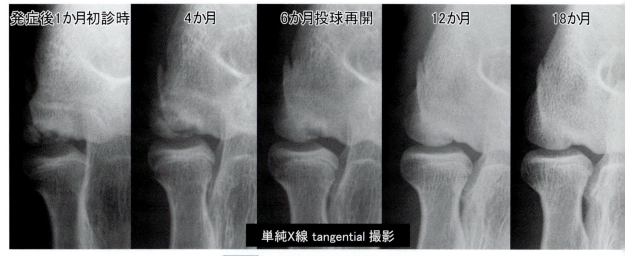

図Ⅳ-80 保存療法による良好な修復例

12歳, 軟式野球投手. 疼痛発症後1か月で初診し, 投球休止にて順調に治癒が進行し, 6か月時点で外側壁を含む70％程度の修復を認めたため投球を再開し, 18か月で完全修復.

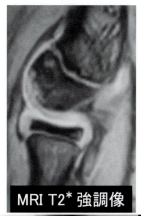

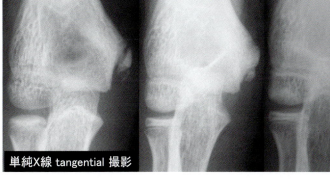

図Ⅳ-81 OCD発症早期に治療介入したが関節症が進行した例

9歳, 軟式野球捕手. 急性発症の内側上顆下端裂離で初診. 投球休止3か月で内側上顆下端裂離は癒合し投球再開. 4か月で捕手に復帰. 8か月時点で小頭部OCDが確認され投球を再休止. 投球休止を継続したが骨透亮範囲は休止後6か月まで拡大. その後, 骨修復はある程度みられたが関節症は進行.

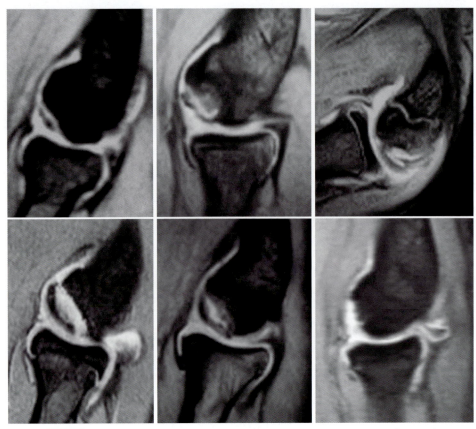

図Ⅳ-82 小頭部 OCD 病変の不安定性を示す MRI 所見（図はすべて $T2^*$ 強調像）
a：High signal interface と呼ばれる関節面から軟骨下骨に連続する線状の高信号で、関節液の軟骨下骨層への流入を示す。
b：関節面の不整
c：骨軟骨片の転位

しかし，骨塩量が半分程度にならないと骨透亮像が現れないため発生早期の病変の診断は困難であること，軟骨面の評価ができず軟骨層だけ薄く剥奪するタイプでは異常が認められないこと[38]が問題である．CT は微細な骨病変の検出ができ敏感度は高く精査には向いているが，被曝が多いことや軟骨面の評価ができないことが問題である．MRI は，病変の不安定性（T2 強調像での high signal interface）や関節面の不整を判定できること[39)41)42]，軟骨・骨病変だけでなく靱帯・筋・腱などの軟部組織損傷，遊離体（軟骨成分のみでも描出可能），関節水腫など情報量に富むことが長所であるが（図Ⅳ-82），撮影時間が長くコストが高いことが問題である．撮影時期は初診時，その後は 3 か月以上の間隔，手術直前が妥当である．最近急速に性能が向上した超音波診断装置の有用性は高まっている[43)44]．被曝の心配がなく安価で，リアルタイムで動態観察も可能であり，ポータブルタイプの機種であれば野球現場で使用できる．発生早期の無症状の OCD の診断上最も有力なツールとなり，最近野球検診で汎用されている[43)44]（図Ⅳ-83）．早期発見・早期治療介入により保存療法による治癒効果が高まることが期待される．さらに，動的な評価により病変の不安定性を判定したり，ドプラー法による血管抵抗を測定して修復されやすい病変かどうかを推測できるようになっている[44]．

3．後方障害

骨端線閉鎖前の肘頭骨端離開，骨端線閉鎖後の肘頭疲労骨折があるが，こどもに生じるのは前者

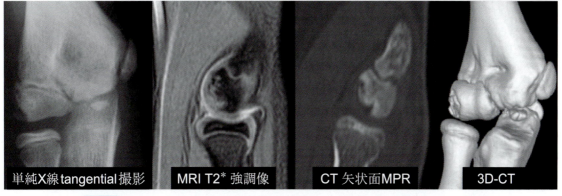

図Ⅳ-83 メディカルチェックでの超音波検査による無症状の小頭部 OCD の検出
a：メディカルチェックでの超音波検査風景と軟骨下骨不整（↑）の検出例
b：同一症例の二次検診時の各種画像所見．これだけ画像上明らかな OCD だが全く無症候である．

である．Slocum[3]はこれらの障害の発生因子を上腕三頭筋の牽引力であると報告したが，現在は加速期の外反ストレスやフォロースルー期の過伸展ストレスが主因と考えられている[5)45)]．診断はボールリリース付近での後方痛を有し，肘頭部後内側の圧痛，posterior impingement test や valgus extension overload test が陽性の場合（図Ⅳ-84）に本症を疑う．骨端線は通常利き手側・投球側が先に閉鎖するため[5)45)46)]，単純 X 線側面像において，非利き手側の骨端線が閉鎖している時期に利き手側の骨端線が開存している場合は，病的な骨端離開と診断できる（図Ⅳ-85-a，b）[5)39)45)]．MRI T2*強調像で肘頭骨端線の高信号を認める（図Ⅳ-85-c）[5)35)]．

治療戦略

1．肘関節局所の治療

後述する障害部位に応じた対処が必要であるが，すべての障害に共通した要因であるオーバーユース，コンディション不良，不良な投球フォームに関する対応は障害部位の違いに関係なく同様に行う．問診にてオーバーユースが明らかな場合には，保護者や指導者にその是正を促す．コンディション不良に関しては，肘関節局所には，回内屈筋群のストレッチングと筋力強化を中心に行う（図Ⅳ-86）とともに，下肢・体幹・肩関節を含む全身において検出されたすべての問題点に対してリコンディショニングを行う．特に投球側の肩後方タイトネスの除去（図Ⅳ-87），股関節周囲筋・コア機能・肩甲胸郭関節機能に対する訓練を重点的に実施する[1)2)47)]．回内扁平足に対しては足底挿板を積極的に用いる．シャドーピッチングや実際の投球動作をビデオ撮影して不良な投球フォームを認めた場合には，投球動作指導をリコンディショニングと並行して行う[1)2)13)14)47)]．投球フォームを解析した結果，コッキング期の軸脚股関節の屈曲不足やフットプラント時のグローブ側の肩甲骨の前傾不足が，不良な投球フォームの要因になって

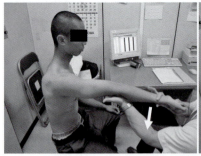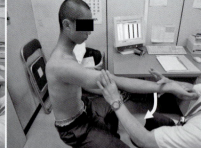

図Ⅳ-84 肘頭骨端離開・疲労骨折の身体所見
a：Posterior impingement test. 他動的に伸展ストレスを加えて後方痛を誘発する.
b：Valgus extension overload test. 外反ストレスを加えながら他動的に伸展して後内側痛を誘発する.

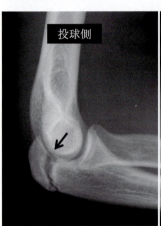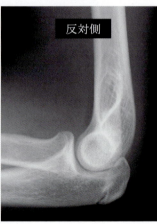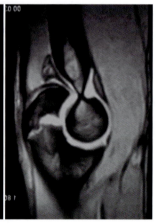

図Ⅳ-85 肘頭骨端離開の画像所見
13歳，軟式野球投手．肘頭骨端線は，投球側はまだ開存しているが反対側は閉鎖しかけている．
a：投球側単純X線側面像．肘頭骨端線が関節面側優位に開大している．
b：反対側単純X線側面像．肘頭骨端線の関節面側2/3はすでに閉鎖している．
c：MRI T2*強調像．肘頭骨端線の高信号が増強している．

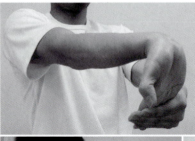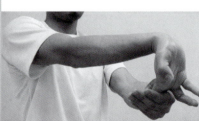

図Ⅳ-86 回内屈筋群のストレッチングと筋力訓練
a：回内屈筋群のストレッチング
b：回内屈筋群の筋力訓練

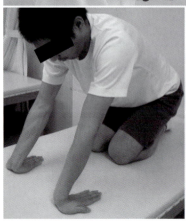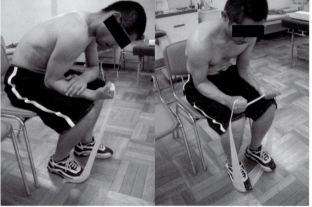

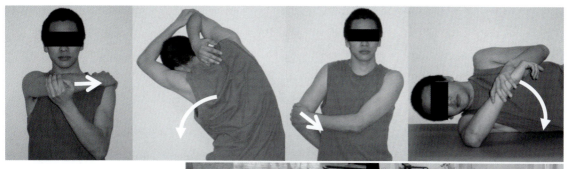

図Ⅳ-87　肩後方タイトネスに対するストレッチング
　a：Open kinetic stretching
　b：Close kinetic stretching

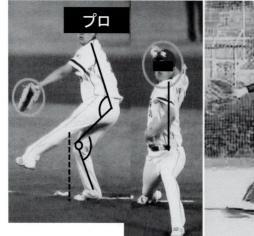
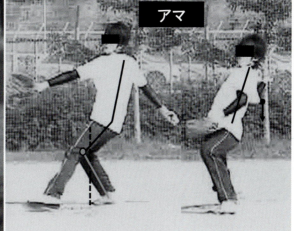

図Ⅳ-88　プロとアマの投球フォームの違い

フットプラントの姿勢が，プロは体幹が直立し肘が適切な高さにあるが，アマは体幹が後傾し肘下がりを生じている．しかし，その姿勢の違いを生じる要因は，それよりも前のコッキング初期の股関節の屈曲角度の違いにある．
プロはコッキング初期に軸脚の股関節と膝関節の屈曲角度が同程度で，軸脚のつま先より膝が前方には出ない．
アマに多いのは，コッキング初期に股関節の屈曲が少なく膝屈曲が深い"膝カックン投げ"で，軸脚のつま先より膝が前方に出る．

いる可能性が示された（図Ⅳ-88）．そこで，ボールの握り方（図Ⅳ-67）[15)16)]，股関節の使い方，グローブ側上肢の使い方に重点を置いて指導している（図Ⅳ-89）．

2．内側上顆下端障害

外固定の使用について，鶴田ら[48)]はほぼ全例にギプス副木固定を行い内側上顆下端障害の骨癒合率が87.8%と改善したとし，古島ら[49)]も急性例で

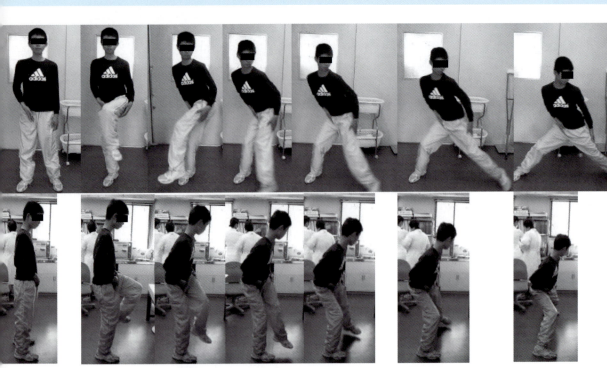

図Ⅳ-89　軸脚股関節の屈曲を促す片手コマネチ体操
軸脚鼡径部に手を添えて，その手を挟み込むようにステップ脚を踏み出す．

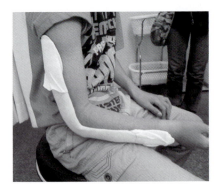

図Ⅳ-90
ギプス副木による外固定
小学生の急性発症例，疼痛が強くROM制限がある例，短期間に再発を繰り返す例では2～4週間のギプス副木固定を行う．

はギプス固定を徹底している．一方，外固定は基本的には行わないとする報告[50]もある．我々は[51]急性例・亜急性例・再発例では2～4週間程度の副木固定を行い（図Ⅳ-90），慢性例では外固定は実施していない．局所安静のために投球を休止させるが，その期間は急性例・亜急性例で4～8週，慢性例で4週程度としている．投球休止期間中に，全身のリコンディショニングを行う．投球の再開を許可する目安は，肘関節可動域制限，局所の圧痛，外反ストレスなどの疼痛誘発テストの消失と，良好なコンディションの獲得で，単純X線像上の骨癒合は参考程度にとどめている．局所所見の消失は病変部の不安定性や炎症が消失したことを意味する．最終的に骨癒合が獲得できたほうが，高校生以降でのMCL機能不全による疼痛の再燃を生じにくいと考えられ[49]，治癒能力の高い小学生の時期には極力骨癒合の獲得を目指す[5)48)49]．内側上顆下端障害の単純X線上の裂離・分節の骨癒合は，適切な治療介入を行えば通常2～3か月で得られることが多いが（図Ⅳ-91），なかには2～3年かかる場合もある[2)39]（図Ⅳ-92）．よってX線像上の修復完了まで投球再開を待つ必要はないと考える．投球再開時期は，積極的保存療法を実施している戸野塚・菅谷ら[50]は平均1.8週，鶴田

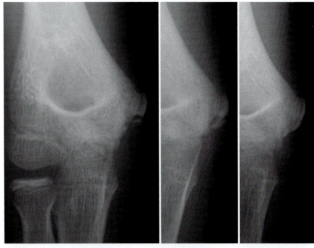

図Ⅳ-91
上腕骨内側上顆下端障害の経過良好例
10歳,軟式野球野手.急性発症10日後に初診した.ギプス副木固定を2週間装着し,リコンディショニングを継続した.1か月後に単純X線像上,内側上顆の裂離部は不全癒合であったが,局所所見が消退したため,投球再開を許可した.2か月後に骨癒合は完成して野球活動も完全復帰を果たした.
a：初診時.急性発症10日.2週間副木固定
b：1か月.局所所見消退.投球再開
c：2か月.完全復帰

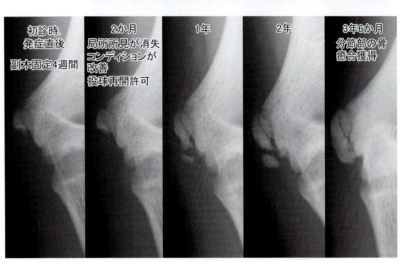

図Ⅳ-92
上腕骨内側上顆下端障害の骨癒合遷延例
9歳,軟式野球投手.急性発症で初診した.保存療法にて初診後2か月で局所症状が消失し,コンディションも改善したため投球再開を許可した.疼痛の再発はなかったが,分節部の骨癒合獲得には初診後3年6か月を要した.

ら[48]は骨癒合を確認した時期のため平均で1.7か月,我々[51]は平均1.3か月とその中間であるが,最終的に90%程度の選手に骨癒合を獲得できている(表Ⅳ-7).しかし,骨癒合後の形態は,反対側と同様のもの,下方に延長肥大したもの,下方が突出したものなど多様である(図Ⅳ-93).

3．内側上顆骨端離開

骨端離開の程度に応じて,離開が4mm以下であれば保存療法,離開が5mm以上または骨片が翻転している場合には手術による内固定を適応している.

4．尺骨鉤状結節剥離

上腕骨内側上顆下端障害に準じて,急性例・亜急性例・再発例では2～4週間程度の副木固定を行い,慢性例では外固定は実施していない.

5．肘部管症候群

保存療法として,上腕三頭筋・尺側手根屈筋のリラクセーションにより,緊張した筋組織による尺骨神経の圧迫を軽減し,neural mobilizationを兼ねた上肢から体幹のストレッチングにより神経の伸長性と滑走性を改善する.神経ブロック注射も数回までは許容される.保存療法に抵抗する場合には,Osborne band部に限局した傷害であればOsborne法,広範囲の傷害や神経脱臼例では神経皮下前方移動術を行う[5)27)].

6．胸郭出口症候群

保存療法[28)]として,胸郭出口を構成する斜角筋・鎖骨下筋・小胸筋のリラクセーションのほか,肩甲骨下方偏位の要因である広背筋・上腕三頭筋・小円筋のリラクセーションや肩甲骨の可動

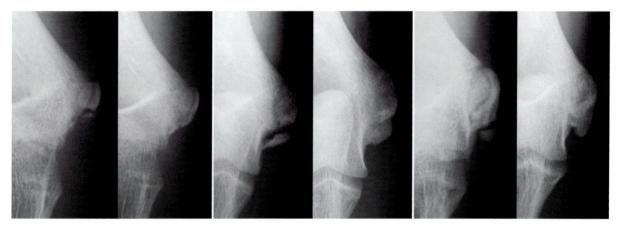

表Ⅳ-7 上腕骨内側上顆下端障害に対する保存療法の治療成績

報告者	鶴田ら	古島ら	戸野塚ら	筆者ら
報告年	2013	2013	2011	2014
初診時年齢（歳）	11.4	11.2	12.2	11.2
F/U 期間	3.7 か月	—	—	8.2 か月
外固定率（％）	100	100	0	18.7
投球再開基準	骨癒合	骨癒合	局所症状消失 機能改善	局所症状消失 機能改善
投球再開時期	1.7 か月	—	1.8 週	1.3 か月
試合復帰時期	—	121.1 日	7.6 週	9.5 週
骨片癒合率（％）	87.8	96.7	49.5	89.3
骨片癒合時期	1.7 か月	—	—	3.3 か月
裂離再発率（％）	17.4	6.6	—	10.7
再発時期	—	10.4 m	—	—

a．反対側と同等の形態　　b．下方に延長肥大した形態　　c．下方が突出した形態

図Ⅳ-93　上腕骨内側上顆下端障害の骨癒合後の形態

性・運動性を改善する肩甲胸郭関節機能訓練により，腕神経叢の牽引・圧迫ストレスを軽減する（図Ⅳ-94）．斜角筋三角・肋鎖間隙・小胸筋腱部などのトリガーポイントブロック注射も適宜行う．中学生までの段階で手術療法を行うことはまずない．

7．小頭 OCD

暦年齢・骨年齢，小頭病変の範囲・病期により，治療方針が異なる．保存療法により治癒する確率は，透亮期から分離前期までの早期であれば70〜90％であるが，分離後期から遊離期では50％以下に低下すると報告されている[37)52)]．内側障害との大きな違いは，保存療法では野球活動への復帰までに6か月以上の長期間を要することと，手術が必要になる場合があることである．年齢が12歳以下，骨年齢が低い（小頭・外側上顆の骨端線が遺残），病期が透亮期から分離前期の場合には自然治癒が見込めるため，投球を休止して経過を観察する．内側障害と違って投球再開時期の決定は，単純 X 線像上の治癒状態をもとに行うが，通常6〜12か月の投球休止が必要となる．投球・打撃といった野球活動のほか，上肢に荷重するマット運動，バレーボールやラケットスポーツなども禁止する．この期間は，本人・親御さんとともに医師にとっても忍耐のときであり，誠実に寄り添う姿勢が必要である[34)]．1か月ごとに再診して単純 X 線像および超音波検査を行い，3か月ごとに MRI を，必要に応じて CT を撮像する．画像上の完全修復には順調でも1〜2年を要することが多く[37)52)]（図Ⅳ-80），我々は外側壁が再構築されれば慎重に投球を再開させている．初診後6か月時点で期待通りに修復が進まない場合には，さらに保存的に経過をみるのか，一旦投球を再開させてみるのか，手術療法に踏み切るのかを判断する．

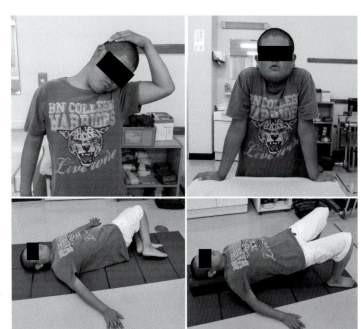

図Ⅳ-94
胸郭出口症候群例に行われる筋リラクセーション・ストレッチング
- a：頸椎を側屈しながら前屈・後屈をゆっくり繰り返す．斜角筋・僧帽筋上部線維が緩む．
- b：机上に両手を置き肩すくめしたり戻したりする．鎖骨の可動性を回復する．
- c：仰臥位で立てた膝を左右にゆっくりと倒す．腹斜筋・広背筋を緩める．
- d：ストレッチポール上で上肢をリラックスする．胸郭を拡張し胸筋群をストレッチングする．

長期間の野球活動の休止は，野球に対する熱意を奪い，好きな野球ができない精神的ストレスが募り，友人関係・親子関係などの人間関係にも歪みを生じて心の傷を残すことになる[34]．そこで，投球休止期間については，局所の画像所見だけでなく，年齢，本人の精神的状態，保護者の考え方を総合的に検討して決定する必要がある．年齢が15歳以上，骨年齢が高い（外側上顆・小頭の骨端線が閉鎖），病期が分離後期から遊離期の場合には，自然治癒の可能性が低いため，野球活動の継続を希望する場合には当初から手術療法を適応する．手術療法は，病変の状態により，ドリリング[53]，骨釘固定[54]，骨軟骨柱移植[55,56]の中から術式を選択する（図Ⅳ-95）．術後の投球再開時期は，症例に応じて決定するが，平均的にはドリリングで3か月，骨釘固定や骨軟骨柱移植で5か月頃である．

8．後方障害

肘頭骨端離開については，通常1～2か月の投球休止で治癒する．しかし，遷延例には手術療法として肘頭反転骨移植[5,57,58]（図Ⅳ-96）を行うが，通常2か月程度で骨癒合が得られる．

診療上のポイント

内側障害は，治癒しやすいが再発もしやすいため，再発予防が重要となる．そのために，オーバーユースの是正，コンディショニングの改善，投球動作の獲得が必要である．

外側障害は，内側障害とは違い早期には疼痛・圧痛は生じないこと，疼痛を認めない早期に治療介入しないと自然治癒の可能性が低いこと，治癒には最低6か月以上の長期間を要すること，適切な治療介入をしないと日常生活に支障をきたす程の関節症にまで至る場合があること，発生に気づかずに野球を続けても軽度の変形に留まったり6か月程度の投球休止で変形も残さず治癒する軽症タイプから，早期から投球休止をしても関節症まで生じる重症タイプまで多様性があること，診療時期が中学生という精神的に不安定な時期にかかるため，局所の状態のほかに，精神的状態・保護者の考え方を総合的に判断して，保存療法・手術療法の適切な選択をする必要があることなど，野球肘の中で最も課題の多い障害である．

後方障害は，頻度は少ないが見逃しが多いことが問題であり，ボールリリースからフォロースルー期の痛みを訴える場合には疑って，肘頭部の圧痛や疼痛誘発テストを確認し反対側の単純X線像と比較する．

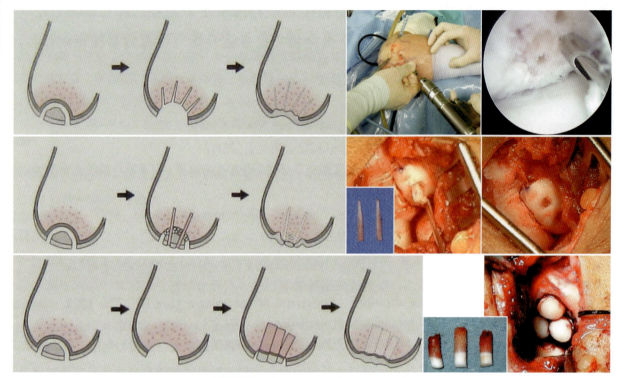

図Ⅳ-95 小頭OCDに対する手術療法
a：鏡視下ドリリング
b：骨軟骨片の骨釘固定
c：骨軟骨柱移植術

a
b
c

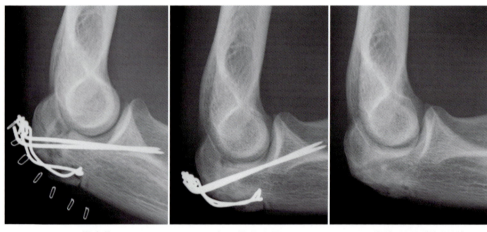

a．術直後　　　　　　b．術後8週　　　　　　c．術後10週（抜釘後）

図Ⅳ-96 肘頭骨端線閉鎖遅延に対する局所反転骨移植の単純X線像の経過

指導者・親御さんへのメッセージ

こどものスポーツを取り巻く環境や身体機能は二極化しているといわれます．一方は体育の授業以外は全くスポーツ活動をしないこどもで，身体能力・平衡感覚・筋力・心肺機能・骨強度が低下しています．他方は幼少時から特定のスポーツ活動を継続的に行っているこどもで，スポーツ傷害の危険にさらされています．野球少年は後者に属し，スポーツ傷害に対する配慮が必要です．

「こどもの怪我は唾をつけておけば治る」といった発言が，まだ漏れ聞かれることがありますが，これは全くの迷信です．成長期のこどもの体は，大人の体のミニチュアではなく，前述したように未成熟かつバランスが悪く構造的な弱点をいくつも抱えていて，スポーツ活動をするうえでは大人以上の配慮が必要です．

痛みの一歩手前が違和感や張りでありイエローカードで，痛みはレッドカードです．痛みが出たら，野球活動を休止させてください．痛みをこらえて練習や試合をしても，傷を悪化させるだけでなく，技術的にも向上しませんし，そこをかばって別の場所を痛めてしまいます．休む勇気も必要なのです．

野球活動を休むことは，決して何もせず時間を浪費しているわけではありません．こどもは自然治癒力が旺盛ですので，傷ついた局所にしばらく負荷をかけないでおくことにより，自然に修復されるのを待つのです．

痛みがなければ何ともないわけではありません．投球障害はコップの中の水にたとえられます．コップの中に，オーバーユース，コンディショニング不良，不適切な投球動作などの危険因子の水が溜まっていき，水が満杯になって溢れたときに初めて痛みが出現します．今日痛みがなくても，明日にも痛みが出現するかもしれません．コップの中の水ができるだけ溜まらないように，各要因に対処をしておくことが重要です．また，一旦痛みが出現した場合には，局所の炎症や傷が治癒する一定期間安静にすることはもちろんですが，それだけではコップの水は少ししか減らず，投球を再開するとすぐに痛みが再発してしまいます．野球を休んでいる間にコンディショニングや投球動作の改善に努め，オーバーユースの要素がなかったか検証し是正する必要があります．

野球肘には大きく分けて，内側，外側，後方があります．そのなかで外側野球肘は特別で，痛みは当てにならず，治癒にはこどもでも1年以上を要し，適切に治療しないと日常生活で支障をきたすような変形や運動制限を残してしまうため，特に注意が必要です．痛みがないからもう治ったと判断して勝手に投球を再開するのは禁物です．

最近，各地で野球検診や野球教室が開催されています．エコーを使用した検診は，外側野球肘であるOCDの早期発見に非常に重要ですので，小学5・6年生は無症状でも必ず受けてください．また，野球教室においても，投球・打撃・守備などの野球の技術的指導のほかに，野球障害の講習，コンディショニング指導なども行われますので，積極的な参加をお勧めします．

痛みを生じた場合に，それを我慢せずに申告しやすい環境を作っておいてあげることが大事です．「痛い」というと，「根性なし」とか「練習を休みたいだけだろう」などといわれてしまえば，選手はどうしても痛みを隠して野球を続けて状態を悪化させてしまいます．

医師や理学療法士がこども達に接することができるのは通院されているほんのわずかな時間です．こども達が痛みなく野球を楽しむため，こども達の体を守るため，野球を休止せざるを得なくなったこども達の心を守るためには，保護者や指導者の方々の理解や協力が不可欠なのです．

〔岩堀裕介〕

文献

1) 岩堀裕介：成長期における上肢スポーツ障害の特徴と治療．Skill-Up リハビリテーション＆リコンディショニング；投球障害のリハビリテーションとリコンディショニング，リスクマネジメントに基づいたアプローチ．山口光國編．91-117，文光堂，2010．
2) 岩堀裕介：投球による肘関節内側不安定症に対する保存的治療．臨床スポーツ医学．28：509-518，2011．
3) Slocum DB：Classification of elbow injuries from baseball pitching. Texas Med. 64：48-53, 1968.
4) 岩瀬毅信ほか：少年野球肘の実態と内側骨軟骨障害．スポーツ障害．整形外科MOOK．27：61-82，1983．
5) 伊藤恵康：肘関節のスポーツ障害．肘関節外科の実際 私のアプローチ．伊藤恵康編．215-291，南江堂，2011．
6) 柏口新二ほか：投球による肘障害の成因と病態．MB Orthop．11：1-9，1998．

7) 柏口新二：野球肘をどう捉え，分類するか．成長期と成人期での障害の違いと多様性．肘実践講座；よくわかる野球肘 離断性骨軟骨炎．岩瀬毅信，柏口新二，松浦哲也編．2-8，全日本病院出版会，2013．

8) 松浦哲也ほか：野球肘．整・災外．43：1243-1248，2000．

9) Fleisig GS, et al：Kinetics of baseball pitching with implications about injury mechnisms. Am J Sports Med. 23：233-239, 1995.

10) Lyman S, et al：Effect of pitch type, pitch count, and pitching mechanics on risk of elbow and shoulder pain in youth baseball pitchers. Am J Sports Med. 30：463-468, 2002.

11) 松浦哲也ほか：少年野球選手の肘関節痛発症に関する前向き調査─危険因子の検討とガイドラインの検証─．日整外スポーツ医会誌．32：242-247，2012．

12) 中路隼人，岩堀裕介，飯田博己ほか：少年野球選手における遠投時に投球フォーム．スポーツ傷害．17：26-29，2012．

13) 岩堀裕介：投球障害に対する投球フォームへの介入．肩と肘のスポーツ障害；診断と治療のテクニック．菅谷啓之編．120-143，中外医学社，2012．

14) 瀬戸口芳正：上肢のスポーツ障害によくみられる機能的問題点．機能障害から投球フォームへ─throwing plane concept．肩と肘のスポーツ障害；診断と治療のテクニック．菅谷啓之編．97-108，中外医学社，2012．

15) 水谷仁一ほか：ボールの握り方が投球動作に及ぼす影響について．東海スポーツ傷害研究会誌．25：14-17，2007．

16) 渡會公治ほか：投球フォームに関するイメージ調査．肩関節．17：203-209，1993．

17) 名倉重雄：發育骨骨端海綿體内ニ現ハルル軟骨組織ノ成立ニ就テ（所謂離斷性骨軟骨炎ト少年性股關節畸形性軟骨炎）．日整会誌．13：379-424，1938．

18) 岩瀬毅信ほか：上腕骨小頭骨軟骨障害．整形外科 MOOK．54：26-44，1988．

19) 柏口新二：先人に学ぶ 離断性骨軟骨炎のレビュー．代表的文献と歴史的解釈の推移，問題点．肘実践講座；よくわかる野球肘 離断性骨軟骨炎．岩瀬毅信，柏口新二，松浦哲也編．12-21，全日本病院出版会，2013．

20) Stougaard J：The hereditary factor in osteochondritis dessecans. J Bone Joint Surg. 43-B：256, 1961.

21) 松浦哲也ほか：上腕骨小頭障害両側罹患例の検討．日肘会誌．4：151-152，1997．

22) 岡田知佐子ほか：少年サッカー選手における離断性骨軟骨炎発生率の調査─上腕骨小頭部離断性骨軟骨炎の発生因子についての検討─．日整外スポーツ医会誌．31：219-224，2011．

23) Haraldsson S：Osteochondritis deformans juvenillis capituli humeri including investigation of intra-osseus vasculature in distal humerus. Acta Orthop Scand. 38：S1, 1959.

24) 松浦哲也：成因と病態について いつ，どうして発生するのか．肘実践講座；よくわかる野球肘 離断性骨軟骨炎．岩瀬毅信，柏口新二，松浦哲也編．42-52，全日本病院出版会，2013．

25) 伊藤恵康：肘関節のスポーツ障害．日整会誌．82：45-48，2008．

26) Brogdon BS, et al.：Little leaguer's elbow. Am J Roentgenol. 83：671-675, 1960.

27) 岩堀裕介：投球障害にみられる尺骨神経障害の病態と治療法．肩と肘のスポーツ障害：診断と治療のテクニック．菅谷啓之編．240-249，中外医学社，2012．

28) 岩堀裕介ほか：オーバーヘッドスポーツ選手の肩肘痛における胸郭出口症候群の関与と治療成績．肩関節．37：1167-1171，2009．

29) 大歳憲一ほか：野球選手の胸郭出口症候群の特徴と術後成績の検討．日整外スポーツ医会誌．31：34-40，2011．

30) Aoki M, Takasaki H, Muraki T, et al.：Strain on the ulnar nerve at the elbow and wrist during throwing motion. J Bone Joint Surg. 87-A：2508-2514, 2005.

31) Buehler MJ, et al.：The elbow flexion test. A clinical test for the cubital tunnel syndrome. Clin Orthop Relat Res. 233：213-216, 1988.

32) 小林明正ほか：肘部管症候群の診断法としての機能的肘屈曲試験．別冊整形外科．49：130-132，2006．

33) 三原研一，筒井廣明，西中直也ほか：スポーツ選手における肘部管症候群．日肘会誌．12：37-38，2005．

34) 柏口新二：保存的対応 治療理念と方法．肘実践講座；よくわかる野球肘 離断性骨軟骨炎．岩瀬毅信，柏口新二，松浦哲也編．126-142，全日本病院出版会，2013．

35) 岩堀裕介ほか：上腕骨小頭部離断性骨軟骨炎の手術療法─関節鏡の役割と治療成績─．日肘会誌．13：67-68，2006．

36) 木田圭重：病期の分類，病期の捉え方．肘実践講座；よくわかる野球肘 離断性骨軟骨炎．岩瀬毅信，柏口新二，松浦哲也編．24-37，全日本病院出版会，2013．

37) Takahara M, et al.：Classification, treatment, and outcome of osteochondritis dessecans of the humeral capitellum. J Bone Joint Surg. 89-A：1205-1214, 2007.

38) 鈴木克憲ほか：MRIにて遊離体が明らかになった上腕骨離断性骨軟骨炎の2例．日肘会誌．12：87-88，2005．

39) 岩堀裕介：成長期における上肢のオーバーユース障害の画像診断．MB Med Reha. 149：7-35, 2012.
40) 岩堀裕介：OCDにはいくつもの顔がある―上腕骨小頭部離断性骨軟骨炎の臨床像の多様性について―．肘実践講座；よくわかる野球肘 離断性骨軟骨炎．岩瀬毅信，柏口新二，松浦哲也編．156-158, 全日本病院出版会，2013.
41) 高原政利ほか：肘関節骨軟骨損傷の診断―上腕骨小頭の離断性骨軟骨炎―．日肘会誌．10：29-30, 2003.
42) Jans LB, et al.：MR imaging findings and MR criteria for instability in osteochondritis dessecans of the elbow in children. Eur J Radiol. 81：1306-1310, 2012.
43) 松浦哲也ほか：超音波画像診療の実際 野球肘．臨床スポーツ医学．28：949-953, 2011.
44) 鈴江直人ほか：成長期アスリートの野球肘 上腕骨小頭離断性骨軟骨炎に対する保存療法．臨床スポーツ医学．29：261-266, 2012.
45) 伊藤恵康ほか：スポーツ障害としての肘頭骨端離開・肘頭疲労骨折の病態．日肘会誌．11：45-46, 2004.
46) 田島 宝ほか：少年野球選手肘関節部の骨発育について．日整外スポーツ医会誌．10：217-220, 1991.
47) 菅谷啓之：上肢のスポーツ障害に対するリハビリテーション．関節外科．29(4月増刊号)：148-158, 2010.
48) 鶴田敏幸ほか：成長期野球選手の上腕骨内側上顆下端分離骨片に対する初期治療．日肘会誌．20：92-95, 2013.
49) 古島弘三ほか：内側上顆障害が成人期の投球障害に及ぼす影響．第9回神楽坂スポーツ医学セミナー抄録．29-33, 2013.
50) 戸野塚久紘ほか：少年期野球肘内側障害に対する保存療法における理学療法の重要性．日整外スポーツ医会誌．31：63-67, 2011.
51) 岩堀裕介ほか：小学生野球選手の上腕骨内側上顆下端障害の治療成績．JOSKAS. 39：S493, 2014.
52) Matsuura T, et al.：Conservative treatment for osteochondrosis of humeral capitellum. Am J Sports Med. 36：868-872, 2008.
53) 梶田幸宏ほか：上腕骨小頭離断性骨軟骨炎に対するドリリングの治療成績．日肘会誌．22：2015(投稿中)．
54) 梶田幸宏ほか：上腕骨小頭離断性骨軟骨炎に対する骨軟骨片固定術の治療成績．日肘会誌．21：195-197, 2014(投稿中)．
55) 加藤 真ほか：スポーツ選手に発生した肘関節離断性骨軟骨炎に対する骨軟骨移植の4例．日肘会誌．10：77-78, 2003.
56) 岩堀裕介ほか：上腕骨小頭部離断性骨軟骨炎の手術療法―関節鏡の役割と治療成績―．日肘会誌．13：67-68, 2006.
57) 伊藤恵康ほか：肘頭骨端・肘頭疲労骨折について．日臨整会誌．27：38-42, 2002.
58) 筒井 求ほか：肘頭骨端閉鎖遅延に対する反転骨移植術：2例報告．日肘会誌．22, 2015(投稿中)．

IV 部位別―こどものスポーツ傷害の治療と予防

6 手・手関節のスポーツ傷害

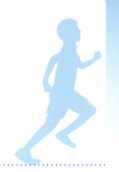

保護者および指導者に対する説明のポイント　POINT

- ☑ スポーツ外傷の中で「突き指」はよく起こる怪我ですが，たかが突き指と軽視せず，早くに医療機関にて診断，治療を受けるべきです．放置していて後遺症が残ることは，将来あるこどもでは避けたいことです．腫れと皮下出血は重症のサインであり，放っておいてはいけないしるしであることを伝えましょう．
- ☑ 特に関節近傍の外傷では骨端線損傷の可能性があり，将来早期に骨端線が閉鎖して成長が障害され，変形が生じることが起こり得ることをよく説明しましょう．
- ☑ 手の外傷では，患部の安静固定が必要でもその他の部位は健全であり，シーネ固定やテーピングなどで患部を守りながらプレーできることを伝え，早期復帰の方法を教え，安心させることも大事です．そのためには病態の正しい把握と競技特性を熟知していることが必須です．

　スポーツ活動中に転倒して手を突いたり，球技において突き指したり，あるいはぶつけたりして，手関節や指を怪我するこどもは多い．こどもの最大の身体的特徴は成長する軟骨，すなわち骨端線を有していることであり，治療を誤ると成長障害をきたしたり，成長とともに変形を生じることがあり，注意深い診断と適切な治療が必要である．またもう1つの特徴として，こどもの組織では骨よりも靱帯のほうが強靱であるために，おとなでは靱帯損傷（捻挫）を起こすのに，こどもでは骨折・骨端線損傷を起こすことが多い．ここではスポーツ傷害の中で頻度の多い外傷，こどもに特有の外傷，さらにはスポーツに特有の外傷を中心に病態，診断，治療について述べる．

　予防について，外傷の要因を調査した結果，防ぎ得なかった不可抗力とされたものはわずか2割程度にすぎず，疲労していた，集中していなかった，コンディションが悪かった，難しい練習をした，用具・床・グラウンド・天候などが不良であったなど，多くの要因は防ぎ得るものであった．これらの要因を知れば，対策は立てられる．すなわち，コンディションを整え，最後まで集中してプレーし，日頃より用具や床，グラウンドなどを整備しておくことが予防につながると考える．

橈骨遠位端骨折

　転倒して手を前に突くと橈骨で体重を支えることになり，応力が集中する橈骨遠位で骨折を生じる．手掌を下にして転倒し，手関節背側位，前腕回内位で受傷することが多く，遠位側は背側かつ橈側へ転位する（Colles型）．手背を下にして転倒し，手関節掌屈を強制されると，遠位骨片は掌側へ転位する（Smith型）．通常のX線検査にて診断は容易であるが，こどもでは骨に橈屈性があり，

転位がないか(不顕性骨折)，あっても軽微な場合もあり，見逃さないように注意深い読影が必要である．2方向のX線検査で不明瞭な場合には，両斜位撮影を追加して骨折の発見に努める．治療は転位が軽微，もしくは許容範囲であればそのままギプス固定を2～4週行うことで治癒する．転位が許容範囲を超えていれば，腋窩ブロックで麻酔して，まずフィンガートラップにて10～20分かけて十分に牽引し，徒手整復を行い，牽引下にギプス固定を行う(図IV-97)．外固定は3～4週で良いが，指の運動は最初から自由に行わせる．整復が不十分で，骨幅くらいの転位が残れば，経皮的骨接合術の適応となる．TVイメージ下に，骨端線を損傷しないようにピンニングする方法(Kapandji法)が推奨される(図IV-98)[1)2)]．

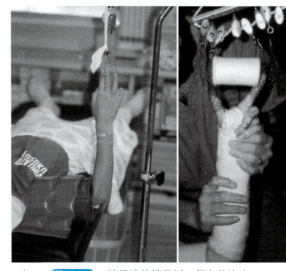

図IV-97　橈骨遠位端骨折の保存的治療
a：腋窩ブロックの後，フィンガートラップでゆっくりと牽引している．
b：10～20分かけて牽引した後，徒手的に整復操作を加える．転位が矯正され整復された感じがあれば，牽引したままでギプス固定を行う．

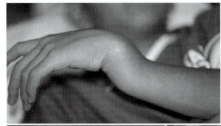

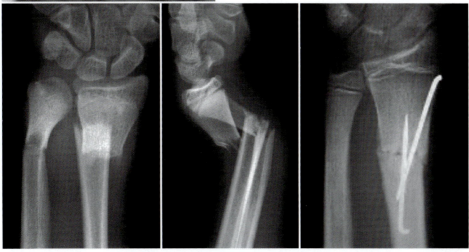

図IV-98
12歳，男子．左橈骨・尺骨遠位部骨折，手術的治療．サッカーで後ろから押されて転倒し，直ちに来院した．
a：特有のフォーク状変形を呈する．
b，c：橈骨，尺骨とも遠位部で背側，橈側へ転位した骨折を認める．
d：骨折が不安定であり転位が大きいため，観血的に整復し，骨端線を傷めないように鋼線固定を行った．

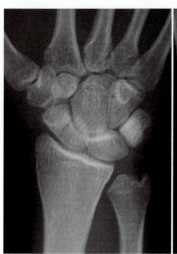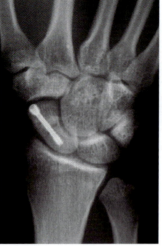

a | b

図IV-99
19歳，男子．右舟状骨骨折，骨折見逃し，遷延癒合例
ハンドボールの練習中にすべって右手を突いて受傷した．捻挫と思って放置していたが痛みが続くために1か月後に来院した．
 a：舟状骨腰部に骨折線を認める．
 b：経皮的にDTJ screwを用いて骨接合手術を行った．ギプス固定2週後に自由運動を行い段階的にスポーツ復帰を許可した．

＜説明のポイント＞
1）骨癒合が良い骨折で，少々の骨折転位でも自家矯正により変形が残らず治癒することを説明し，安心させる．
2）試合には出場できないが，患肢以外の上・下肢・体幹のストレッチングを指導し，ギプス固定のままでやれる範囲でプレーすることを許可する．

舟状骨骨折

競技中に手を突いて転倒して生じるが，手関節が90°位の強い背屈位を強制された場合に起こる．多くは腰部に発生し，嗅ぎタバコ窩（anatomical snuff box）の圧痛，運動時痛を認めるが，他の骨折と違い，強い皮下出血や腫脹を認めることは少ない．骨折部に転位がある不安定型と，転位のない安定型がある．通常の手関節2方向X線撮影では骨折が隠れることがあり，骨折が疑われる場合には必ず舟状骨撮影（Russe撮影）を追加すべきである．転位の全く認められない不顕性骨折も起こり得るので，見逃さないためには健側と比較すること，2週後に再度X線検査を行うことが必要である．高校生以上では不安定型には圧迫螺子（DTJ screwなど）を用いた手術的治療が適応される（図IV-99）[3]が，こどもでは骨癒合が良いので保存的治療で対処すべきである．Thumb spica castを4〜6週間行う．骨癒合が遷延したり，見逃して偽関節になれば骨移植を併用した観血的骨接合術を考慮する．

＜説明のポイント＞
1）骨癒合に時間のかかる治りにくい骨折であることを説明する．
2）ギプス固定をしていてもできる範囲でプレーは許可する．

有鉤骨鉤骨折

野球のバット，ゴルフのクラブ，テニスのグリップエンドなどが，スウィングする際，手掌の有鉤骨鉤に直達外力を及ぼし，有鉤骨鉤基部で骨折するもので，スポーツ外傷特有の骨折である．有鉤骨鉤に一致した圧痛，握り動作での疼痛があり，受傷機転から本症を疑うことが重要である．通常の2方向撮影では骨折は描出されないために，有鉤骨鉤撮影，手根管撮影を追加すべきである．CTで決定的に診断される．治療は骨癒合が得られにくく，中学生以上では手術をすることが多い[4)5)]．骨折した基部から骨片を摘出することで早期復帰が可能となる（図IV-100）．

＜説明のポイント＞
1）手術的に骨折した鉤部を摘出すれば，2〜3週後と早期にスポーツに復帰できる．
2）侵襲が小さいので外来手術でも可能である．

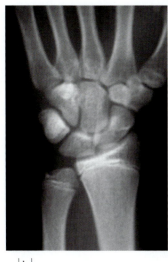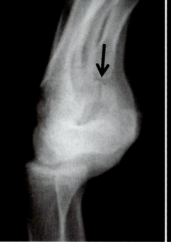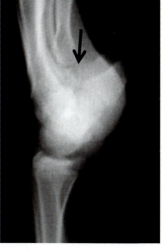

a | b | c

図Ⅳ-100

13歳，男子．左有鈎骨鈎骨折
野球の試合中，バットスウィングで左手掌に疼痛を覚えた．冷却するも痛みが続くために3日後に来院した．
a：正面像では骨折はわからない．
b：有鈎骨鈎撮影を行うと鈎基部に骨折を認める（矢印）．
c：鈎切除手術を行った．鈎は消失している（矢印）．

PIP関節掌側板性裂離骨折

　ボールで突き指してPIP関節が過伸展されると，こどもは骨のほうが弱いために掌側板に牽引されて，PIP関節内の掌側板の中節骨基部付着部が裂離してしまう．スポーツ外傷としては非常に多くみられる外傷である．骨片の転位が大きい場合には経皮的に整復，内固定する手術がなされる（図Ⅳ-101）．骨片が小さく，転位が大きくなければ屈曲位外固定を1～2週間行い，自由運動を許可する．隣接指とテーピングして運動することも良い方法である．たとえ骨癒合が得られなくとも運動性が良ければ，疼痛なく満足いく結果が得られる[6]．

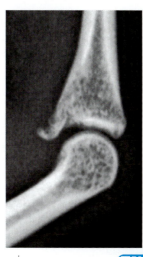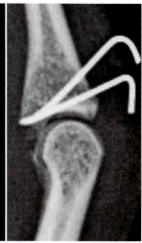

a | b

図Ⅳ-101

15歳，女子．右利き．右中指PIP関節掌側板性裂離骨折．テニスをしていてラケットにつまずき転倒し，右中指を地面に突いた．翌日来院した．
a：側面像．骨片はおよそ90°反転しており，手術適応と考えた．
b：注射針を用いて経皮的に整復し，0.7 mm K-wire 2本にて骨接合を行った（術後12日）．その後，骨癒合は良好で，疼痛なく運動性も正常となった．

＜説明のポイント＞

1）小さな骨片であれば骨癒合が得られなくとも，早期にスポーツ復帰ができる．

2）早期に動かして拘縮を起こさないことが肝要である．

中節骨・基節骨頸部骨折

　頸部で横骨折し，末梢の骨頭部分が背側へ乗り

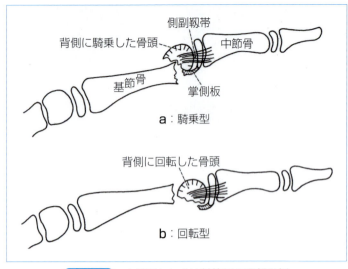

図Ⅳ-102 中節骨もしくは基節骨の頚部骨折

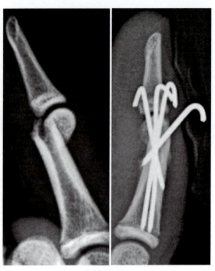

図Ⅳ-103　　　　　　　a｜b

13歳，男子．右環指中節骨頚部騎乗型骨折
野球で突き指し，9日後に来院した．
a：中節骨頚部で横骨折し，骨頭は背側へ乗り上げており（騎乗），こどもに特有の骨折形態である．
b：時間が経っているので，Kapandji法に準じて整復し，経皮的に骨接合術を行った．

上げたり（騎乗型），その場で回転するように転位する（回転型）．こどもに特有の骨折形態で，多くは指が硬いものに挟まれて生じる[7]が，スポーツ活動中でも生じる（図Ⅳ-102）．転位が30°以下の軽度なものはそのまま外固定で良いが，それ以上の転位の場合には整復し，骨折が不安定であればピンニングを追加する[8]．骨折が不安定であったり，時間が経っている場合には橈骨遠位端骨折に行うKapandji法に準じた経皮的骨接合手術の良い適応である（図Ⅳ-103）．3～4週で癒合してくるので早期に関節運動が可能である[9]．

＜説明のポイント＞
1）転位がひどければ，屈曲が制限されるため整復をしたほうが良い．
2）骨折の癒合が良い部位なので早期に外固定は外すことができ，スポーツにも早く復帰できる．

末節骨骨折，骨性槌指

ボールを捕ろうとして指を伸展しようとしたときに，ボールが指の長軸方向から当たり屈曲を強制させられて，DIP関節において末節骨背側縁が伸筋腱により牽引されて裂離骨折を生じる骨折である．こどもは発症は少ないが，球技においては最も多い骨折の1つである．ほとんどの症例で転位を伴い，石黒法による手術的治療の必要がある（図Ⅳ-104）[10]．4～5週間の固定で骨癒合が得られるが，その間アルミ・シーネで保護しながらスポーツ復帰を許すことができる．

＜説明のポイント＞
1）骨端線の正常な発育のために手術的に骨端線を整復することが重要である．しかし，骨折型によっては成長障害の合併症は避けられないこともある．

骨端線損傷

成長軟骨帯の損傷であるから，こどもに特有のスポーツ傷害であり，球技などでの突き指や転倒などで発症する．指節骨に多いが，特に基節骨に頻発する．ついで末節骨が多い．新鮮例で転位が強ければ，ただちに腋窩麻酔下にて徒手整復し外固定するが，ギプス固定が確実で，通常3～4週で

図IV-104

15歳，男子．左中指骨性槌指
サッカーの練習中に押されて後ろへ転倒し，左中指を突いて受傷した．
- a：末節骨骨端背側に回転転位した骨片を認める．
- b：石黒法を行い，さらに骨片を固定する鋼線を追加した．
- c：5週後．骨癒合は完成したが，骨端線は早期に閉鎖した．機能障害はない．

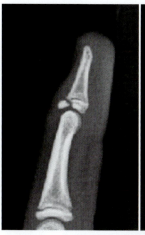
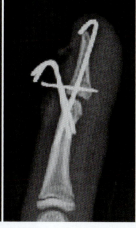
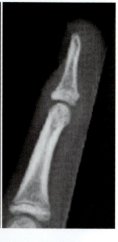

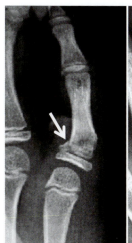
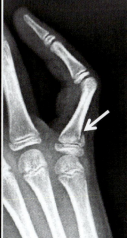
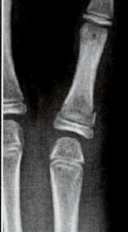
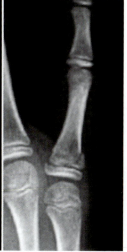

図IV-105

11歳，女子．右小指基節骨骨端線損傷(Salter-Harris II型)
歩行中滑って転倒し右小指を受傷した．
- a，b：基節骨基部橈側および背尺側にかかる三角状の骨片(Thurston-Holland fragment，矢印)を認め，転位が著しい．
- c，d：徒手整復し，ギプス固定を行った．

(b, d, は斜位撮影)

治癒する（図IV-105）．不顕性骨折と同じく，不顕性の骨端線損傷も起こり得るので，疑わしければストレスX線検査を追加する（図IV-106）[11]．骨端線の胚芽軟骨細胞層が圧挫されると成長が障害されることがあり(Salter-Harris V型)，慎重に経過をみて，早期発見に努める必要がある．幸いこの型は一般に発生頻度が非常に少なく，特に指では少ないが，橈骨遠位骨端線では起こり得るので注意が必要である[12]．

＜説明のポイント＞

1) 骨端線が早期に閉鎖して成長が障害される可能性が，少ないが起こり得ることをよく説明しておく．それは3〜4か月後から変形として観察されるので，注意深く観察すべきである．

（麻生邦一）

文献

1) 外間 浩：橈骨遠位端骨折 intrafocal pinning法．新OS NOW．10：58-69, 2001.

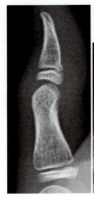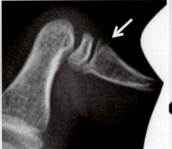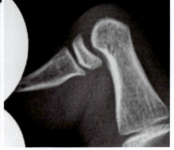

図Ⅳ-106

10歳，男子．左母指末節骨骨端線損傷，不顕性（Salter-Harris Ⅱ型）
ドッジボールで突き指し，翌日来院した．
a：通常のX線像では骨の異常は全くわからない．
b：ストレスX線像．背側縁の骨折が明らかとなり（矢印），Salter-Harris 分類のⅡ型であると診断できる．
c：健側ストレスX線像は正常．必ず比較することが大事である．

2) 清重佳郎：橈骨遠位骨端離開に対する intrafocal pinning. 日手会誌. 20：346-348, 2003.
3) 田中寿一, 柳田博美, 大迎知宏ほか：舟状骨骨折に対する新しい screw（DTJ）の開発と治療. 日手会誌. 19：643-647, 2002.
4) 麻生邦一, 鳥巣岳彦, 砂辺完和ほか：ゴルフによる有鉤骨鉤骨折の治療経験. 整形外科と災害外科. 32：711-714, 1984.
5) 伊藤恵康：有鉤骨鉤骨折の手術的治療. OS NOW. 1：80-85, 1991.
6) 畑中 渉：手指PIP関節掌側板付着部裂離骨折に対する早期自動運動療法の検討. 骨折. 31：459-461, 2009.
7) Dixon GL, Moon NF：Rotational supracondylar fracture of proximal phalanx in children. Clin Orthop RR. 83：151-156, 1972.
8) 麻生邦一, 真角昭吾, 鳥巣岳彦ほか：手指のいわゆる rotational supracondylar fracture の治療経験. 整形外科. 34：1607-1610, 1983.
9) 志村治彦, 太田 剛, 若林良明ほか：小児における指節骨頚部回転転位骨折の治療経験. 日手会誌. 26：108-110, 2010.
10) 石黒 隆, 伊藤恵康, 内西兼一郎ほか：骨片を伴った mallet finger に対する closed reduction の新法. 日手会誌. 5：444-447, 1988.
11) 麻生邦一：小児の骨折および骨端線損傷の診断におけるストレスX線撮影の意義. 日小整会誌. 7：14-17, 1998.
12) 麻生邦一：橈骨遠位骨端線損傷. 関節外科. 10：1395-1399, 1991.

IV 部位別—こどものスポーツ傷害の治療と予防

7 骨盤周囲のスポーツ傷害

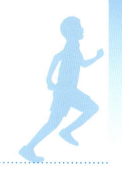

> **保護者および指導者に対する説明のポイント** POINT
>
> ☑ こどもには骨の端に成長軟骨があり，成長軟骨が骨を作って手足の骨が伸び，身長が伸びます．こどもの成長軟骨，骨は弱いので，練習の過多や過大な負荷で剥離骨折，疲労骨折を起こします．
> ☑ 小学校4年生が小学校5，6年生と一緒に練習して，練習過多，負荷のかけ過ぎになっていることがあるので，気をつけましょう．
> ☑ 小学生が筋力訓練を行う必要はありません．小学校低学年までは，色々な動きに触れる機会を作りましょう．小学校高学年は動作の習得を即座にできる一生で二度とない時期でありこの貴重な時期に練習のし過ぎや，筋力訓練をして故障することがないようにしましょう．

Scammonの発達・発育曲線

こどもの外傷・障害を診断，治療するうえで重要なのは，常にScammonの発達・発育曲線(図IV-107)を頭に入れて，成長の時期に合った適切な練習量，練習方法がとられているかを問診で探り，診断，治療，予防に活かすことである．しかしながら，外来に訪れる現実のこどもたちをみると，こどもたちへの指導や，こどもに期待する親の計らいは，この大原則から大きくそれていることが少なくない．そのために起こる外傷・障害は本来なら予防できるものであり，貴重な時期を外傷や障害の治療で過ごすことがないようにして欲しいと願っている．

Scammonの発達・発育曲線に基づいて，一般的にいわれている発達・発育の時期の特徴は以下の通りである．

1．プレ・ゴールデンエイジ(5〜8歳頃)

神経系が著しく発達する時期で，脳をはじめと

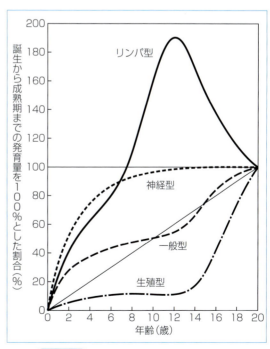

図IV-107 Scammonの発達・発育曲線

7．骨盤周囲のスポーツ傷害 175

して体内に様々な神経回路が複雑に張りめぐらされていく大切な時期．集中力が長続きせず，常に新しいものに興味が移っていくといった特徴を持っているが，神経回路に様々な刺激を与え，その回路をさらに張りめぐらせることで，神経系の配線をより多様に形成していこうとしている．飽きさせないで楽しませるために，多彩なアクティビティ（遊びの要素を含むもの）を与えていくことが重要．鬼ごっこや，木登り，ボールを使った様々な遊びの動き一つ一つが，後になって貴重なものとなって身体の中に刻まれていく．次に訪れるゴールデンエイジを生かすも殺すも，この時期次第といわれている．この時期は多種多様な動きを経験させることが大切で，スポーツの基礎づくりが多面的であればあるほど，後に専門的なスポーツを行ったときに覚えるのが早いといわれている．しかし，こどもによってはこの時期に剝離骨折や疲労骨折，筋損傷を起こすような練習を指導されている場合がある．

2．ゴールデンエイジ（9～12歳頃）

動作の習得に対する準備態勢が整い，脳・神経系の柔らかい性質も残しているという非常に特異な時期として位置づけられている．一生に一度だけ訪れる「即座の習得」を備えた動作習得にとって最も有利なこの時期は，あらゆるスキル獲得に最適な時期である．

この時期に練習過多で疲労骨折を起こしたり，筋トレで剝離骨折を起こして，貴重な時期に動作習得の時間が少なくなるのは極めて大きな損失である．

3．ポスト・ゴールデンエイジ（13～16歳頃）

発育のスパート期（思春期スパート）を迎える．骨格の急激な成長は支点・力点・作用点に狂いを生じさせ，新たな技術を習得するには不利な「クラムジー：clumsy」と呼ばれる時期に入る．中学生時期には，主に一般型の呼吸・循環器系の発達が盛んになるため持久力をつけることを主眼に置く．

4．成人への移行期（17～20歳）

この時期は生殖器型，すなわちホルモンの分泌が著しくなる時期であり，男性ホルモンの分泌は速筋線維の発達を促し，それまでに身につけた技術をより早く，より強く発揮することを可能とする．成長の終了を目安に（個人差がある），力強さ（パワー・瞬発力）をつけるため，筋力トレーニングやパワートレーニングを行うことが可能になる．

骨盤周囲の痛みの診断，治療の基本

骨盤周囲の痛みの診断，治療を行うためには，まず疼痛部位に痛みの原因となる器質的な外傷・障害があるかどうかを診断することが重要である．剝離骨折，疲労骨折，筋損傷，大腿骨頭すべり症，ペルテス病，臼蓋形成不全，股関節唇損傷を含む股関節インピンジメントなどの鑑別診断を行い，器質的な外傷・障害を認めた場合は原疾患の治療を行う．骨盤周辺に痛みの原因となる器質的な外傷・障害が認められず，上半身から下半身の可動性・安定性（筋力）・協調性に問題を生じて股関節周囲に痛みを起こす機能的な障害を，筆者らは「鼠径部痛症候群」と呼んでおり，機能不全の問題点を見い出して修正するアスレティックリハビリテーションによる治療を行う．

以下，骨盤剝離骨折，恥骨下枝疲労骨折，鼠径部痛症候群，腸腰筋損傷について解説する．

骨盤剝離骨折

1．骨盤剝離骨折の概要

成長期に好発する骨盤の筋付着骨端部での剝離骨折は成長期の骨突起（apophysis）の解剖学的脆弱性に起因する．骨盤の筋付着骨端部（apophysis）は10歳代で骨端核が生じ，20歳前後で骨端線が閉鎖するが，骨端線が閉鎖するまでは力学的弱点であるapophysisに付着する筋肉の介達外力によって剝離骨折が発生しやすい（図Ⅳ-108）．成長期に剝離骨折しやすい部位は，発生頻度順に上前腸骨棘，下前腸骨棘，坐骨結節，腸骨稜である．

2．骨盤剝離骨折の診断方法

1）上前腸骨棘／下前腸骨棘剝離骨折

13～17歳が好発年齢である．上前腸骨棘剝離骨折は上前腸骨棘から起始する縫工筋と大腿筋膜張

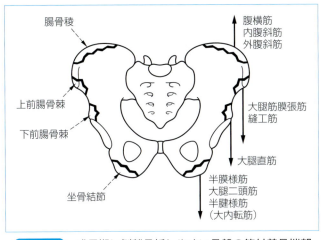

図Ⅳ-108　成長期に剝離骨折しやすい骨盤の筋付着骨端部と牽引する筋肉

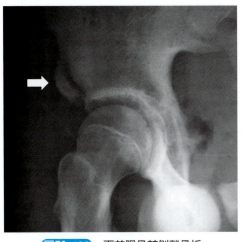

図Ⅳ-109　下前腸骨棘剝離骨折

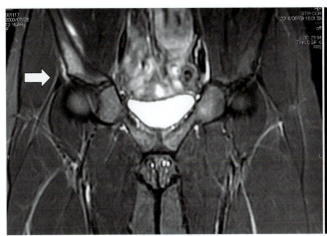
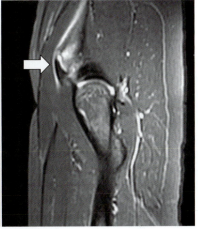

図Ⅳ-110　MRIで確認できる下前腸骨棘剝離骨折

筋の，下前腸骨棘剝離骨折（図Ⅳ-109）は下前腸骨棘に起始する大腿直筋（主として straight head）の急激な過牽引によって生じる．ダッシュ，ジャンプ，キックなどのスポーツ動作中に突然股関節痛が発生し，走行，歩行が困難になる．患側の股関節，膝関節が屈曲位となり，他動的に伸展させようとすると疼痛が増強する．上記の症状があり，患者が成長期であれば，本症を第一に疑ってX線撮影を行い，必要に応じてMRI，CTで剝離骨折を確認する．MRIでは腱付着部の軟骨剝離も診断可能である（図Ⅳ-110）．

2）坐骨結節剝離骨折（図Ⅳ-111）

好発年齢は12～17歳である．股関節屈曲，膝関節伸展位で大腿二頭筋長頭，半腱様筋，半膜様筋による急激な牽引力が加わったときに発生する．走行中に転倒しそうになったときやスタートダッシュ時，ハードルなどのジャンプの瞬間，ボールキックなどで上体が前傾姿勢になった際に発生しやすい．発症時の自覚症状は殿部から大腿後面への痛みであるが，症状が比較的軽度のものから激烈な疼痛とともに歩行不能になるものまで様々である．症状の軽いものでは数日で日常生活に支障がなくなるため，医療機関を訪れることなく放置されることがある．痛みなく過剰の仮骨形成を生ずることがあるために，受傷後長期間経過してから初診してX線検査を受けると，骨腫瘍と誤認される場合があるので注意を要する．

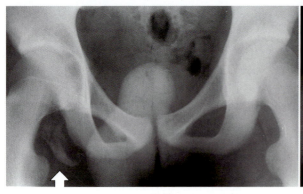
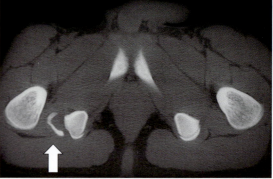

a. X線　　　　　　　　　　　　　　　b. CT

図Ⅳ-111　坐骨結節剥離骨折

3）腸骨稜剥離骨折

柔道・相撲の投げ動作，野球の空振りのほかスタートダッシュ，短距離走などでの発生が報告されている．両下肢を固定して体幹を急激に強く捻転させる動作で，腸骨稜前方部分に付着する内・外腹斜筋，または同部に起始する中殿筋による牽引力で発生すると考えられている．突然激痛をもって発症し，歩行困難となる．腸骨稜のX線で診断される．

3．骨盤剥離骨折の治療方針

いずれも初期には安静臥床，冷却を行い，骨折部に牽引力が加わらない肢位とさせる．必要に応じて松葉杖で免荷するが，通常外固定，入院の必要はない．

1）上前腸骨棘／下前腸骨棘剥離骨折

保存的治療が原則であり，観血的治療の適応は骨片転位が大きい場合（原則2cm以上の転位）や，大腿外側皮神経の障害が認められる場合，再発を繰り返す場合など限られたものである．跛行が改善するまで松葉杖を使用させるが，可動域が改善し，SLRが可能となり次第，歩行可能である．通常1〜2週以内に杖なしで歩行が可能となる．経過の良い例では2〜3週で軽いジョギングから運動を開始させる．ダッシュ，ジャンプ，キックなどを伴う激しい運動は，4〜6週以降に十分理学所見が改善してから許可する．スポーツ復帰後，特に大きな問題を残す例は少ないが，稀に再発を繰り返す場合がある．

2）坐骨結節剥離骨折

保存的に治療することが多いが，この部分は間欠的に強い牽引力が加わるために十分な骨癒合を得るのには長期間を要する（通常約4か月）．受傷後疼痛が強く早期に診断がなされた場合は，数週間の松葉杖歩行を含む安静をとり，その後数か月間はスポーツ活動を禁止してSLRの可動域回復と徒手抵抗の痛み消失，X線，CTで骨癒合を確認してからスポーツ復帰させる．新鮮例で転位が大きい（2cm以上）症例では，十分な骨癒合が得られないとスポーツ活動において疼痛やハムストリングの筋力低下が残存してスポーツ復帰に支障をきたす場合があるため，受傷後早期の観血的骨接合術を勧める報告が多い[1]．骨片が小さく整復固定困難な例は骨片摘出，ハムストリング再縫着という術式にならざるを得ない[2]．受傷後数年経過した偽関節例で疼痛と筋力低下のためにスポーツ復帰できない症例に，観血整復固定と骨移植を施行して復帰させた報告もある[3]．14歳時受傷の剥離骨片が成年になってから巨大化して遅発性坐骨神経麻痺を発症し，骨片摘出手術を施行した例が報告されている[4]．図Ⅳ-112は診断しにくい坐骨結節骨端線離開損傷をMRIで診断した例である．画像診断のポイントはいかに画像を見ないで，問診で診断，治療，リハビリ，予防をイメージできるかである．問診でイメージできなければ，図Ⅳ-112のような損傷を見い出すことは難しい[5]．

3）腸骨稜剥離骨折

保存療法で治癒することがほとんどである．2〜

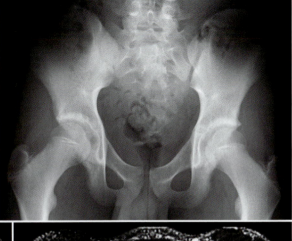
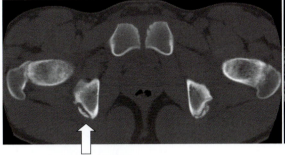

図Ⅳ-112
診断しにくい坐骨結節骨端線離開損傷の例
　a：X線．明らかな異常なし
　b：CT
　c：MRI(STIR)

軽度の離開　　　　High signal（脂肪抑制画像）

3週で全荷重歩行可能となり，6～8週で骨癒合が得られスポーツ復帰可能となる．

4．骨盤剥離骨折の予防方法

指導者は骨端線閉鎖前の身長が急激に伸びている時期のこどもの体では，筋腱の牽引力に対して解剖学的，力学的に弱い部分が存在することを意識してトレーニングを考案する．骨端線閉鎖前に強度の高い筋力訓練を行うことは避けるべきである．選手は運動前に柔軟性を高めるストレッチングを十分行って，筋腱の付着部に過度の牽引力が作用しないように準備する．

恥骨下枝疲労骨折

1．恥骨下枝疲労骨折の概要

小児の骨盤周辺の外傷・障害における特有の自覚症状に留意する必要がある．小児は，股関節や恥骨下枝に外傷・障害が生じた場合，大腿や膝を痛がることが多い．大腿や膝を痛がる小児は，股関節のX線撮影を恥骨下枝も含めて行う必要がある．恥骨下枝疲労骨折は恥骨坐骨結合部に発生する．女子長距離選手に多く発生することで知られているが，驚くほど低年齢の成長期スポーツ選手にも発生する（図Ⅳ-113）．

2．恥骨下枝疲労骨折の診断方法

自覚症状は運動時の股関節痛，大腿痛，鼠径部痛，殿部痛などである．Noakesら[6]は，「①ランニングの障害となるような鼠径部痛，②positive standing sign 陽性（図Ⅳ-114：患側片脚起立時，鼠径部に不快感・疼痛を生じる），③恥骨下枝部の圧痛」の3徴が本症に特徴的であるとしている．

確定診断はX線で骨折の所見（図Ⅳ-113）を得ることであるが，発症後早期の例ではX線で異常を認めないことも少なくないので，臨床症状から本症を疑い，MRIで確認することが有用である．

3．恥骨下枝疲労骨折の治療方針

X線，MRIなどで確認できたらすみやかにランニングなどのスポーツ活動を中止する．2～4か月のスポーツ活動の中止または制限によって骨癒合が得られることが多い．骨癒合に加えてpositive standing signが陰性化することを復帰の指標

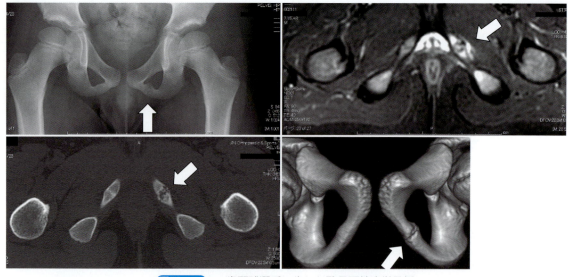

図Ⅳ-113　7歳野球選手に生じた恥骨下枝疲労骨折

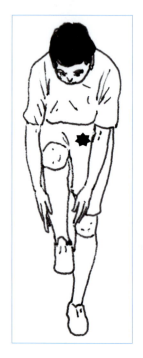

図Ⅳ-114
Positive standing sign
患側での片脚立位でズボンを穿く動作時に，支持脚の鼠径部（★）に不快感・痛みを生じる．

にすることで，再発を防ぐ手立てとする．Positive standing sign は早期診断に有用であるのみならず，骨折後のスポーツ復帰時期の指標や骨折に至る前段階でスポーツを中止させる指標としても有用である[7]．

　小児の場合，痛みがとれると運動を再開してしまうことが多いが，少なくとも positive standing sign が陰性化してから復帰させたほうが良いと考える．ただし，小児の精神的なストレスも考慮

して柔軟に対応することが必要である．

4．恥骨下枝疲労骨折の予防方法

　プレ・ゴールデンエイジからゴールデンエイジに練習過多，負荷のかけ過ぎで発生している例が多いので，この時期に重要なのは筋力訓練ではないことを指導者，親に知ってもらう努力をする．鼠径部痛がある場合は positive standing sign の有無をチェックして，陽性の場合は早期に医療機関でX線，MRI などのチェックを受ける．

鼠径部痛症候群

1．鼠径部痛症候群の概要

　スポーツ選手に生じる鼠径周辺部の痛みに対して，これまで多くの国で様々な診断・治療が試みられてきたが，今でも診断や治療法は確立していない[8]．特にサッカーでの発生例が多く，ほかの競技に比べて痛みが慢性化して問題になりやすい．過去に筆者らは潜在する鼠径ヘルニア（スポーツヘルニア）が慢性鼠径部痛の原因になるという考え方に基づいて，鼠径管後壁補強修復手術による治療を施行したが，積極的なアスレティックリハビリテーションによる保存療法の発達[9)～11)]とともに手術する割合は減少し，2001年以降は筆者らがスポーツヘルニアの診断で手術を施行した例はない．現在では，痛みの原因となる器質的疾患が鼠径周辺部に認められない場合，「体幹～下肢の

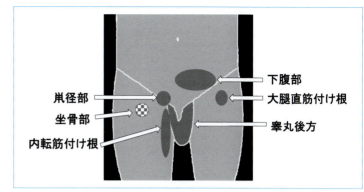

図IV-115　痛みの部位
痛みを訴える部位は多岐にわたる．

可動性・安定性・協調性に問題を生じた結果，骨盤周囲の機能不全に陥り運動時に鼠径部周辺に様々な痛みを起こす機能的な痛みの症候群（鼠径部痛症候群＝グロインペイン症候群）」であると考えて診断，治療を行っている．

日常生活では支障ないが，ランニングやキック，ステップ動作などで鼠径周辺部の各所に痛みが出現する（図IV-115）．症状が悪化すると，日常生活での起き上がりや咳での痛みも生じるが，運動を中止すれば日常生活での痛みは改善する．

2．鼠径部痛症候群の診断

痛みの原因となる器質的疾患（肉ばなれ，剥離骨折，疲労骨折，変形性股関節症，大腿骨頭すべり症，ペルテス病，股関節臼蓋形成不全，股関節唇損傷などの股関節インピンジメントなど）を認める場合は，器質的疾患の治療が優先である．器質的疾患が鼠径周辺部に認められない場合，機能的な痛みが生じていると考えて診断，治療を行っている．世界的に未解決の分野であり，あくまでも現時点で筆者の考えている病態，疾患名である．

足首の捻挫，下肢の打撲，腰痛，肉ばなれなど何らかの原因で，体幹～股関節周辺の拘縮や筋力低下を生じ，運動時に不自然な体の使い方が行われるようになると，

- 可動性（筋の固さや関節の柔軟性）
- 安定性（骨盤を支える筋力）
- 協調性（体幹と下肢の動きが効果的に連動すること）

の機能低下を生じる．その結果，鼠径周辺部の各所にストレスが増強して疼痛を生じ，機能不全が長引いて慢性化すると考えている．

痛みが発生する前からの病歴をよく聞くと，多くの例で，可動性・安定性・協調性を損ない機能不全に至る原因となった誘因を見い出すことができる．足関節の捻挫，大腿の打撲，肩の障害など様々な外傷・障害が機能不全の誘因となり，機能不全に陥ったまま運動を続けることによって痛みが生じると考えられる．片脚立位でキックを多用するサッカーの動作そのものが発症の誘因にもなる．

可動性・安定性・協調性が良好な状態で行われるサッカーのキック動作においては，図IV-116に示すように肩甲帯と骨盤が連動して効果的に回旋する（筆者らは「クロスモーション」と呼んでいる）ことによって，股関節だけの動作ではなく，肩甲帯～骨盤の有効な回旋力によってキック動作が行われている．何らかの問題で上半身と連動して動作する肩甲帯～骨盤の回旋動作が妨げられると，股関節単独の屈曲・内転動作でキックが行われるようになり，股関節周辺に過剰なストレスが発生し股関節周囲に痛みを生じると考えている（図IV-117）．

3．鼠径部痛症候群の治療法

股関節周囲に器質的疾患がない場合は，機能的な痛みを生じるに至った機能不全の誘因を探して対処したうえで機能不全回復のアスレティックリハビリテーションを行う．ランニングやキックを行うために必要な関節可動域の制限や外転筋力の低下を認める場合は，いったんランニング，キックなどの練習を中止して，可動域・安定性・協調性の改善，外転筋力の改善を図る．

鼠径部痛症候群は器質的疾患が認められないことが前提の「機能的な痛み」なので，治療として手術は行わない．

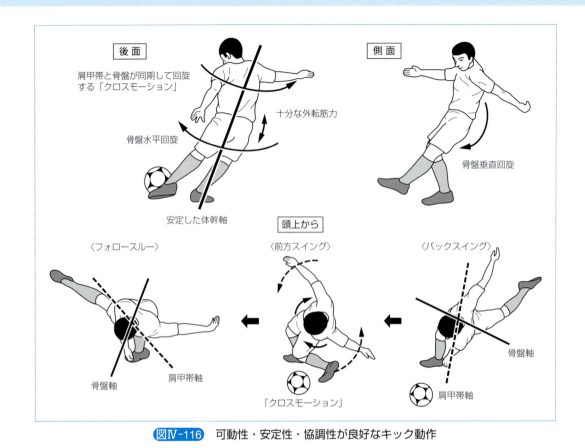

図Ⅳ-116　可動性・安定性・協調性が良好なキック動作

図Ⅳ-117
機能不全に至った原因にさかのぼって鼠径部痛症候群の病態を考える．

下肢のスイング時に股関節の単独動作で股関節の内転動作・屈曲動作を行うと症状が悪化するので，体幹〜下肢を効果的に使い骨盤の回転・回旋を行う協調運動によって下肢をスイングすることが重要である（図Ⅳ-118）．

4．鼠径部痛症候群の予防方法

機能不全の誘因を早期に見い出して機能不全の発生を防ぎ，機能不全が発生したら早期に機能不全を改善することが，予防・治療・再発予防にとって重要である．捻挫，打撲，肉ばなれなど何らかの原因でバランスが崩れたまま無理にプレーを続けない．何らかの原因で股関節周囲の拘縮や筋力低下が生じたら早めに発見して修正する．運動前の準備運動に肩甲帯〜骨盤〜下肢を効果的に使う協調運動を取り入れて，股関節だけの動作を無理にしないように準備する．

準備運動では，片手支持の前後スイングと内外スイングを左右それぞれ5〜6回ずつ行うことを推奨する（計40秒あれば可能である）．グラウンド上では選手同士が互いの肩につかまって行うことができる（図Ⅳ-118）．平素から体幹〜下肢の可動性・安定性・協調性を良好な状態に保つことが，鼠径部痛症候群だけでなく様々な外傷・障害の予防として有用である．

腸腰筋損傷

1．腸腰筋損傷の概要

鼠径部痛症候群の診断をするうえで，肉ばな

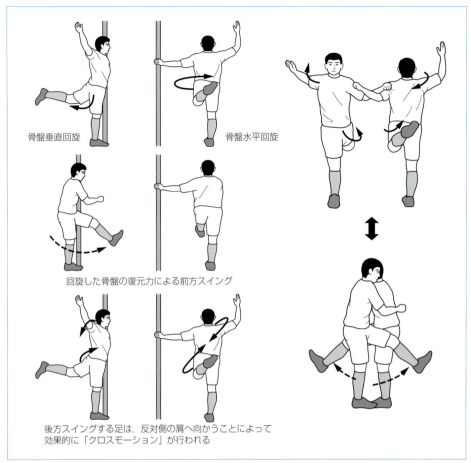

図Ⅳ-118 「クロスモーション」による下肢の前後スイング
練習・試合前のグラウンド上では選手同士が互いの肩につかまって行うことができる.

れ[12]などの器質的疾患の鑑別は欠かせないが，外来で明らかな受傷機転のないこどもたちの鼠径部痛を診療していると，多くのこどもたちが腸腰筋損傷を受傷していることに驚かされる．図Ⅳ-119は，はっきりした受傷機転の覚えがなく徐々に両鼠径部に痛みを生じ，キックができなくなって受診した両側腸腰筋損傷の小学校6年生の女子サッカー選手である．最初にこの症例のMRIをみたときは驚いたが，2013年にクリニックを開業して，成長期のこどもたちを数多く診療するようになり，今では練習方法と理学所見から疑わしい例が推測できるようになってきた．腸腰筋損傷を受傷しているこどもたちが共通して行っている練習は，過度のロングキック，過度の腹筋，階段ダッシュ，坂道登りダッシュのいずれか，または複数である．そもそも鼠径部痛症候群の項で述べたよ

うに，体幹から下肢の可動性，安定性，協調性のいずれが不足しても股関節にストレスが加わるので，小学生がロングキックの練習を過度に行えば，腸腰筋損傷や骨盤剥離骨折などを起こすのは当たり前である．その認識が指導者にも選手自身にも求められる．サッカー以外の種目で腸腰筋を損傷している場合は上記の中でキック以外のいずれかを行っていることがほとんどである．

2．腸腰筋損傷の診断

問診で鼠径部痛があり，過度のロングキック，過度の腹筋，階段ダッシュ，坂道登りダッシュのいずれかを行っている選手は，立位での腸腰筋ストレッチテスト，端座位での徒手抵抗下股関節屈曲ストレステストを行い，陽性であればMRIで腸腰筋損傷の有無を確認する．

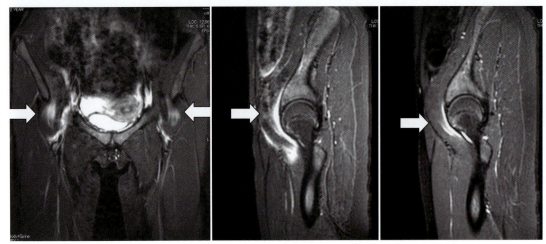

右腸腰筋損傷　　　　左腸腰筋損傷

図Ⅳ-119　両側腸腰筋損傷を受傷した小学校6年生女子サッカー選手

3．腸腰筋損傷の治療法

2週間ランニングとキックを中止させ，理学所見が消失したら20分以内のジョギングと10m以内のキックを含むボールコントロール練習を許可する．4週後に理学所見が消失したままであることを確認してから，徐々に加速走から80％レベルでのダッシュ，ステップ，ミドルキックを許可して，4～6週で段階的に合流させる．

4．腸腰筋損傷の予防方法

合流後も過度のロングキックの練習，過度の腹筋，階段ダッシュ，坂道登りダッシュを避けるように指導する．小学生がそのような練習をしなくても世界で最高の選手になれることを説明する．「即座の習得」が可能な，人生で二度とない貴重な時期に行うべき練習を指導する…と言うのはやすいが，指導者，親にそのことを理解してもらうのは難しい．一昔前は，少年団とサッカー塾の掛け持ちだったが，現在では，少年団，サッカー塾，スピード（または筋力）トレーニング塾の3つを掛け持ちしているこどもも少なくない．掛け持ちで週に9回（!）練習して足の多発疲労骨折を受傷している子もいる．筆者がその中から何を減らすかを指示することはできないので，本人と親が自ら，練習の過多を減らすことを考えるように指導する．

（仁賀定雄）

文　献

1) Wooton JR, Cross MJ, Holt KWG：Avalsion of the ischial apophysis. The case for open reduction and internal fixation. JBJS Br. 72：625-627, 1990.
2) 岩噌弘志：裂離骨折．スポーツ外傷学Ⅳ．6-15，医歯薬出版，2008.
3) Gidwani S, Jagiello J, Bircher M：Avulsion fracture of the ischial tuberosity in adlescents-An easily missed diagnosis. BMJ. 329：99-100, 2004.
4) Spinner RJ, Atkinson JL, Suat MJ：Tardy sciatic nerve palsy following appophysial avulsion fracture of the ischial tuberosity. J Neurosurgery. 89：819-821, 1998.
5) 仁賀定雄，池田浩夫：骨盤・股関節・大腿の障害．MB Orthop. 23(5)：95-107, 2010.
6) Noakes TD, Smith JA, Lindenberg G, et al：Pelvic stress fractures in long distance runners. Am J Sports Med. 13：120-123, 1985.
7) 張　禎浩，仁賀定雄，池田浩夫ほか：恥骨下枝疲労骨折．臨床スポーツ医学．20：120-125, 2003.
8) Jansen JA, Mens JM, Backx FJ, et al：Treatment of longstanding groin pain in athletes：a systematic review. Scand J Med Sci Sports. 18(3)：263-274, 2008.
9) 仁賀定雄，池田浩夫：スポーツ選手の鼠径部痛．整形外科臨床パサージュ7，164-177，中山書店，2011.
10) 仁賀定雄：鼠径部痛症候群．新版スポーツ整形外科学，237-243，南江堂，2011.
11) 仁賀定雄：スポーツによる鼠径部痛症候群の診断・治療方針．運動器診療　最新ガイドライン，623-625，総合医学社，2012.
12) 仁賀定雄：肉離れの最新の知見．日本臨床スポーツ医学会誌．22(3)：373-380, 2014.

IV 部位別―こどものスポーツ傷害の治療と予防

8 股関節のスポーツ傷害

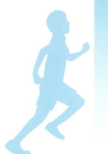

保護者および指導者に対する説明のポイント　　POINT

- ☑ こどもの痛みの訴えに耳を傾けましょう．
- ☑ 痛みがあり競技に支障を少しでもきたせば医療機関を受診しましょう．
- ☑ 股関節の痛みの原因は複雑であることが多く，専門医の受診をすすめます．

序　論

　股関節は，ふとももの骨の付け根の部分で大腿骨骨頭と呼ばれるボールのような形をした骨と，骨盤側の寛骨臼（かんこつきゅう）と呼ばれる臼のような形をしたソケットの部分とで構成されており，ボールとソケットの関節と呼ばれている．その周囲には，骨盤と大腿骨から下腿までつながっている筋肉が走っており，こどもがスポーツ活動を行ううえで，重要な役割を担っている．骨盤および股関節のスポーツ傷害は全体の約5〜6％といわれており，それほど頻度は高くない．しかしながら，体幹と下肢をつなぐ重要な役割を担っているので，損傷されてしまうと，スポーツ活動だけでなく日常生活にも支障をきたしてしまう．それゆえに，鼠径部や股関節などに違和感や疼痛がある場合は，早期に医療機関を受診して，早期診断そして早期治療が推奨される．

　成長期にみられる股関節痛の原因としては，大きな外力で引き起こすスポーツ外傷と，繰り返される外力によって引き起こすスポーツ障害に分けられる．

　一般的に，骨折や肉ばなれなどの組織の損傷はスポーツ外傷に分類され，femoroacetabular im-pingement（以下，FAI）や腱付着部の損傷などは，オーバーユースによるスポーツ障害に分類される．また，FAIなどは繰り返される外力によるスポーツ障害のことが多いが，一発外力で発症することもあるため，分類が両者の中間地点と位置付けられる（図IV-120）．また，股関節痛は様々な組織が存在するため，解剖学的レイヤー別アプローチでより診断がしやすいため，本稿では解剖学的レイヤー別に病態ならびに発生機序と，治療方法について解説する[1]．

レイヤー別アプローチの概念

　筋骨格系の病変をレイヤー別に4つに分類する（図IV-121）．

　レイヤー1：骨軟骨，レイヤー2：不活性，レイヤー3：筋収縮（ダイナミック），レイヤー4：神経メカニカル的に分類される．

　レイヤー別の原因，解剖と病態につき解説する．

1．レイヤー1：骨軟骨レイヤー（図IV-121-a）

　骨軟骨は，大腿骨，骨盤，寛骨臼から構成される．このレイヤーでの病態は骨形態の異常が挙げられる．発育上の異常として，臼蓋形成不全，大腿骨寛骨臼の変形などが挙げられる．動的なインピンジメントを起こす病態としては，大腿骨寛骨

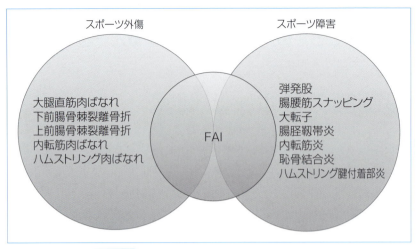

図Ⅳ-120　股関節のスポーツ外傷と障害の種類

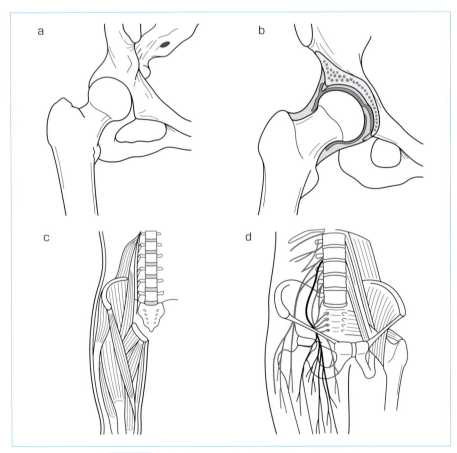

図Ⅳ-121　レイヤーコンセプトアプローチの分類
　　　　　a：レイヤー1；骨軟骨レイヤー
　　　　　b：レイヤー2；不活性レイヤー
　　　　　c：レイヤー3；ダイナミックレイヤー
　　　　　d：レイヤー4；神経メカニカルレイヤー

臼インピンジメント，大転子インピンジメント，下前腸骨棘インピンジメントなどが挙げられる．

2．レイヤー2：不活性レイヤー（図Ⅳ-121-b）

動的でない解剖の構造物．関節唇，関節包，靱帯複合体，そして大腿骨頭靱帯で構成される．これらの損傷はレイヤー1と密接な関係がある．レイヤー2の股関節唇は，臼蓋縁の周りに付着し，大腿骨頭の周囲を包み込むようにして，大腿骨頭を吸引し股関節を安定化させる役割を担う．諸家の報告によると股関節唇損傷の約87％は股関節の骨形態異常が原因であるといわれている[2]．

3．レイヤー3：ダイナミックレイヤー（図Ⅳ-121-c）

股関節の動きをコントロールしている，主に筋肉や，その腱付着部などにより構成される．収縮性レイヤーと呼ばれている．これらの関節外に存在する筋肉組織の病態は，様々な動きがレイヤー1や2の股関節の解剖学的な異常や病態に直接関連している．

腸腰筋腱スナッピング，弾発股，肉ばなれ，腱付着部の炎症や損傷などが挙げられる．

4．レイヤー4：神経メカニカルレイヤー（図Ⅳ-121-d）

神経機械的なレイヤーは，解剖学的構造や運動学的な変化による病態が原因として考えられる．神経絞扼性疾患，脊椎疾患による股関節痛を除外することは非常に大切である．

レイヤー1および3の主なスポーツ障害や外傷について解説していく．

外傷もしくは障害であるかの鑑別は，こどもが股関節の痛みが出たときの，詳しい問診での病歴の聴取，診察所見，解剖学的および機能学的な情報が正確な診断をするうえでの基本となる．

アスリートの鼠径部痛，股関節痛の鑑別診断は広く，年齢，運動のタイプによって決定される．

筋骨格系による診断をする前に，股関節痛を筋骨格系以外の疾患，例えば腹腔内障害，尿生殖器の異常，婦人科疾患から除外する必要がある．腰椎疾患もまた，股関節痛の原因の1つとなるため腰椎病変を除外する必要もある．また，若年者の女性アスリートの疲労骨折は無月経，食生活などと関係するため生活歴も聴取する必要がある．

歩行生体学，アライメントの評価も損傷部位の局所的な評価に加えて行うべきである．

診察所見は視診，触診，ROM，筋力，神経学的所見，神経血管損傷，スペシャルテストを損傷部位，健側と比較して完璧に行っていく必要がある．

各論1：骨軟骨レイヤー

1．大腿骨寛骨臼インピンジメント（FAI）

FAIは，大腿骨寛骨の骨形態異常であり，アスリートの股関節痛の原因で比較的頻度の高いスポーツ障害である．大腿骨寛骨臼の骨形態の異常は関節唇および軟骨損傷が惹起される．FAIは大腿骨頚部が膨隆しているcam型と，臼蓋側の過被覆が原因であるpincer型，両者が合併している混合型が存在する（図Ⅳ-122）．

繰り返されるスポーツ活動による可動域，特に屈曲，内旋，外転時に大腿骨および寛骨臼の間で，軟骨と関節唇が接触，インピンジメントすることにより生じる．スポーツ活動などで微小外傷が繰り返され，損傷が拡大すると変形性関節症へ進行する病態である．それゆえに，ほとんどのFAIの症例が，次第に疼痛が増悪するスポーツ障害に属する．しかし，時に一発の外力で発症することもあるため，注意を要する．

スポーツ活動により繰り返し股関節にインピンジメントを起こすFAIにより，股関節唇損傷，軟骨損傷，変形性股関節症となる．

発生頻度は，30〜40歳代に多いが，15〜20歳代にも多く認められる．骨端線が閉鎖していない年代は，骨端線が閉鎖した15歳以降の症例よりも，頻度としては少ない．それは大腿骨頚部のcam lesionが成長とともに増大してくることに深く関係している[3]．

1）診　断

（1）病　歴：まず詳細な病歴を聴取することが重要である．特にスポーツ選手の運動制限としては，ランニング，ジャンプ，捻り，キック動作，深屈曲位，スタートとストップ動作での疼痛増悪

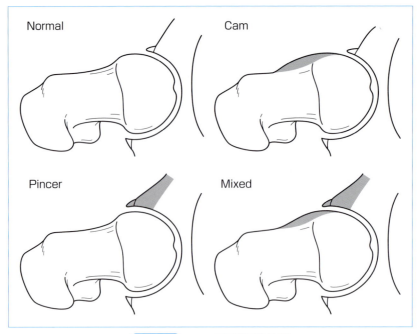

図Ⅳ-122　FAI の形態学的分類
Normal（正常），cam，pincer，mixed（混合型）

が主な症状である．
　(2) 理学所見：
　①視　診：診察は患者が診察室に入ってくるところから始める．症状が強い場合には，トレンデレンブルグ跛行を呈することが多い．
　②触　診：圧痛部位を調べ，可動域を測定し，患健側の差が認められるか否かを確認する．疼痛部位は，スカルパ三角から時に大転子にかけて放散する疼痛を認める．圧痛部位は，大半の症例は腸腰筋腱の股関節レベルに認められる．最近は，後に述べる下前腸骨棘のインピンジメントによるものと合併していることも多く，下前腸骨棘に圧痛が強く認められる場合がある．稀に殿部痛があり，腰椎疾患との鑑別に難渋する場合があるため注意を要する．
　③スペシャルテスト：
　・FABER (flexion abduction external rotation)テスト：仰臥位の状態で股関節を屈曲，外転，外旋させる．診察台から脛骨結節までの距離を計測し，患側が健側より 5 cm 以上差があり，疼痛が誘発されれば陽性である（図Ⅳ-123-a）．
　・前方インピンジメントテスト(anterior impingement test)：股関節 90°屈曲，膝 90°屈曲で検者が股関節を最大内転内旋させる．その際にクリックや疼痛が誘発されれば陽性である（図Ⅳ-123-b）．
　・後方インピンジメントテスト(posterior impingement test)：健側股関節を屈曲位で骨盤を後傾させた状態で，患側の股関節を 90°屈曲，外転外旋させる．その際にクリックや疼痛が誘発されれば陽性である（図Ⅳ-123-c）．
　・ダイアルテスト，ログロールテスト(hip dial test)：仰臥位，足関節を背屈位にした状態で膝伸展位のまま下肢を内旋外旋させる．左右差があれば陽性である．陽性であれば前方関節唇損傷や腸骨大腿靱帯の iliofemoral ligament の弛緩を疑う（図Ⅳ-123-d）．
　(3) FAI の暫定的な診断基準：FAI の暫定的な診断基準は，表Ⅳ-8 に示す．
　2）治　療
　(1) 保存療法：非ステロイド性消炎鎮痛剤(NSAID)：インピンジメントにならないような生活指導，理学療法による体幹および股関節周囲の筋力強化である．

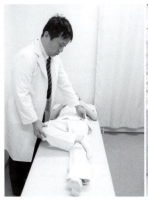
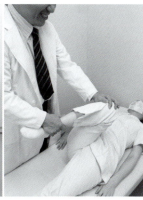
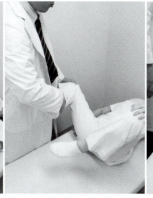
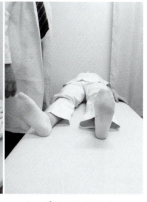

a．FABERテスト　　b．前方インピンジメントテスト　　c．後方インピンジメントテスト　　d．ダイアルテスト，ログロールテスト

図Ⅳ-123 FAIの診断に有用なスペシャルテスト

表Ⅳ-8 FAIの診断基準 Potential（第41回日本股関節学会）

画像所見
CE角　25°以上
Pincer型 FAI を示唆する所見
CE角　40°以上
CE角　30°以上かつ ARO 0°以下
CE角　25°以上かつ Cross over サイン陽性（図Ⅳ-124-a）
Cam型 FAI を示唆する所見
主項目：α角　55°以上（図Ⅳ-124-b）
副項目：Head-neck offset　8 mm 未満，Off-set ratio 0.15 未満　Pistol grip 変形，Herniation pit
（主項目を含む2項目以上の所見を要する）
※X線（正面，Modified Dunn，軸），CT，MRIのいずれによる評価も可．
身体所見（参考所見）
インピンジメント陽性
Patrick test（FABER test）陽性
股関節屈曲内旋角度の低下
除外項目
股関節疾患の既往
炎症性疾患（関節リウマチ，強直性脊椎炎，Reiter症候群，SLE），石灰沈着症，異常骨化，骨腫瘍，痛風性関節炎，ヘモクロマトーシス，大腿骨頭壊死，股関節周囲骨折の既往，明らかな関節症性変化を有する変形性股関節症，感染や内固定材料に起因した関節軟骨損傷，小児より発生した股関節疾患（寛骨臼形成不全，大腿骨頭すべり症，ペルテス病，骨端異形成症など）

（2）手術療法：

①観血的 FAI 矯正術

②関節鏡視下 FAI 矯正術と関節唇修復術：インピンジメントを惹起する骨形態異常の矯正と関節唇修復を目的に鏡視下手術を行う．股関節鏡にて関節軟骨や関節唇損傷の有無などを確認する．下前腸骨棘の突出が大きい場合は，subspine impingement の原因になる可能性もあり，当科では decompression を行っている．関節唇損傷を認めた場合は，関節唇温存手術（関節唇縫合術，関節唇再建術）を施行している．また，関節唇縫合後に牽引を緩め，股関節を屈曲・外転し cam と関節唇が impingement を生じているか確認し，適切な範囲・量の cam osteochondroplasty を施行している．関節内処置後は術後不安定性が生じないように capsular plication を行う．

3）予防方法

いまだ医学エビデンスレベルにおいて確立された予防方法は存在しない．しかしながら，シーズン前のメディカルチェックなどにおいて大腿骨頭頸部の骨膨隆や臼蓋側の骨形態を調査し，リスクのある股関節の選手は事前に把握すること．成長

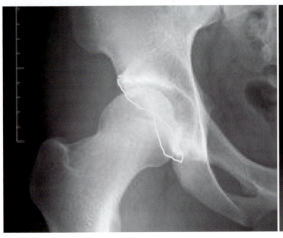
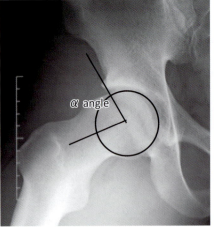

a．骨盤正面．クロスオーバーサイン　　b．Modified Dunn 撮影による α 角測定

図Ⅳ-124　FAI の X 線所見

期には 1 つのスポーツだけの練習にこだわると，同じ部位にメカニカルストレスが加わり FAI の骨形態になるという研究もあるため，練習内容を色々なメニューを組み合わせること，体幹トレーニングやピラティスなどのメニューを組み込むなどの介入研究がなされている．

2．寛骨臼形成不全

1）診　断

寛骨臼形成不全は，先天的に股関節の臼蓋傾斜が浅い骨形態異常である．基本的には乳児のときに超音波や X 線で診断される画像上の診断名なので，臨床的に問題となるような症状はないとされる．しかし，スポーツなどにより臼蓋縁にかかる静的過負荷と，大腿骨頭の扁平化でアスリート特有の cam lesion による動的インピンジメントが惹起される．その病態により股関節唇損傷や軟骨層解離が起こり，股関節痛の原因になる．症状のある臼蓋形成不全には，約 87% に股関節唇損傷が合併していると報告されている．

これを放置すると，次第に軟骨損傷が進行し広範囲となり，変形性股関節症へと進行していく．

臼蓋形成不全の分類は，臼蓋の浅さの程度 lateral center edge 角（CE 角）[4]と VCA 角が，それぞれ 5°未満が高度，5〜15°までが中等度，15〜20°が軽度と分類されている．

2）治　療

(1) 保存療法：理学療法，消炎鎮痛剤，関節内注射による対症療法．

(2) 手術療法：

① 回転骨切り術：
 ・PAO（periacetabular osteotomy）
 ・RAO（rotational acetabular osteotomy）
 ・CPO（curved periacetabular osteotomy）

などがあるが，いずれも侵襲が大きく，回復に時間がかかるため，股関節専門医に相談することをすすめる．

② 棚形成術（shelf acetabuloplasty）

③ 股関節鏡

＜関節唇デブリドマン＞

節唇修復，cam 大腿骨骨切除，関節包修復を行う．CE 角 20°以上，VCA 角 20°以上，シェントン線破綻がないことが鏡視下手術の適応となる．軟骨損傷があれば手術成績が不良であるため注意を要する．卓越した技術を要するため，やはり専門医に相談することをすすめる．

④ 鏡視下棚形成術（endoscopic shelf acetabuloplasty）

筆者らは棚形成術を完全鏡視下により最小侵襲で行う方法を開発した．軟骨損傷がない若年者，特にアスリートのスポーツ復帰率は高く，寛骨臼形成不全の最小侵襲治療として発展が期待される[5]．

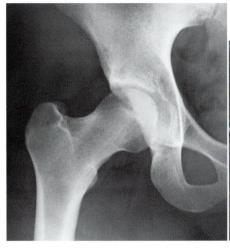
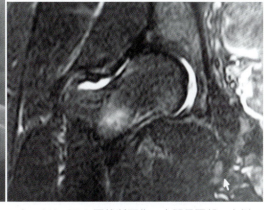

a．正面 X 線写真でクロスオーバーサインが認められる．
b．MRI STIR 冠状断面像．大腿骨頸部の内側に高信号領域を認める．

図Ⅳ-125 大腿骨疲労骨折と FAI の合併症例．20歳，女性．ソフトボール選手

3）予防方法

先天的な要素が強いため，確実な予防方法はないが，乳幼児検診で早期に発見すること．新体操やバレエなど柔らかい身体特性を生かすスポーツに従事している選手は寛骨臼形成不全の頻度が高いため，シーズン前や入団前にメディカルチェックを受けることをすすめる．

3．大腿骨頸部疲労骨折

大腿骨頸部疲労骨折は比較的稀である．軍人やアスリートなど身体的な要求が高いオーバーユースによる過度なストレスによって引き起こる．これらの患者は，骨粗鬆症，女性アスリートでは無月経，骨塩量低下などとの関連があるといわれている．鼠径部痛はスポーツ活動で増悪し，安静で軽減する．

最近では，大腿骨疲労骨折が Pincer 型 FAI と関係があると報告されている[6]．

1）診 断

X 線写真：最初は正常であることがほとんどである（図Ⅳ-125-a）．部位別に，頸部の内側部分の骨折は圧迫型疲労骨折，頸部の上方部分の疲労骨折は牽引骨折（tension fracture）といわれている．Fatigue line のないもの，fatigue line が大腿骨頸部の 50％より大きいもの，50％未満のものの 3 つのサブタイプに分けられる．

Stage Ⅰ は X 線では normal で，MRI によって T2 強調画像で高信号が認められるもの．Stage Ⅱ は骨膜，骨膜内に硬化像が認められるが，明らかな骨折線がないもの．Stage Ⅲ は皮質骨に骨折線が認められるが転位がないもの．

MRI：初診時の X 線写真でわからない場合でも，MRI，特に STIR は早期診断に非常に有用である（図Ⅳ-125-b）．

2）治 療

(1) 保存療法：転位のない圧迫型疲労骨折は基本的に保存療法で治癒する．ベッド上安静から免荷歩行を行う．

(2) 手術療法＝内固定術：上方から内側にかけて骨折線がつながっている場合や牽引型の疲労骨折は手術の適応である．キャニュレイティッドスクリューによる内固定を行う．

3）予防方法

オーバーユースによって起こるため，練習量，時間，運動負荷の管理の見直し．月経のチェック．

4．下前腸骨棘（以下，AIIS）インピンジメント（AIIS impingement）

FAI だけでなく，寛骨臼側の大腿直筋付着部である下前腸骨棘（anterior inferior iliac spine）が下方や前方に膨隆することによって，関節の可動時に大腿骨頸部に衝突してインピンジメントが引き

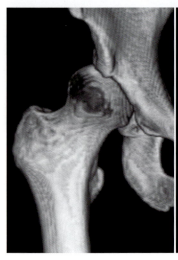
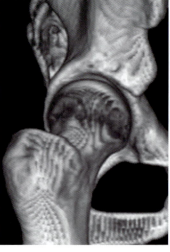

図Ⅳ-126
18歳, 男性. バスケットボール選手
3D CT 像. 下前腸骨棘の下方突出を認める.

起こされることがある. 特にアスリートは AIIS が成長期に発達している場合が多く, また同部の裂離骨折の既往のある場合にはさらにそのリスクが上がる. スポーツ活動で過屈曲などの動作により, AIIS と大腿骨頚部がインピンジメントを起こし, 関節唇損傷が起こることがある[7)8)]. FAI 手術の成績不良因子として, この AIIS の骨形態異常が原因であるとの報告もあり, 最近注目を浴びている[9)].

1) 理学所見

まっすぐの屈曲角度が制限され, 疼痛が誘発される. AIIS の上に強い圧痛を認める. 前方インピンジメントテスト, FADIR(flexion adduction internal rotation)テストいずれも陽性となることが多い.

2) 画像所見

単純 X 線写真: 正面と Dunn view(図Ⅳ-124-b) そして false profile 像を撮影し, AIIS の形態像をみる. 前下方に突出していることが特徴的である.

MRI: AIIS の部位に一致して関節唇損傷を認める. 大腿骨直筋付着部の AIIS に STIR で高信号領域を認める.

CT: 3D CT で AIIS の骨隆起が臼蓋縁の辺縁まで突出しているものを AIIS type Ⅱ, 臼蓋縁の辺縁を乗り越えて遠位に突出しているものを AIIS type Ⅲと分類する. この2つのタイプはインピンジメントを引き起こしやすい[10)](図Ⅳ-126).

3) 治 療

(1) **保存療法**: 過屈曲などインピンジメントを起こす姿勢を回避する. 体幹筋力を鍛える理学療法を中心とした対症療法.

(2) **手術療法**: 股関節鏡視下に AIIS を除圧する手術を行う. FAI の手術と同時に行われることが多い.

各論Ⅱ：ダイナミックレイヤー (Contractile Layer)

オーバーユースによる股関節痛は, しばしば筋肉の不均衡(imbalance)によって起こる. それは, 筋肉に無理に負担をかけて起こるのが最も一般的である. 特殊な収縮を必要とする運動のときに, 2つの関節をまたぐ筋肉, 急激な収縮を起こす type 2 fiber が多くの場合原因となる. 損傷が生じたとき, 生体力学的に剪断力は局所に生じ, 筋腱付着部に起こることが多い. 超音波を用いて, 腱の崩壊, 筋肉損傷を評価することができる. MRI では組織の改善を多方面画像より評価することができる.

筋肉損傷の分類は MRI の所見により分類ができる. First degree(stretch 損傷), second degree(部分的損傷), third degree(完全損傷).

改善可能なリスクファクターとして, アゴニスト, アンタゴニスト間の筋肉の不均衡, 筋肉硬直性, 筋肉不良な協調性が挙げられる. オーバーユー

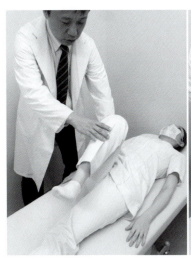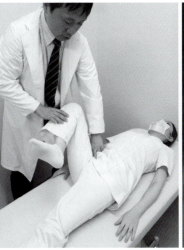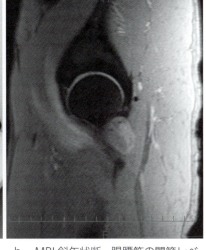

a．腸腰筋スナッピングテスト　　　　b．MRI 斜矢状断．腸腰筋の関節レベルで高信号領域を呈する．

図Ⅳ-127

スにより前方，外側，内側，後方の筋肉に伴う．

1．股関節の前方部のダイナミックレイヤー

1）腸腰筋スナッピング，腸腰筋腱炎

腸腰筋は股関節の主に屈曲を行う．腰椎の横突起と椎体前面から AIIS の内側を通り，股関節前面を通過して大腿骨小転子に付着している．腸腰筋の炎症は，関節リウマチ，外傷およびオーバーユースが原因となる．最近は股関節の安定性機構と考えられており，関節の不安定性と関連があるとされている．

腸腰筋スナッピングは，内側型スナッピングとも呼ばれ，腸腰筋腱が股関節外旋外転するときに，股関節の前面の骨突出している部分で弾発することによって引き起こる．1951 年に最初に Nuziata と Blumenfeld により報告された．

（1）診　断：理学所見では，股関節を屈曲した後外旋外転をしながら股関節を伸展させていくと大きくクリックを誘発される．

腸腰筋スナッピングテスト（図Ⅳ-127-a）：患者を仰臥位にして，自動で股関節を屈曲していき，屈曲した後，外転外旋をしながら股関節を伸展させる．そのときに検者は腸腰筋の部分を触わり，スナッピングを触知したときに，患者に痛みが誘発されるかを尋ねる．

関節内病変と合併することもあるので鑑別を要する．前述したインピンジメントサインや FABER テストなどで合併の有無を確認する．

ブロックテスト：腸腰筋滑液包や股関節レベルの腸腰筋前面の滑液包にキシロカイン＋コルチゾンを注射して，疼痛が改善されれば，本病態の可能性が非常に高い[11]．

（2）画像所見：

X 線写真：腸腰筋の病態の確認は困難であるが，骨形態異常があり副病変として腸腰筋スナッピングが合併していることの確認が大切である．

MRI：腸腰筋症状が強く腸腰筋滑液包へ炎症が浸潤している場合は，MRI 診断が有用である．特異 T2 star でシグナルの高信号領域が認められる（図Ⅳ-127-b）．スナッピングでも炎症がない場合は，MRI でさえもわからない場合が多い．

（3）治　療：ほとんどが保存療法で改善する．NSAID 内服，股関節の前面のストレッチ，さらに腰椎胸郭関節リズムを調整し，運動連鎖をリコンディショニングする．

キシロカイン＋コルチゾンの滑液包内への注射は約 80％ の症例に効果があると報告されている[11]．

保存療法で抵抗する場合は，関節鏡視下に腸腰筋腱を切離する[12]．しかし，股関節屈筋力が低下するため手術適応には慎重な考慮が必要であり，

筆者らは手術をほとんど行っていない．

2）大腿直筋損傷，付着部炎

大腿直筋の直頭ならびに反回頭と縫工筋は股関節の屈筋として働いている．これらの筋肉は，股関節および膝関節をまたいで走行しているため，肉ばなれが起こるリスクの高い筋肉である．同部の肉ばなれは，フットボール，サッカーなどで股関節伸展膝屈曲の姿勢から股関節屈曲膝伸展へと移行するキック動作で起こることが多い．

また肉ばなれではなく，成長期の骨端線が離開を起こすこともある．

考えられる合併症としては，骨端線離開後の治癒過程でAIISが下方へ異常に突出することによって，関節外インピンジメントが起こることがある．

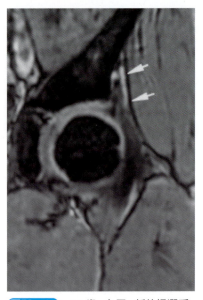

図Ⅳ-128 12歳，女子．新体操選手．左鼡径痛
大腿直筋付着部に高信号領域を認める．大腿直筋付着部損傷と診断し，保存療法で寛解．

(1) 診 断：詳細な病歴の聴取．股関節の伸展矯正で疼痛．関節の屈曲は制限されており，SLRで疼痛が誘発される．

(2) 画像所見：

単純X線写真：骨盤正面，false profile撮影を行い，骨端線離開を認めることがある．

肉ばなれの場合はX線写真は異常がないことが多い．

MRI：肉ばなれの多くは，MRIのSTIRとT2 starの画像で容易に診断が可能である（図Ⅳ-128）．大腿直近付着部の高信号領域が著明で断裂が容易に確認できる．

(3) 治 療：

保存療法：ほとんどの症例が保存療法で治癒する．骨端線離開も同様に転位1cm未満では保存療法で十分に治癒する．

手術療法：1cm以上あり，筋力低下が著しい場合は，骨接合の適応となる．

(4) 予防方法：オーバーユース，および成長期の柔軟性の欠如により腱の付着部にメカニカルストレスが加わり損傷が起こる．予防は，指導者が練習量のコントロールを行い，練習前のウォーミングアップの際の，柔軟体操ストレッチ，体幹筋力での骨盤から下肢の安定性の獲得などの練習が重要である．

2．股関節外側部のダイナミックレイヤー

1）股関節外転筋群の疲労性障害（オーバーユース）

筋肉の不均衡や股関節外転筋の使い過ぎは，股関節の外転筋の損傷の主な原因である．女性の広い骨盤の形態学的な特徴は，当該損傷が女性に多い原因の1つである．また，寛骨臼形成不全などの骨形態異常も外転筋に過負荷が加わり，損傷の原因となりやすい．外転筋の疼痛が長引くと，キネマティクスの異常が増悪し，腰痛や椎間関節症などに進行することがある．腰椎疾患との鑑別が非常に重要となる．腰痛を含めた多彩な症状を呈する場合は，次項に述べるgreater trochanteric pain syndrome（GTPS）を疑う．

(1) 臨床症状：長時間の座位や側臥位で疼痛が増悪する．

圧 痛：外転筋の付着部である大転子に強い圧痛を認める．

筋 力：徒手筋力検査で，外転筋の筋力低下を認めることが多い．

歩 行：トレンデレンブルグ跛行を呈する．

(2) 画像所見：
単純 X 線写真：骨盤の変形，股関節の変形をチェックする．
MRI：T2 や STIR などの冠状断撮影は，中殿筋付着部の炎症や部分断裂などを示唆することが可能であり有用である．

2) 大転子疼痛症候群（greater trochanteric pain syndrome：GTPS）

大転子には様々な方向に股関節を動かす筋肉が付着している．大腿筋膜張筋と大殿筋は大転子上方を通り，腸脛靭帯と連結する．中殿筋，小殿筋は直接大転子に付着し外転筋として働く．外旋筋として方形筋，梨状筋が大転子後方に付着している．
オーバーユースによる筋肉の不均衡が生じ，大転子付近にある滑液包も炎症をきたし，疼痛の原因となる．
大腿筋膜張筋と腸脛靭帯が大転子部でクリックを伴い弾発する．弾発股と鑑別することが難しい．

(1) 臨床症状：大転子部に圧痛，長時間座位や側臥位での疼痛増悪を認める．

(2) 画像所見：
MRI：大転子付近の滑液包に高信号領域を認めることがある（図Ⅳ-129）．しかし，必ずしも高信号領域を呈していないため診断に難渋する場合がある．
超音波：弾発股がある場合は，側臥位で大転子の外側に走行している大腿筋膜張筋が移動することが確認できるため，鑑別として有用である．

(3) 治療：
保存療法：理学療法および消炎鎮痛剤の内服などで経過をみる．理学療法は骨盤の傾斜など腰椎からのアライメント異常により筋肉の不均衡が起こっている場合は，脊椎や肩甲胸郭関節との運動連鎖を確認し，総合的な理学療法のアプローチが必要となってくる．
大転子滑液包内へのリドカインおよびコルチゾンの注射は有効である．
手術療法：関節鏡による滑液包内の滑膜切除，中殿筋などの部分断裂を伴う場合は，スーチャーアンカーで縫合する手術が有効である．

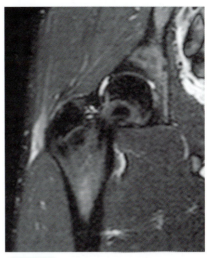

図Ⅳ-129　大転子疼痛症候群（GTPS）．18 歳，男性．サッカー選手
スライディングをして右殿部を強く打った後から 3 か月続く右股関節外側部痛．MRI 冠状断で大転子滑液包付近に高信号領域を認める．

3) 弾発股（snapping hip）

腸脛靭帯が大転子部で滑ることによって，音がして触知することが可能である．腸腰筋スナッピングは内側型弾発股と呼ばれる病態である．それに対して大転子部の弾発股は外側型とも呼ばれる．1931 年 Binnie らによって最初に報告された．

(1) 原　因：主に腸脛靭帯，大腿筋膜張筋が緊張し，大転子の上で滑ることになる．柔軟性のスポーツ選手，エリートのバレリーナは約 90％が弾発股を有するという報告もあり，関節の不安定性を制御しようとするダイナミックレイヤーの代償機構と考えられている．また，外傷も弾発股になるという報告もある[13]．

(2) 診　断：大転子に圧痛を認める．側臥位で疼痛が増悪する．

(3) 理学所見：Ober test 陽性．

(4) 画像所見：
X 線写真：骨形態異常を確認することが必要であるが，弾発股の診断には有用ではない．
超音波検査：動的評価により弾発をすることが超音波下に確認可能である．

(5) 治　療：
保存療法：ほとんどの症例で，最初は保存療法

を行うべきである．理学療法，殿筋筋力，肩甲骨から体幹そして骨盤までの運動連鎖をコンディショニングし，体幹筋力強化を中心とした理学療法を行う．

手術療法：鏡視下に腸脛靱帯や gluteus sling をリリース[14]．低侵襲であり症例によっては有効である．関節不安定症や寛骨臼形成不全などと合併している症例は，術後関節不安定が増悪することがあるので注意を要する．

観血的 Z-plasty 手術[13]：観血的に延長する方法であるが，成績は良い．

その他，神経メカニカルレイヤーの部分は，鼠径部痛や腰椎スポーツ傷害で記述されるべき項目であるため，本稿ではあえて記述しないが，股関節痛を訴えてくるスポーツ選手の中には，これらの疾患やスポーツ傷害によるものがあることを念頭に置いて，注意深く鑑別する必要がある．

（内田宗志）

文　献

1) Draovitch P, Edelstein J, Kelly BT：The layer concept：utilization in determining the pain generators, pathology and how structure determines treatment. Curr Rev Musculoskelet Med. 5(1)：1-8, 2012.
2) Wenger D, Kendell KR, Miner MR, et al：Acetabular labral tears rarely occur in the absence of bony abnormalities. Clin Orthop Relat Res. 426(Sep)：145-150, 2004.
3) Agricola R, Heijboer MP, Ginai AZ, et al：A cam deformity is gradually acquired during skeletal maturation in adolescent and young male soccer players：a prospective study with minimum 2-year follow-up. Am J Sports Med. 42(4)：798-806, 2014.
4) Wiberg G：The anatomy and roentgenographic appearance of a normal hip joint. Acta Chir Scand. 83(Suppl 58)：7-38, 1939.
5) Uchida S, Wada T, Sakoda S, et al：Endoscopic shelf acetabuloplasty combined with labral repair, cam osteochondroplasty, and capsular plication for treating developmental hip dysplasia. Arthrosc Tech. 3(1)：e185-e191, 2014.
6) Kuhn KM, Riccio AI, Saldua NS, et al：Acetabular retroversion in military recruits with femoral neck stress fractures. Clin Orthop Relat Res. 468(3)：846-851, 2010.
7) Amar E, Druckmann I, Flusser G, et al：The anterior inferior iliac spine：size, position, and location. An anthropometric and sex survey. Arthroscopy. 29(5)：874-881, 2013.
8) de Sa D, Alradwan H, Cargnelli S, et al：Extra-articular hip impingement：a systematic review examining operative treatment of psoas, subspine, ischiofemoral, and greater trochanteric/pelvic impingement. Arthroscopy. 30(8)：1026-1041, 2014.
9) Larson CM, Giveans MR, Samuelson KM, et al：Arthroscopic hip revision surgery for residual femoroacetabular impingement (FAI)：surgical outcomes compared with a matched cohort after primary arthroscopic FAI correction. Am J Sports Med. 42(8)：1785-1790, 2014.
10) Hetsroni I, Poultsides L, Bedi A, et al：Anterior inferior iliac spine morphology correlates with hip range of motion：a classification system and dynamic model. Clin Orthop Relat Res. 471(8)：2497-2503, 2013.
11) Blankenbaker DG, De Smet AA, Keene JS：Sonography of the iliopsoas tendon and injection of the iliopsoas bursa for diagnosis and management of the painful snapping hip. Skeletal Radiol. 35(8)：565-571, 2006.
12) Ilizaliturri VM Jr, Chaidez C, Villegas P, et al：Prospective randomized study of 2 different techniques for endoscopic iliopsoas tendon release in the treatment of internal snapping hip syndrome. Arthroscopy. 25(2)：159-163, 2009.
13) Allen WC, Cope R：Coxa saltans：The snapping hip revisited. J Am Acad Orthop Surg. 3(5)：303-308, 1995.
14) Ilizaliturri VM Jr, Martinez-Escalante FA, Chaidez PA, et al：Endoscopic iliotibial band release for external snapping hip syndrome. Arthroscopy. 22(5)：505-510, 2006.

IV 部位別―こどものスポーツ傷害の治療と予防

9 膝関節のスポーツ傷害

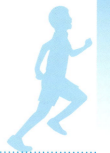

保護者および指導者に対する説明のポイント　POINT

- ☑ 成長期の膝関節におけるスポーツ傷害は，力学的に弱い組織の残存（靱帯付着部，骨端部など），骨・筋肉の成長バランスの不均衡による柔軟性の低下，活発なスポーツ活動によるoveruse（使い過ぎ症候群）が関与して発症します．
- ☑ 成長期の膝関節スポーツ外傷の治療は，骨端線閉鎖や合併損傷の有無，個人の成長度を把握したうえで，成人になり二次性の変形性関節症を生じさせないように治療方針を決定することが重要です．
- ☑ 成長期の膝関節スポーツ障害の治療は，疼痛を指標とした活動量の調整など保存的加療が主体となりますが，進行してからの治療では，治療期間が長期に及ぶため，早期発見と障害予防が重要です．

　成長期はクラブ活動などのスポーツへ参加する機会が増え，負担が増加する時期であり，膝関節はスポーツによる外傷や障害の発生頻度が高い部位の1つである．その発生には成長期特有の身体特性とoveruse（使い過ぎ症候群）が関与し，力学的に弱い筋腱付着部や骨端部に傷害が多くみられるという特徴がある．本稿では成長期にみられる膝関節のスポーツ外傷とスポーツ障害に関して，鑑別診断を進めていくうえで大切と思われる項目を挙げ，代表的疾患の病態・発生機序，治療・予防，成長期の運動器における特徴を考慮した対応について述べる．

成長期の膝関節スポーツ外傷の鑑別診断

　成長期のスポーツ外傷における膝関節痛の診断（図IV-130）においては，年齢や疼痛部位，病歴から想起される疾患を念頭に置いて診察にあたる必要がある．膝関節のスポーツ外傷の問診では受傷機転の聴取が診断の手掛かりとなる（図IV-131）．診察所見では圧痛部位，関節血腫の有無，性状などが鑑別診断上のポイントとなる（表IV-9）．また，徒手検査では健側を先に診て，患側と比較することも重要である．歩行が困難で疼痛の訴えが強い場合は骨折を疑い，単純X線により骨傷の有無を確認する必要がある．スポーツによる外傷は高エネルギー外傷ではないため，骨折よりも靱帯などの軟部組織に損傷が生じることが多いが，成長期の場合，力学的に脆弱な部分に外力が集中すると裂離骨折を起こすことがあり，小さな骨片では単純X線では診断が困難であることもあり，左右を比較し，必要に応じてCTやMRIなどの補助検査を行う．

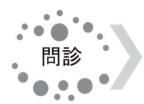

```
問診              身体所見            補助検査           診断・治療
・年齢，性別       ・視診（歩容，外観）  ・関節穿刺         ・保存的加療
・受傷機転         ・触診（腫脹の性状，  ・画像検査         ・手術
・疼痛部位           圧痛部位）        ・血液検査
・病歴            ・可動域
                 ・徒手検査
```

図Ⅳ-130　成長期の膝関節スポーツ外傷の診断

前十字靱帯（anterior cruciate ligament；ACL）損傷
- ジャンプの着地，急停止，方向転換など減速動作で生じることが多い
- 靱帯付着部裂離骨折は自転車の転倒などで過屈曲で生じることがある

後十字靱帯（posterior cruciate ligament；PCL）損傷
- 膝前面を打撲して生じることが多い
- 脛骨近位前面に挫傷や内出血を認めることがある

内側側副靱帯（medial collateral ligament；MCL）損傷
- 膝外反ストレスを受けて生じることが多い

後外側支持機構損傷（posterolateral complex；PLC）損傷
- 膝内反ストレスを受けて生じることが多い

図Ⅳ-131　スポーツ外傷（靱帯損傷）の受傷機転

表Ⅳ-9　損傷部位による膝関節血症の特徴

	穿刺液の性状	血液貯留の有無
ACL	中～大量	淡血性
PCL	中～少量	淡血性
MCL	少量	血性
半月板損傷	無～少量	血性
膝蓋骨脱臼（骨軟骨損傷含む）	脂肪滴を含んだ濃血性	濃血性
関節内骨折（裂離骨折含む）	脂肪滴を含んだ濃血性	濃血性

膝関節の成長期スポーツ外傷

　比較的頻度の高い前十字靱帯損傷と半月板損傷について，成長期の特徴を踏まえて概説する．

1．前十字靱帯（anterior cruciate ligament；ACL）損傷

1）病態・発症機序

　近年のスポーツ活動の低年齢化や活性化に伴い，靱帯実質部で損傷する例も認められるが，成長期では靱帯実質部よりも靱帯の付着部のほうが力学的に脆弱なため，靱帯付着部裂離骨折のかたちをとることが成人に比べて多い．症状は急性期では腫脹，痛みを認めるが，裂離骨折の関節血腫は高度であり脂肪滴が混在することが多い．慢性期では膝くずれ（giving way）など不安定性の愁訴となり，高レベルでのスポーツ活動の継続により半月板損傷や二次性の変形性関節症の誘因となる．発症機序は，急な方向転換，急停止，ジャンプからの着地などの減速動作で，膝関節軽度屈曲・外反位で下腿が回旋して発生する非接触型損

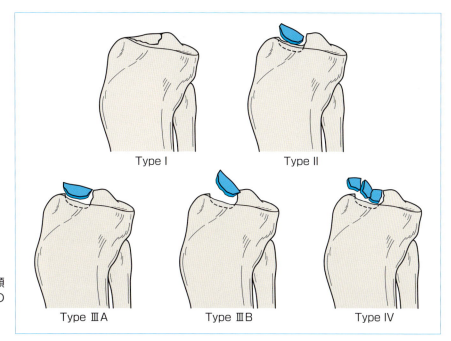

図Ⅳ-132
脛骨顆間隆起骨折の分類
（Meyers・Zaricznyj らの分類）

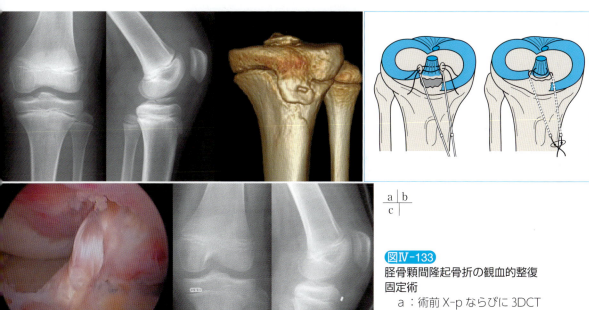

図Ⅳ-133
脛骨顆間隆起骨折の観血的整復固定術
a：術前 X-p ならびに 3DCT
b：Pull-out 法
c：術中写真ならびに術後 X-p

傷で発症することが多いが，靱帯付着部裂離骨折は自転車からの転落など接触型損傷で発生することもある．

2）治療法・予防法

　靱帯付着部の顆間隆起骨折は，骨折の程度[1)2)]（図Ⅳ-132）によりギプス固定や手術による内固定が必要である．転位を認め不安定な症例は，観血的整復固定術が第1選択[3)]となるが，骨端線損傷の回避に留意する必要がある（図Ⅳ-133）．陳旧例では，整復は困難となり，可動域制限やACL機能不全による膝動揺性を示すため，再建術の適応となる（図Ⅳ-134）．

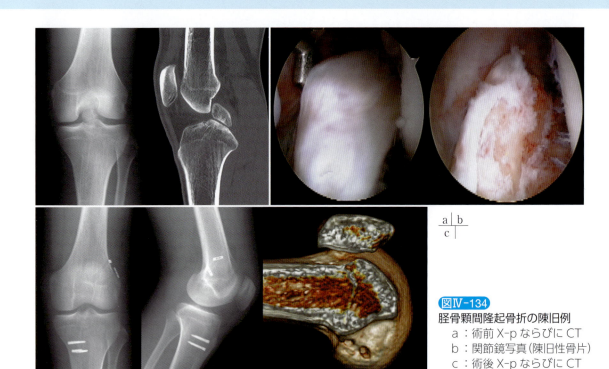

図Ⅳ-134
脛骨顆間隆起骨折の陳旧例
　a：術前 X-p ならびに CT
　b：関節鏡写真（陳旧性骨片）
　c：術後 X-p ならびに CT

　骨端線閉鎖前の靱帯実質部損傷については，手術侵襲により成長障害をきたすことが危惧されるため，保存的加療が主に選択される．しかし，半月板損傷などの二次損傷を完全に防ぐことは困難[4]であり，骨端線閉鎖や合併損傷の有無，個人の成長度を把握したうえで，再建術の時期や手術手技を検討する必要がある（図Ⅳ-135）．その再建手技には，骨端線回避法（physeal-sparing technique），部分的骨端線貫通法（partial transphyseal technique），完全骨端線貫通法（complete transphyseal technique）がある[5]．
　成長期の靱帯損傷の予防についてはまだ十分に確立されていないが，骨・関節に対して過負荷にならないように注意し，筋力だけでなくむしろ様々な基本的な動作能力を段階的に高めることが重要である．

＜おとなとはココが違う！＞
・靱帯よりも骨，軟骨が力学的に脆弱で，これらが先に損傷されるため靱帯実質部の損傷とならずに，靱帯付着部裂離骨折となる頻度が成人と比べて多い．
・活動性の高い時期である成長期のACL損傷は，半月板や軟骨の二次損傷による機能低下と関節症性変化の誘因となるため，成長期の特性を十分に考慮しながら，骨端線閉鎖や合併損傷の有無，個人の成長度を把握したうえで，再建術の時期や手術手技などの治療方針を決定する必要がある．

＜こんな運動の仕方はNG！＞
・保存的治療中は，関節可動域，筋力訓練後，ジョギングや水泳は許可することも多いが，さらなる関節内病変や関節の変性につながる高レベルのスポーツは制限する必要がある．

2．半月板損傷

1）病態・発症機序

　成長期における半月板損傷は，おとなと同様の外傷による損傷以外に，半月板の形態異常（円板状半月）による損傷が多い．円板状半月は本邦に多く，大半が外側である．外傷歴がないこともあるが，10歳代の活動の盛んな時期に発症することが多く，症状としては，疼痛以外に轢音，弾発現象，可動域制限をしばしば伴う．円板状半月以外の半月板断裂は，スポーツ活動中に捻り動作で生じることが多い．

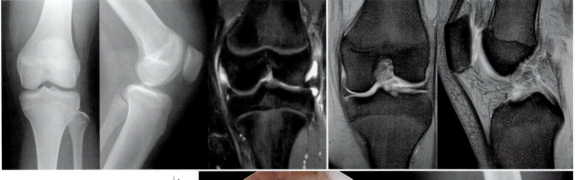
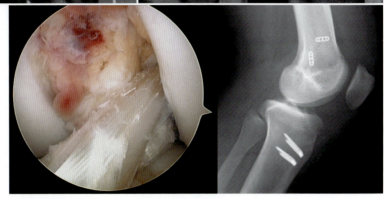

図Ⅳ-135 骨端線閉鎖前の靱帯実質部損傷．12歳，女子．バスケットボール部
　a：初診時骨端線は残存していたため保存的に経過観察．
　b：約1年後，MRIで骨端線部の高信号は消失（drop out sign）．
　c：解剖学的2束ACL再建術（完全骨端線貫通法）で手術を施行．

2）治療法・予防法

　半月板損傷の長期的予後は，術後の活動性とその期間により影響され，安易な切除術は早期退行性変化を招く恐れがあるため，縫合術により半月板機能を最大限温存するように留意する必要がある．

　症候性の円板状半月損傷に対しては，その脆弱性から体部変性を伴っている場合が多く，これまで手術療法では機能を犠牲とする半月板（亜）全切除術が行われてきた．短期臨床成績は比較的良好とされているが，長期経過例では関節症性変化を生じる例も少なくない[6][7]．そのため近年では円板状半月に対しても，中央部を形成的に切除し，辺縁部に断裂を生じている例や異常可動性を有する例では，縫合術により修復し半月板の機能を可及的に温存する術式が試みられている（図Ⅳ-136）．円板状半月のたわみによる剪断力や術後の関節軟骨にかかる力学的ストレスの変化などにより，大腿骨外顆部に離断性骨軟骨炎を合併することがあ

るため注意深い経過観察が必要である[8]．

＜おとなとはココが違う！＞

・10歳以下の小学生では半月板断裂は稀であり，成長期における半月板損傷は，半月板の形態異常（円板状半月）の損傷であることが多い．
・大腿骨外顆部に離断性骨軟骨炎を合併することがあるため留意する必要がある．

成長期の膝関節スポーツ障害の鑑別診断

　成長期のスポーツ障害は，発育期における急激な骨成長と筋肉・腱の成長バランスの不均衡，および活発なスポーツ活動によるoveruseが関与し，大腿四頭筋，膝蓋骨，膝蓋腱そして腱の付着部である脛骨結節部からなる膝伸展機構に発生することが多い．また，関節軟骨も成人に比べると厚く柔軟性に富んでいるが，剪断力に対して脆弱とされており，スポーツにより反復する外力が加わると離断性骨軟骨炎を呈する．膝のスポーツ障

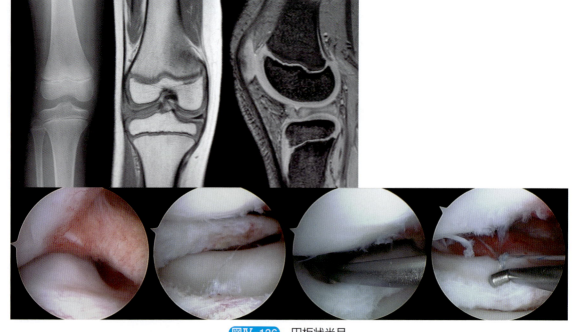

図IV-136　円板状半月
9歳，女子．右膝痛と弾発現象を主訴に初診，complete discoidであり，形成的に部分切除後，後節に不安定性を認めたため，all inside法で縫合．

害では圧痛点が診察上重要であり，痛みの場所と発生年齢で，ある程度診断できる（図IV-137）．

膝伸展機構障害の代表的疾患であるOsgood-Schlatter病と離断性骨軟骨炎について，成長期の特徴をふまえて概説する．

1. Osgood-Schlatter病

1）病態・発症機序

発育期の障害のなかで頻度の高い脛骨粗面部に起こる骨端症であり，10～15歳前後の成長期の男子に多く発症する．本症の発症機序は，11歳頃から出現する脛骨粗面部の骨化核が18歳頃までに骨化し安定するまでの間に，力学的に脆弱な膝蓋腱付着部に大腿四頭筋による反復牽引力が加わることや，急激な骨成長により筋肉・腱の成長が追いつかないことによる不均衡，さらには，膝のアライメント不良も関与して発症すると考えられている．

2）治療法・予防法

治療は疼痛を指標として活動量の調整が主体となる．痛みの強いものにはまず安静とアイシング，大腿四頭筋のストレッチングを指導する．疼痛が沈静化したら膝蓋腱部にバンドを装着するなどして段階的にスポーツへ復帰を許可する．一般的に脛骨粗面の骨化が終了すれば症状は消退するが，遺残変形の強い場合はさらに長期にわたり症状が遷延する場合がある．保存療法に抵抗し，骨端線閉鎖後も遊離骨片を有し，症状の残存する症例に対しては手術により骨片を摘出することもある（図IV-138）．

予防はこどもの柔軟性を十分に把握し，柔軟性を失っていたときには骨発育段階に応じた適切な運動量，柔軟性の獲得を指示することが必要である．ストレッチの指導については，ハムストリングに最大収縮をさせながら，大腿四頭筋には相反抑制をかけ伸張させる相反神経支配の特性を活用したり，大腿四頭筋のうち大腿直筋は二関節筋であるため，股関節を最大伸展位に固定した肢位で膝関節を屈曲する方法などを用いると有効である（図IV-139）．

疼痛が最も重要な初発症状となることが一般的で，競技動作における疼痛の発生に留意し，自分で押してみて脛骨粗面部に痛みがないかをセルフ

チェックさせることも重要である．

早期発見と障害予防が重要であるが，医療機関を受診した際は，遊離骨片を有した終末期の段階であることも少なくなく，スポーツ制限や装具治療が長期にわたることがしばしばであり，成長が止まれば症状が消失することがほとんどであることを説明し，あせらず疾患と付き合っていくことを理解させる必要がある．

＜おとなとはココが違う！＞
・骨端軟骨板（成長軟骨）は，骨組織と比べると力学的に脆弱であり，成長期には骨の急速な伸長に，筋腱が追いつけずに相対的に緊張した状態となるため，スポーツによる負荷が加わると筋腱の付着部である骨端症を起こしやすい．

＜こんな運動の仕方はNG！＞
・特定の動作のみを集中して強化すると，その動作筋の緊張が高まり骨端症を誘発する．

2．離断性骨軟骨炎（osteochondritis dissecans；OCD）

1）病態・発症機序

成長期の関節軟骨は成人に比べると厚く柔軟性に富んでいるが，剪断力に対して脆弱とされており，成因はスポーツなどにより繰り返される微小外力との関連が指摘されている．遺伝的要素，代謝・内分泌異常の関与も考えられている．初期症状は非特異的であり，膝の前面に限局した自発痛と活動時の疼痛であることが多い．進行すると

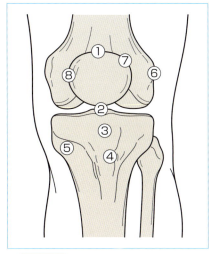

図Ⅳ-137　スポーツ障害の圧痛部位と好発年齢
①大腿四頭筋付着部炎（14〜18歳）
②Sinding Larsen-Johansson 病（8〜12歳）
③膝蓋腱炎（15〜17歳）
④Osgood-Schlatter 病（10〜15歳）
⑤鵞足炎
⑥腸脛靱帯炎
⑦有痛性分裂膝蓋骨
⑧タナ障害

ひっかかり感，水腫，ロッキングなどが生じる．好発部位は大腿骨内顆であり顆間よりの面で最荷重部を外していることが多い．外顆では最下端やや後方が多く，大腿膝蓋関節面や膝蓋骨にみられることもある[9]（図Ⅳ-140）．

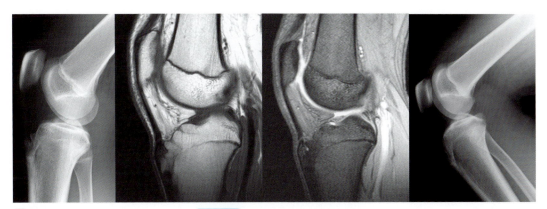

図Ⅳ-138　Osgood-Schlatter 病
17歳，男子．脛骨粗面部に ossicle を認める．大腿四頭筋のストレッチングやスポーツ制限による保存的加療で経過観察するも症状継続したため，骨片摘出術を施行．

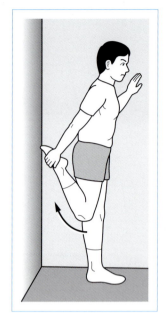

図Ⅳ-139 大腿四頭筋のストレッチ

変わる．骨端線閉鎖前では保存療法で骨癒合がみられることは少なくないため，注意深い観察と適切な画像検査（顆間撮影や MRI など）により，保存療法で治癒が可能である時期を逃さないことが大切である．骨端線閉鎖前では3か月経っても治癒傾向がみられない例では，修復を促進するため鏡視下ドリリングを考慮する．しかし，骨端線閉鎖以降の症例は治癒傾向が少なく，保存療法やドリリングが奏効するとは限らないことを知っておく必要がある．

手術方法については病期や関節鏡所見により決定する（図Ⅳ-141）．病巣部の軟骨に軟化や膨化は認めるが，軟骨面が連続し安定している例では関節鏡視下ドリリングが適応となる．軟骨表面からのドリリングは手技的に容易であるが，関節軟骨をできるだけ温存するため，透視下に大腿骨顆間窩部や上顆部より逆行性にドリリングを行う場合もある（図Ⅳ-142）．病巣が一部あるいは完全に剝離した場合で離断部が大きく荷重部であれば，関節症の招来のことを考えて，離断骨片と母床を新

2）治療法・予防法

膝離断性骨軟骨炎の治療では，関節面の修復を行い，二次性の関節症を生じさせないことが最大の目標である．治療法は，年齢，発生部位や大きさ，病変の状態，下肢のアライメントなどにより

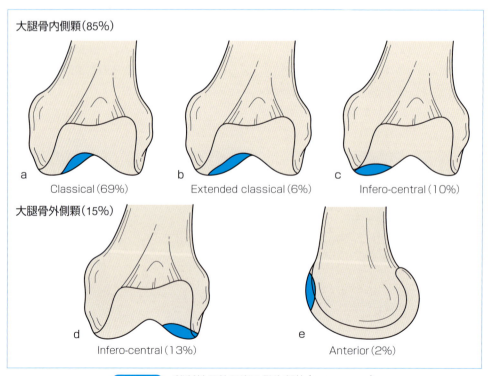

図Ⅳ-140 離断性骨軟骨炎の発生部位（Aichroth, P.）

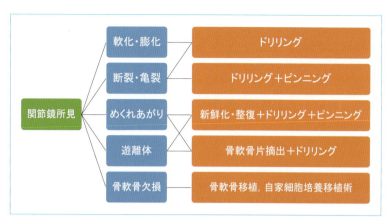

図IV-141 離断性骨軟骨炎の治療方針

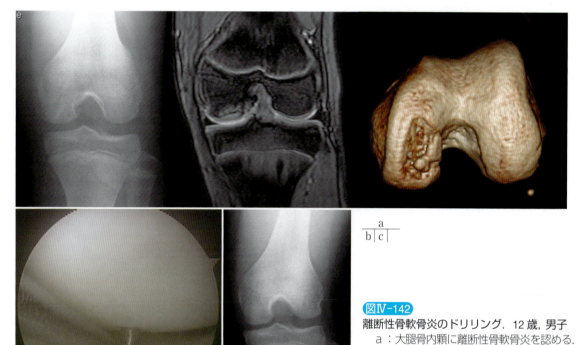

図IV-142 離断性骨軟骨炎のドリリング．12歳，男子
- a：大腿骨内顆に離断性骨軟骨炎を認める．
- b：関節鏡では亀裂は認めず，softning を認め，逆光性にドリリングを施行．
- c：術後1年では完全に骨化癒合している．

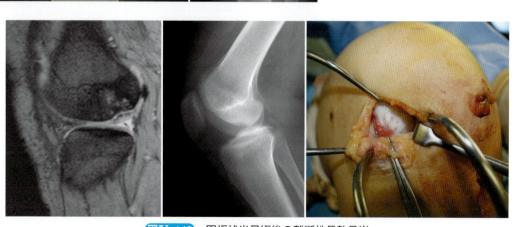

図IV-143 円板状半月術後の離断性骨軟骨炎

17歳，女子．円板状半月切除1年後に大腿骨外側顆部に離断性骨軟骨炎を認める．離断しかけていたため，PLLA ピンならびに骨釘を併用して固定した．

鮮化し固定する．固定には骨釘や吸収性ピン，吸収性スクリューなどを用いる(図Ⅳ-143)．離断骨片の母床との適合が悪く復元が不可能である場合，最荷重部でなく，比較的頻度の高い内側顆発生のものは摘出術を行うこともあるが[10]，荷重部で欠損が大きい場合は骨軟骨移植術[11]や再生医療を用いた自家細胞培養移植術の適応となる[12,13]．

治療期間が長期に及ぶため，本人とともに，家族とスポーツ指導者にも十分に病態を説明して治療の必要性を理解させることが大切である．

＜おとなとはココが違う！＞
・離断性骨軟骨炎は，成長期の活発な少年に多くみられ，成人に初発することはほとんどない．成長期の関節軟骨は成人に比べると厚く柔軟性に富んでおり，剪断力が加わると，まず軟骨下骨に離断病変が生じるためである．

〈小川宗宏〉

文献

1) Meyers MH, McKeever FM：Fracture of the intercondylar eminence of the tibia. J Bone Joint Surg Am. 41-A：209-222, 1959.
2) Zaricznyj B, et al：Avalusion fracture of the tibial eminence by open and pinning. J Bone Joint Surg Am. 59-A：1111-1114, 1977.
3) Berg EE：Pediatric tibial eminence fractures：arthroscopic cannulated screw fixation. Arthroscopy. 11：328-331, 1995.
4) Mizuta H, et al：The conservative treatment of complete tears of the anterior cruciate ligament in skeletally immature patients. J Bone Joint Surg Br. 77(6)：890-894, 1995.
5) Larsen MW, et al：Surgical management of anterior cruciate ligament injuries in patients with open physes. J Am Acad Orthop Surg. 14：736-744, 2006.
6) Habata T, et al：Long-term clinical and radiographic follow-up of total resection for discoid lateral meniscus. Arthroscopy. 22(12)：1339-1343, 2006.
7) Okazaki K, et al：Arthroscopic resection of the discoid lateral meniscus：long-term follow-up for 16 years. Arthroscopy. 22(9)：967-971, 2006.
8) Mizuta H, et al：Osteochondritis dissecans of the lateral femoral condyle following total resection of the discoid lateral meniscus. Arthroscopy. 17(6)：608-612, 2001.
9) Aichroth P：Osteochondritis dissecans of the knee. A clinical survey. J Bone Joint Surg. 53-B：440-447, 1971.
10) Uematsu K, et al：Osteochondritis dissecans of the knee：long-term results of excision of the osteochondral fragment. Knee. 12(3)：205-208, 2005.
11) Matsusue Y, et al：Arthroscopic multiple osteochondral transplantation to the chondral defect in the knee associated with anterior cruciate ligament disruption. Arthroscopy. 9(3)：318-321, 1993.
12) Ochi M, et al：Transplantation of cartilage-like tissue made by tissue engineering in the treatment of cartilage defects of the knee. J Bone Joint Surg Br. 84(4)：571-578, 2002.
13) Wakitani S, et al：Human autologous culture expanded bone marrow mesenchymal cell transplantation for repair of cartilage defects in osteoarthritic knees. Osteoarthritis Cartilage. 10(3)：199-206, 2002.

IV 部位別―こどものスポーツ傷害の治療と予防

10 足関節のスポーツ傷害

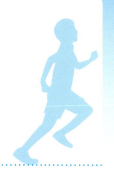

保護者および指導者に対する説明のポイント　POINT

- ☑ 小児では，関節軟骨および靱帯骨付着部に軟骨成分を多く含むことから組織自体が脆弱であるため，成人と比して骨組織および軟骨組織の損傷が起こりやすいです．
- ☑ 骨組織の損傷では，荷重関節であるため免荷を含めた厳格な患部の安静期間を要します．
- ☑ 適切な治療が行われないと骨組織の損傷は陳旧化することが多いため，疾患に対する十分な認識が必要です．

足関節のスポーツ外傷

関節に生理的可動許容範囲を超えた動きが与えられたときに種々の外傷が起こる．関節面の適合性が部分的に失われている亜脱臼および完全に失われている脱臼に対して，捻挫は適合性が残存した状態をいい，一般的に捻挫とは靱帯を主とした骨以外の軟部組織損傷を指すことが多い．しかし，足関節ではこの捻挫により軟骨を含めた骨組織の損傷が引き起こされることが多いので注意が必要である．一方，スポーツ外傷の中で足関節捻挫は最も頻度が高いにもかかわらず[1]，単なる捻挫ということで適切な診断が下されないまま，適切な治療が受けられずに遺残障害が残る例が散見される．まさに，「たかが捻挫，されど捻挫」である．ここでは，足関節捻挫に起因した外傷を中心に紹介する．

1．新鮮足関節外側靱帯損傷および腓骨遠位端裂離骨折

1）病態および発症機序

足関節は大別すると外側靱帯，内側靱帯および脛腓靱帯によって補強されている．外側靱帯は内がえし，内側靱帯は外がえし，そして脛腓靱帯は外旋強制が起こると損傷されるという特徴がある．

一方，靱帯の骨付着部(enthesis)は，成人では線維軟骨組織を介する特徴的な4層構造(靱帯，非石灰化線維軟骨，石灰化線維軟骨，骨)を有し，石灰化線維軟骨と骨との境界部に存在する複雑な構造によって強固な固着力を有している[2]．しかし，10歳以下の小児では，この線維軟骨と骨との境界部が成長軟骨板と同様に一次海綿骨であることから，成人と比して脆弱な組織構造となっている．一次海綿骨は13歳以上になると成熟した二次海綿骨(層板骨からなる成熟した骨梁)へと成熟する[3]．したがって，小児期は靱帯の骨付着部構造が脆弱であるため，内がえしが強制されると靱帯損傷ではなく裂離骨折が起こりやすい環境を有している．

2）診断方法

(1) 理学所見：受傷直後は圧痛部位にて受傷部位を確認する．受傷後数日経過すると，腓骨遠位端前下方を中心とした腫脹や，足底面に沿った後足部下方の皮下出血が出現し，これが重症度の指標となる．

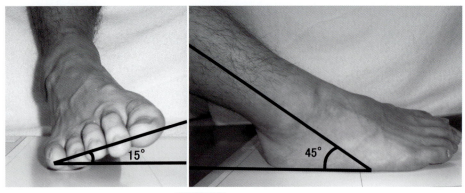

図Ⅳ-144 ATFL view
足関節45°底屈位で，足底部外側をカセッテ面に付けたまま足底面内側を15°傾斜させる．
X線束は腓骨遠位端を中心点としてカセッテ面に垂直に入射する．

(2) 画像診断：

①単純X線：非荷重足関節2方向で，まず骨折や脱臼の有無を確認したうえで，健側を含めた両側のストレスX線撮影にて不安定性を評価する．距骨傾斜角が5°以上で異常と評価し，10°未満では前距腓靱帯の単独損傷，10°以上では踵腓靱帯損傷の合併を疑う．裂離骨折は通常の撮影方法では確認ができないことがあるため，骨折を強く疑う症例であれば，足関節45°底屈位で足底部外側をカセッテ面に付けたまま足底面内側を15°傾斜させて撮影するATFL viewが有用である[4]（図Ⅳ-144）．

②超音波：動態での不安定性評価や靱帯，または裂離骨片自体の評価も可能であり，かつ被曝を伴わない非侵襲性であることからも有用であり，近年の解像度の改善も加わって，今後さらにその有用性は向上するものと思われる．

③CT：裂離骨片の大きさや転位の程度の評価に使用されることもあるが，被曝を考慮すると小児に対しては使用を限定的にする必要があると考えられる．

④MRI：靱帯自体の評価には限界があるが，骨病変を主とした合併損傷の検索に有用である．

3）治療方法

靱帯損傷のみであるか骨折を有するかで治療方法が全く異なるので，慎重な評価が必要である．

(1) 足関節外側靱帯損傷：重症度が高ければ腫脹や疼痛の軽減を目的としたギプス固定を要するが，靱帯の修復には適度な伸長ストレスが促進因子となるので[5]，症状軽減を確認したうえで荷重を許可し，固定方法を変更する．

軽度損傷（ATFL部分断裂）：半硬性装具を3～5週間装着．

中等度～重度損傷（ATFLの完全断裂および複合靱帯損傷）：1～3週間のギプス固定後，半硬性装具を約5週間装着．

・いずれも荷重は疼痛が軽減した時点で可及的に許可する．

・手術療法は，重度の損傷であっても全例が陳旧化するわけではないので原則的には考慮しない．

(2) 腓骨遠位端裂離骨折：裂離骨片自体が小さく，また骨折部位が関節内に面していることから骨癒合が得られにくい部位であるため手術療法を推奨する報告もあるが[6]，骨性癒合が完全に得られなかった例でも線維性癒合により十分な安定性が得られる例も多く存在することから，保存療法を第一選択とすべきである．保存療法では前述したように骨癒合が得られにくい部位であるため，免荷を含めた厳格な患部安静が必要である．4週間以上の足関節軽度背屈・外がえし位でのギプス固定と免荷を行い，その後は骨癒合の状態を確認しながら段階的に可動域訓練と荷重を許可する[7]．手術療法としては，tension band wiring法が一般的だが，骨癒合後に抜釘のための再手術を要することも手術療法の欠点の1つである．

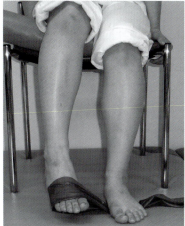
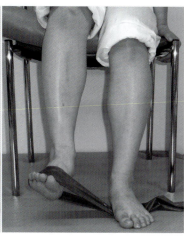

図Ⅳ-145 ゴムチューブを使用した腓骨筋強化訓練
軽度内がえし位でゴムチューブを固定してから(a), 外がえしの力をかける(b).

4) 予防法

捻挫の予防には腓骨筋腱の強化を目的としたアスレチックリハビリテーションが有用である[8]. ゴムチューブなどを使った足関節周囲の筋力強化訓練および可動域訓練に加え, バランスボードを使用したバランス訓練により固有感覚や協調性を再教育する(図Ⅳ-145). また, 陳旧化をきたさないためには正確な初期診断と初期治療が重要であるため, 診断に難渋した場合には専門医へのコンサルトが必要である.

2. 距骨骨軟骨骨折

1) 病態および発症機序

明らかな外傷歴の有無により骨軟骨骨折, 離断性骨軟骨炎と分類することもあるが, 外傷との因果関係が不明なものも多く含まれるため, 総称して骨軟骨損傷と呼ばれることが多い[9]. 一方, 足関節捻挫受傷後4週までの亜急性期では, 約20％に骨軟骨骨折が合併するといわれているため, 足関節捻挫時は靱帯だけでなく骨軟骨病変の評価も忘れてはならない. 外傷による受傷機序に関しては, 足関節底屈・内がえし強制では内側後方病変が, 背屈・内がえし強制では外側前方病変が起こるとされている[10].

2) 診断方法

(1) 理学所見:受傷時には靱帯損傷や骨折を伴っていることがほとんどであるため, catchingなどの骨軟骨病変特有の症状を確認することは困難であることが多い. 特に圧痛点は外側前方の病変であれば確認できることもあるが, 内側後方病変では確認することはできない. 靱帯損傷および骨折の初期治療が安定した亜急性期に関節内症状を有する例に対しては, 画像診断を進めていくこととなる.

(2) 画像所見:

①単純X線:中間位での足関節正面像だけでなく, 後方病変の確認には底屈位での足関節正面像を確認する必要がある.

②CT:冠状断, 矢状断および3DCT像にて病変の位置, 形状, 大きさを確認する. また, 二重造影CTでは軟骨損傷の程度を確認できるが, 小児では侵襲および合併症の面から慎重に行うべきである.

③MRI:CTでも確認が困難な小さい病変や骨挫傷, および合併損傷の確認に有用であるため, 単純X線およびCTにて診断に至らない場合に併用する必要性は高いと思われる.

④分類:Berndtらの分類に軟骨化骨囊腫を加えた分類が最も頻用されている(図Ⅳ-146).

3) 治療方法

(1) 保存療法:StageⅠ, Ⅱとstage Ⅲの内側病変に対しては, 約6週間のギプス固定による保存療法を選択する必要がある.

(2) 手術療法:Stage Ⅲの外側病変とstage Ⅳの症例は手術療法の適応である. 手術療法は, ①marrow stimulation technique, ②骨軟骨片固定術, ③自家骨軟骨移植術(OAT), ④自家培養軟骨

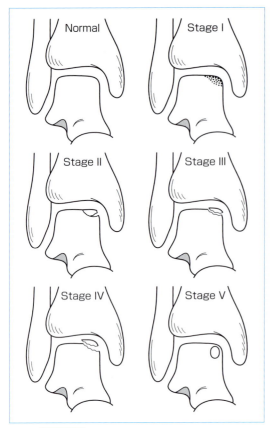

図Ⅳ-146 距骨骨軟骨損傷の stage 分類
Stage Ⅰ：軟骨下骨層の圧挫
Stage Ⅱ：骨軟骨片不完全分離
Stage Ⅲ：転位のない骨軟骨片完全分離
Stage Ⅳ：転位のある骨軟骨片完全裂離
Stage Ⅴ：軟骨下骨囊腫を有するもの

移植術（ACI）に大別されるが，小児に対しては可能な範囲で鏡視下手術を行う必要があり，特に内側病変に対する逆行性ドリリングは軟骨が温存され，かつ骨端線も傷つけないため有用である．また，病変が大きく不安定であっても，新鮮例であれば高い生着率が期待できるため，整復固定により骨軟骨部の温存を図ることが望まれる（図Ⅳ-147）．

4）予防法
スポーツごとの特殊性を考慮して危険肢位の指導を行う．しかし，コンタクトスポーツなどでの高エネルギー外傷では，予防は難しいのが現状である．

3．骨端線損傷

1）病態および発症機序
脛骨遠位部の骨端線は 17 歳頃に，腓骨遠位部の骨端線は 16 歳頃に閉鎖する．また足関節骨端線損傷は全骨端線損傷の 21％を占め，下肢の中では最も頻度が高い部位である[11]．スポーツによる足関節骨端線損傷は 12〜14 歳頃に好発し，サッカーでは回内位，バレーボールでは回外位，バスケットボールでは外旋位での受傷が多いという競技特殊性も指摘されている[12]．

2）診断方法
(1) **分　類**：Lauge-Hansen 分類をもとに，受傷時の肢位と加わる外力を同時に評価する Dias の分類が，治療を行ううえで有用である（図Ⅳ-148）[13]．

(2) **画像評価**：単純 X 線の足関節 2 方向で診断がつくことが多いが，診断精度を高めるには両斜位を含めた足関節 4 方向や，3D 画像を含めた CT にてより正確な診断が可能である．また，MRI では転位を認めない圧挫傷や合併損傷の評価に有用である．

3）治療方法
(1) **保存療法**：転位が軽度であれば下腿から中足部までのギプス固定を約 4 週間行う．ただし，損傷部位の転位が 2 mm 以下の症例に限られる．

(2) **手術療法**：ほとんどの症例で手術を要する．全身麻酔下で透視下にまず徒手整復を試み，転位を 2 mm 以下に整復したところで Kirschner 鋼線にて内固定する．このとき可能な範囲で骨端線の通過は避けるべきだが，固定性が悪ければ躊躇なく固定本数を増やす必要がある．通常プレート・スクリューの使用は不要である．また，Tillaux 骨折などで整復が困難であった場合は，小皮切で観血的に整復を行ったうえで Kirschner 鋼線にて内固定する．

4）予防法
スポーツごとの特殊性を考慮して危険肢位の指導を行う．しかし，コンタクトスポーツなどでの高エネルギー外傷では，予防は難しいのが現状である．

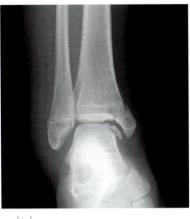
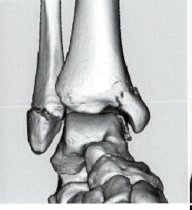
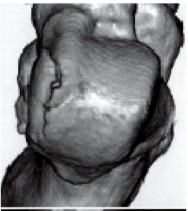
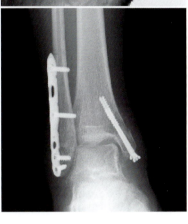

a b c
d

図Ⅳ-147 距骨骨軟骨骨折の手術症例. 13 歳, 女子. チアリーディング

a：術前単純 X 線像. 内外果の骨折に加え, 距骨滑車内側に stage Ⅳ 骨軟骨骨折を認める.

b, c：術前 3DCT 像. 骨軟骨片の大きさが確認できる.

d：外果はプレート, 内果はスクリュー, 骨軟骨片は吸収ピンにてそれぞれ内固定した.

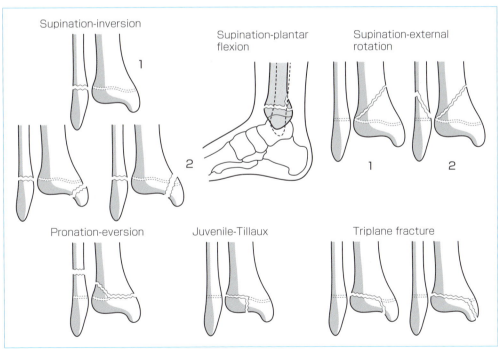

図Ⅳ-148 足関節骨端線損傷に対する Dias 分類

（文献 13 より引用）

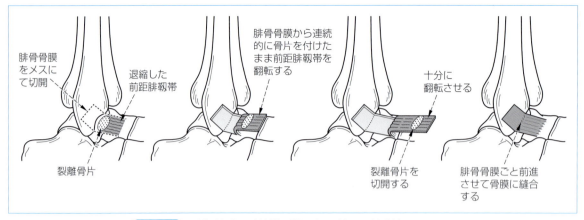

図Ⅳ-149　陳旧性腓骨遠位端裂離骨折に対する前進法
(文献 14 より引用改変)

足関節のスポーツ障害

　足関節に限らず外傷を陳旧化させないためには，初期治療が重要である．しかし，足関節は外傷を引き起こす頻度が最も高い部位の1つであるため，陳旧化することも稀ではない．ここでは陳旧化した足関節のスポーツ障害に関して述べることとする．

1．陳旧性足関節外側靱帯損傷
1）病態および発症機序
　発症機序は新鮮例と同様で，内がえし強制である．多くは診断が適切でなかった場合や，不適切な治療が行われたことで損傷した靱帯または裂離骨片が不完全に修復された場合に発症する．

2）診断方法
　(1) 理学所見：陳旧化しているため腫脹などの局所所見は乏しいことが多い．裂離骨片の不安定性が存在すれば同部位に圧痛を認めることがある．
　(2) 画像診断：新鮮例に準ずる．

3）治療方法
　(1) 保存療法：陳旧例での捻挫再受傷では，骨片を認めても骨癒合は全く期待できないので，新鮮足関節外側靱帯損傷の治療に準じて行う．
　(2) 手術療法：骨端線閉鎖後であれば手術を検討する．靱帯損傷のみでは疼痛は軽度であり，テーピング使用などによるスポーツ活動継続は可能であるため手術適応とならないことが多いが，距骨骨軟骨損傷や前方インピンジメント症候群などの骨または軟骨病変を認める場合は手術を積極的に考慮すべきである．方法としては，裂離骨片を除去した後に緩んだ靱帯を腓骨に再縫着する前進法が有用である[14]（図Ⅳ-149）．

4）予防法
　新鮮例に準ずる．

2．離断性骨軟骨炎
1）病態および発症機序
　過去には離断性骨軟骨炎と呼ばれていた症例のほとんどが反復性の微小外傷を含めた，いわゆる広義の"外傷"が発症要因であると考えられる．特に陳旧性足関節外側靱帯損傷は，軟骨損傷の一因になると指摘されている[15]．

2）診断方法
　新鮮例に準ずる．

3）治療方法
　(1) 保存療法：損傷発生からの経過が長いほど保存療法の有効性は低下するため，受傷機転がはっきりせず，すでに陳旧化している可能性が高い症例では，原則的に保存療法の適応ではない．
　(2) 手術療法：適応は新鮮例に準じ，可能な範囲で鏡視下手術を選択し，骨端線が閉鎖し病変が大きければ整復固定術を検討する．通常小児期では嚢腫を有しても小病変であることがほとんどであるため，自家骨軟骨移植術を要する例は稀である（図Ⅳ-150）．

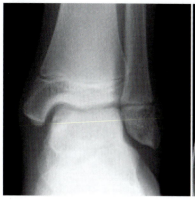
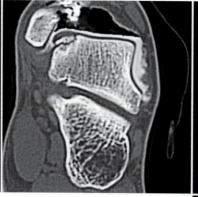
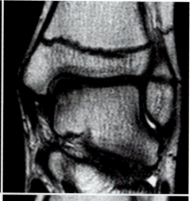
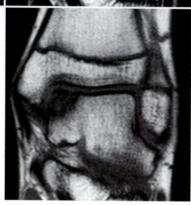

a	b	c
	d	

図IV-150
離断性骨軟骨炎の手術症例．13歳，男子．サッカー
この症例に対しては逆行性ドリリングを施行した．
- a：単純X線像．距骨内側に病変を認めるが不明瞭である．
- b：二重造影CT像．Stage Ⅲの病変を認めるが，関節軟骨の連続性は保たれている．
- c：MRIのT1強調画像．
- d：MRIのT2強調画像．T2で高信号帯を認めないため，安定病変と考えられた．

4）予防法

微小外傷を防ぐために危険肢位の指導，不適切な靴の使用の禁止，捻挫予防を行う．

3．骨端線損傷後足関節変形

1）病態および発症機序

初期治療時の不適切な治療では高頻度で発症する．適切な治療を受けた場合でも，骨端線の損傷程度が強ければ同部位での成長障害が起こるため，成長とともに変形が進行する．

2）診断方法

新鮮例に準じて，単純X線およびCTにて行う．このとき，足関節局所だけでなく，下肢全体のアライメント，脚長差などを評価することが重要である．

3）治療方法

保存療法は無効であるため，疼痛やアライメント異常あるいは脚長差に伴う歩容の異常が強ければ手術を検討する．手術の時期としては骨端線の閉鎖する15歳前後が望ましいが，それ以前でも変形の自家矯正徴候がなくアライメント異常が強ければ手術が必要なことがある．手術は一期的な矯正が可能であればプレートおよびスクリューによる矯正内固定術を行い，高度な三次元的矯正を要する場合は創外固定を使用する方法が有用であるとする報告もある[16]．

4）予防法

すべての外傷に共通するように，初期治療が予後を最も左右する．しかし，骨端閉鎖までは継時的に変形が進行する可能性があるので，長期的な経過観察の重要性を患者本人だけでなく家族に対しても十分に行う必要がある．

4．足関節インピンジメント症候群

1）病態および発症機序

部位により前方インピンジメント症候群（AAIS），後方インピンジメント症候群（PAIS）と大別される．AAISは，足関節背屈時に脛骨と距骨が衝突することで起こる微小外傷に対する反応性骨増殖変化により骨棘が形成された結果，骨棘によるインピンジメント，距骨滑車部の軟骨損傷，または反応性の滑膜炎が痛みを誘発すると考えら

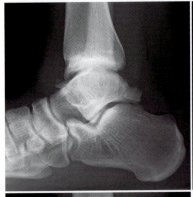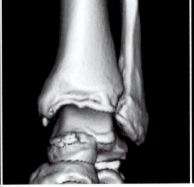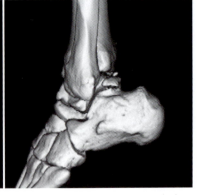
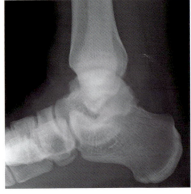

図Ⅳ-151
足関節前方および後方インピンジメント症候群の手術症例．17歳，男子．サッカー
 a：術前単純X線像．前方には脛骨遠位端および距骨頸部の骨棘，後方には三角骨を認める．
 b，c：術前3DCT像．骨病変の位置，大きさの確認が可能である．
 d：前方および後方同時鏡視下手術術後単純X線像．骨病変は消失している．

a	b	c
d		

れている．さらに，足関節外側不安定性を有している場合はその頻度が一般的に高くなるとされている[17]．一方PAISは，三角骨による骨性インピンジメントが原因となることが多いが，距骨後突起外側結節の増大やその骨折，長母趾屈筋腱の損傷や滑膜炎が原因となることもある[18]．

2）診断方法

(1) 理学所見：AAISは背屈，PAISは底屈強制にて疼痛が誘発され，骨性病変が存在すれば同部位の圧痛があり，病変が大きければそれを触知することもある．またPAISの場合，距骨後突起外側結節周囲に局所麻酔薬(1%リドカイン1m*l*)を注入することで疼痛が軽減すれば診断の有用な手掛かりとなる．

(2) 画像診断：AAIS，PAISともに単純X線側面像にて骨性病変の確認はほとんどの症例で可能であるが，CTによる骨病変の大きさ，範囲，位置の詳細な評価は術前計画に有用である．MRIは骨軟骨損傷，滑膜炎の評価に有用であるが，長母趾屈筋腱周囲の信号変化は正常例でも認めることがあるため注意が必要である[19]．

3）治療方法

(1) 保存療法：足関節に不安定性を有する場合は，テーピングや装具の使用によりインピンジ時の衝撃軽減を図る．疼痛が強い場合は，スポーツ活動の制限やNSAIDsの投与などを行うが，効果は限定的であることが多い．

(2) 手術療法：骨病変はいったん生じると自然消失することはないため，スポーツ活動に支障が生じるようであれば手術を検討する．近年では，AAIS，PAISともに鏡視下手術の良好な成績が期待できるようになったため，低侵襲な鏡視下手術であれば小児であっても積極的に手術を検討すべきであると考えられる（図Ⅳ-151）．

4）予防法

AAISは陳旧性足関節外側靱帯損傷に続発することが多いので，靱帯損傷の適切な治療が最も重要である．PAISの骨病変は先天的な要因が強いため，いったん発症するとスポーツ活動の制限を余儀なくされることが多く予防も困難であることが多い．

（林　宏治）

文献

1) Kobayashi T, Gamada K：Lateral ankle sprain and chronic ankle instability：a critical review. Foot Ankle Spec. 7(4)：298-326, 2014.
2) Benjamin M, Toumi H, Ralphs JR, et al：Where tendons and ligaments meet bone：attachment sites('entheses')in relation to exercise and/or mechanical load. J Anat. 208(4)：471-490, 2006.
3) 原 浩史：小児足関節捻挫の臨床的特徴に関する研究. 京都府立医科大学雑誌. 97(12)：1603-1612, 1988.
4) Haraguchi N, Kato F, Hayashi H：New radiographic projections for avulsion fractures of the lateral malleolus. J Bone Joint Surg Br. 80(4)：684-688, 1998.
5) Neidlinger-Wilke C, Grood E, Claes L, et al：Fibroblast orientation to stretch begins within three hours. J Orthop Res. 20(5)：953-956, 2002.
6) 野口昌彦, 生駒和也, 長沢浩治ほか：裂離骨折を伴う靱帯損傷に対する治療法. 整・災外. 46(4)：333-339, 2003.
7) 高岡孝典, 鈴木順三, 面川庄平ほか：小児の足関節外果裂離骨折新鮮例に対する保存的治療—裂離骨片の癒合条件の検討. 整形外科. 55(5)：526-529, 2004.
8) Kerkhoffs GM, van den Bekerom M, Elders LA, et al：Diagnosis, treatment and prevention of ankle sprains：an evidence-based clinical guideline. Br J Sports Med. 46(12)：854-860, 2012.
9) Canale ST, Belding RH：Osteochondral lesions of the talus. J Bone Joint Surg Am. 62(1)：97-102, 1980.
10) Berndt AL, Harty M：Transchondral fractures (osteochondritis dissecans)of the talus. J Bone Joint Surg Am. 41-A：988-1020, 1959.
11) 坪田 聡, 新屋陽一, 南部浩史：骨端線損傷の発生頻度. 中部整災誌. 43(1)：225-226, 2000.
12) 田辺秀樹, 飯田惣授：スポーツにおける足関節骨端線損傷の病態. 日本臨床整形外科学会雑誌. 35(2)：136-141, 2010.
13) Dias LS, Tachdjian MO：Physeal injuries of the ankle in children：classification. Clin Orthop Relat Res. 136：230-233, 1978.
14) 秋山晃一, 高倉義典, 田中康仁ほか：陳旧性足関節外側靱帯腓骨部裂離骨折の手術治療. 中部整災誌. 38(2)：317-318, 1995.
15) Sugimoto K, Takakura Y, Okahashi K, et al：Chondral injuries of the ankle with recurrent lateral instability：an arthroscopic study. J Bone Joint Surg Am. 91(1)：99-106, 2009.
16) 田代宏一郎：小児整形外科疾患の現状と展望 5. 四肢延長・変形矯正術における現状と今後の展望 1)外傷. 整形外科. 57(1)：110-115, 2006.
17) Tol JL, Slim E, van Soest AJ, et al：The relationship of the kicking action in soccer and anterior ankle impingement syndrome. A biomechanical analysis. Am J Sports Med. 30(1)：45-50, 2002.
18) Maquirriain J：Posterior ankle impingement syndrome. J Am Acad Orthop Surg. 13(6)：365-371, 2005.
19) Link SC, Erickson SJ, Timins ME：MR imaging of the ankle and foot：normal structures and anatomic variants that may simulate disease. AJR Am J Roentgenol. 161(3)：607-612, 1993.

IV 部位別―こどものスポーツ傷害の治療と予防

11 足のスポーツ傷害

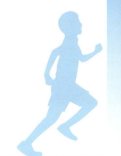

保護者および指導者に対する説明のポイント　POINT

- ☑ 骨折では速やかな整復と固定が機能障害を残さないためにも重要です．現在転位がなくても経過のなかで出現することがあり，手術を要することもあります．
- ☑ オーバーユースによる障害は安静で改善することも多く，適切な安静期間を設けることがスポーツ復帰への近道です．

足部のスポーツ外傷

足部は体幹から最も遠くに位置し，ほとんどのスポーツ競技で床面に対して荷重を伝達するため，スポーツ活動において外傷に遭遇しやすい．骨格の未成熟なこどもではX線による診断が困難なことも多い．病歴や受傷機転を丁寧に聴取し診断することが求められる．足部におけるスポーツ外傷は骨折，疲労骨折，脱臼と靱帯損傷に大別される．骨折や脱臼で重要なのは速やかな整復であり，疲労骨折や靱帯損傷では適切な肢位の保持と安静の順守である．

1．骨　折

小児の骨折では成人と異なり骨幹部骨折は少なく，骨端線に一致して骨折をきたす骨端線損傷や靱帯付着部で剝離する剝離骨折の形態をとることが多い．

1）足趾の骨折

足趾の骨折は，転倒や他者から足部を踏まれたときなどに発生する．こどもでは骨端線損傷となることが多く，相撲や柔道，合気道など裸足で行うコンタクトスポーツに発生することが多い．

(1) 診断：著明な腫脹と内出血を認める．圧痛も著明で単純X線からも比較的診断しやすい（図IV-152-a）．明らかな骨折を認めない場合でも激烈な疼痛を認める場合にはCTによる評価を行う．またX線にて骨折が判明した症例においても，転位の程度や関節面の評価を行ううえでCTは有効である（図IV-152-b）．

(2) 治療：転位のない場合には保存療法を行う．シーネ固定を約3週間行う．転位がある症例では整復を行う．安定した整復位が維持できるようならそのままシーネ固定を行い経過観察を行う．不安定で転位が再発するようなら経皮鋼線固定を行う．整復が不可能な症例や経皮鋼線固定でも安定した整復位が保てない場合には，骨折部を展開し直視下に整復したうえで鋼線固定を行う（図IV-152-c）．確実な整復位が得られていれば骨癒合は良好である．鋼線は骨癒合が確認できれば速やかに抜去する．

(3) 患者，家族への説明：骨端線損傷は成長の中心となる骨端線での骨折で転位を残したままでは成長障害や変形をきたし，将来にわたって機能障害を残す可能性があることを十分に説明する．転位がある場合は手術が必要で，ない場合でも外固定や安静が必要であることを説明し，良肢位を保つよう指導する．固定終了後は原則スポーツ活動を許可するが，十分な準備期間を設け徐々に競

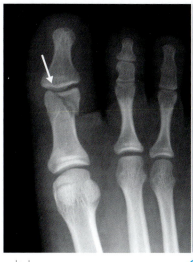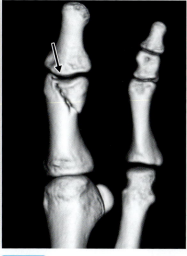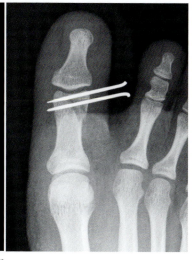

a | b | c

図Ⅳ-152　12歳，女子．基節骨骨折
a：単純X線にて骨折線が存在する（⇨）．
b：CTにて関節面の転位が確認できる（➡）．
c：観血的整復と鋼線による固定を行った．

（田北病院より提供）

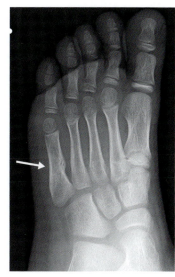

図Ⅳ-153
9歳，男子．第5中足骨骨折
第5中足骨に若木骨折を認める（⇨）．
（田北病院より提供）

技レベルに到達するよう計画を立てる．

2）中足部での骨折

　中足部での骨折は中足骨頸部に発生することが多い．また第5中足骨では足部の内反ストレスに伴って基部で骨折をきたすことが多い．

　(1) 診　断：骨折部を中心に腫脹や疼痛が存在する．圧痛点の存在は本症を診断するのに有効な所見である．X線のみでの判断は転位の少ない骨折や若木骨折を見逃す危険性がある（図Ⅳ-153）．臨床症状から本症を疑った場合にはMRIやCTによる精査を行う．

　(2) 治療法：転位の少ない場合には保存療法を行う．骨折部が不安定な場合や矯正が困難な場合には観血的に整復する．固定は鋼線を用いることが多く，約6週間を経過し，骨癒合が確認できれば抜去する．

　(3) 患者，家族への説明：骨癒合が良好な部位の骨折であることを説明しつつ，転位を残したまま骨癒合すれば将来にわたって疼痛や機能障害を残すことを説明する．

3）後足部での骨折

　後足部での骨折として多いのは踵骨の骨折で，足関節および足部の内反強制により生じる前方突起骨折や，体操競技など跳躍系の競技において転落することにより発生する踵骨体部の骨折がある．

　(1) 診　断：踵骨体部の骨折は跳躍動作における着地の失敗や転落などの受傷機転からある程度想像できる．また踵部に圧痛や腫脹が存在する．診断には単純X線を用いるが，明らかな骨折を確認できない場合でも疼痛が激烈な場合にはMRIを撮影する．骨髄内に脂肪抑制像で高信号を認める骨挫傷を認めることがある（図Ⅳ-154）．

　前方突起骨折は足部を内反強制され外果前下方に著明な圧痛と腫脹を認める．X線検査では足部斜位撮影が病変を指摘しやすい．

11．足のスポーツ傷害

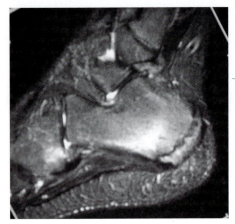

図Ⅳ-154
10歳, 男子. 踵骨骨挫傷
MRI脂肪抑制像にて踵骨体部に高信号領域を認める.

(2) 治　療：踵骨体部骨折で転位が少ない場合には保存療法を行う. シーネ固定を約4週間行い, その後はアーチサポートを設けた足底板を装着させる. 高度な転位を示す症例では手術を行う. 可能な限り閉鎖的に整復を行い鋼線で固定するが, 転位が高度な症例や受傷後の期間が長い場合には止むを得ず観血的治療を行う.

前方突起骨折は保存療法を第1選択とする. ギプス固定を4～5週行うが, 骨癒合が得られず疼痛が残存する症例に対しては骨片摘出術を施行する.

骨挫傷では約1か月間のスポーツ活動を禁止し, 症状の改善を待って再開させる.

(3) 患者, 家族への説明：踵骨が歩行に際して接地の第1段階を担う重要な骨であることを説明し適切な治療が必要であることを納得させる. 骨挫傷に関しては骨折に準じて治療を計画するとされていることから十分な局所安静が必要であることを理解させる.

2．疲労骨折

疲労骨折は骨の同一部位に繰り返し加わる最大下の外力によって骨の疲労現象をきたし, 骨皮質や海綿骨, 骨梁における結合組織の中絶・断裂, 骨膜反応が起こり, 最終的に明らかな骨折を生ずる一連の変化に対する名称とされている[1]. 足部では中足骨に発生することが多いが, 舟状骨に発生することもある.

(1) 診　断：繰り返す運動負荷と明らかな受傷機転が不明なこと, 圧痛を認めることなどから本症を疑う. 単純X線で診断を行うが, 受傷初期には変化がみられないこともある (図Ⅳ-155) ため, 臨床所見から本症を疑った場合にはCTやMRIを撮影し評価する.

(2) 治　療：中足骨の疲労骨折では保存療法を選択する. ギプスによる固定は必ずしも行う必要はなく, 弾性包帯などによる圧迫とスポーツ活動の停止を行う. 約1か月程度経過し仮骨の形成を認めれば, 徐々にスポーツ活動に復帰させる.

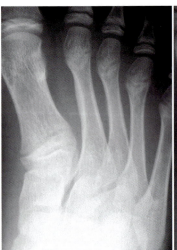
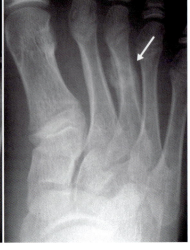

a | b

図Ⅳ-155
15歳, 男子. 第3中足骨疲労骨折
a：発症4日目のX線では骨折は確認できない.
b：3週間を経過し仮骨の形成を認める (⇨).

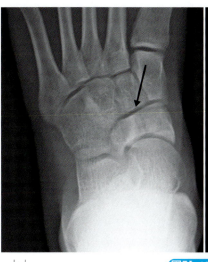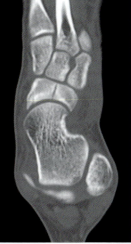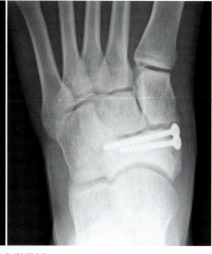

a|b|c

図Ⅳ-156 16歳，女子．舟状骨疲労骨折
a：単純X線で舟状骨にわずかに骨折線を認める（➡）．
b：CTでは骨折線がより明らかになる．
c：骨折部を搔爬した後，圧迫螺子固定を行った．

舟状骨の疲労骨折ではギプス固定と約3週間の免荷を行う．癒合不全に至った場合には手術を行い，骨折部を搔爬した後，圧迫螺子にて固定する（図Ⅳ-156）．

(3) 患者，家族への説明：中足骨の疲労骨折では安静により骨癒合が得られることを説明する．舟状骨骨折では骨癒合が得られない場合には観血的治療になることを説明する．

3．足趾の関節脱臼

MTP関節やPIP関節に生じることが多い．転倒や転落に際して発症する．

(1) 診　断：局所に疼痛と腫脹を認める．また関節動作が不可能になっていることが多い．単純X線にて診断ができる．ただし背底像のみでは一見適合性が保たれているようにみえることもあるので，必ず2方向からのX線照射による診断を行う．

(2) 治　療：速やかな整復を試みる．整復が困難な場合や整復後のX線にて適合性が不良な場合には関節内に介在物が存在することも考えられるので，観血的治療を行う．

(3) 患者，家族への説明：脱臼は放置しておくと整復困難になり将来に機能障害を残すことを説明し速やかな整復が望ましいことを説明する．反復性脱臼になる可能性もあり易脱臼性を認めた場合には手術が必要となることも説明する．

4．靱帯損傷

足部の靱帯損傷としては二分靱帯損傷が挙げられる．足関節外側靱帯損傷と受傷機転は酷似するが，圧痛点がやや前方に存在する．足部から足関節にかけて底屈内反を矯正された場合は本症に加えて踵骨前方突起骨折や第5中足骨基部骨折を鑑別する．

(1) 診　断：踵骨前方突起のやや遠位に圧痛点が存在する．X線で明らかな異常所見を認めない場合には，本症と診断できる．

(2) 治　療：ギプス固定を約2週間行う．その後は軟性足関節装具を装着する．スポーツへの復帰は症状に合わせて許可していく．

(3) 患者，家族への説明：保存療法で治療できることを説明する．必要な安静は順守するよう指導する．

運動に関連した足部の障害

こどものスポーツ活動では成長期に繰り返し動作を行うために，成人とはやや異なるスポーツ障害をきたすことがある．以下に述べる骨端症や外脛骨，足根骨癒合症はスポーツ活動だけが必ずしも原因ではないが，成長期のスポーツ活動に伴って症状が出現することが多い．

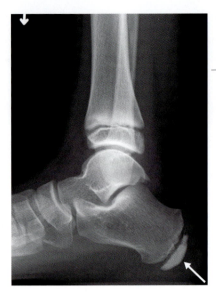

図Ⅳ-157
11歳，男子．Sever病
踵骨骨端部の骨硬化（⇨）や不整像を認める．

1．骨端症

骨端症は長管骨の骨端核（第二次骨核），短端骨の第一次核あるいは骨突起に発生する阻血性骨壊死である[2]．スポーツ活動が高い年代に発症するSever病およびFreiberg病に関して述べる．

1）Sever病

踵骨に発症する骨端炎はSever病と呼ばれ，骨端核がアキレス腱および足底腱膜により繰り返し牽引されることにより発症する[3]．強く踏み込む動作や長距離走行する競技に多く，陸上競技やサッカー，また剣道などに多い．

(1) 診 断：スポーツ活動と関連した慢性的，間欠的な疼痛が特徴で，踵骨後方突起の内側および底側の骨端部に圧痛を認める．単純X線で踵部骨端部の骨硬化や不整像を示す（図Ⅳ-157）．

(2) 治 療：安静や活動制限で症状は改善する．約2週間程度スポーツ活動を禁止する．踵部が厚く柔らかい靴を装着したり，アキレス腱の緊張を緩める目的で靴の踵部を1cm前後高くする足底板を作成する[4]．

(3) 患者，家族への説明：繰り返す運動負荷による骨端部へのストレスが原因であることを説明する．スポーツ制限など安静にて予後が良好であることも説明する．

2）Freiberg病

第2～5中足骨頭に発症する骨端症で，繰り返しの微小な外傷や長い中足骨による過負荷，骨間部の圧亢進などで発症する[5]．思春期から若い女性に多い．

(1) 診 断：MTP関節付近の疼痛や腫脹，MTP関節の可動域制限を示し，疼痛は荷重により増悪する．初期のX線では関節面が広がっていき骨端部の硬化が生じる（図Ⅳ-158-a）．進行期では中足骨頭の平坦化や骨融解，圧壊が生じる．末期では骨端部の不整像と関節裂隙の狭小化，中足骨頭の肥大化などを認める．初期の場合にはMRIにてT1強調像で低信号，T2強調像では骨髄浮腫の存在する時期には高信号を示し（図Ⅳ-158-b, c），壊死が完成した症例では低信号を示す．

(2) 治 療：急性期にはメタターサルパッドやメタターサルバーを用いた保護靴や抗炎症剤，足趾のテーピングまたはステロイドの局所注入を行う．疼痛が持続する場合には手術療法を考慮する．病変が小さい場合には滑膜切除や病巣掻爬術で対処する．若年者では軟骨が残存している場合が多いので，関節機能の温存を期待して再固定術や中足骨短縮術を試みる．末期の症例では骨頭背側の壊死部分を楔状に骨切りし，とじ合わせる背屈骨切り術が適応になるが，こどもの症例ではできれば避けたい術式なので，初期の適切な診断が必須である．

(3) 患者，家族への説明：こどもの症例では足底板やテーピングなどの保存療法で良好な成績が期待できるので，指示に従うよう指導する．また手術が必要となる症例が存在することも説明しておく．

2．外脛骨障害

外脛骨は後脛骨筋腱の舟状骨への付着部に存在する過剰骨で，舟状骨の二次骨化核の骨化障害が原因の1つと考えられている．若いスポーツ選手にみられることが多いが，健常人の10～14％に存在するとされている[6]．

(1) 診 断：舟状骨内側に隆起を触れ，圧痛や発赤を認める．運動時や歩行時に症状が増悪し，重症例では胼胝形成がみられることもある．単純

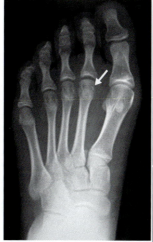
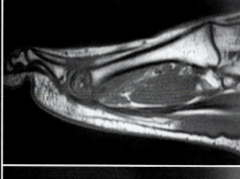
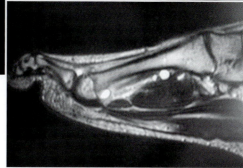

図IV-158
14歳,女子.Freiberg病
　a：単純X線にて第2中足骨頭に硬化像を認める(⇨).
　b：MRI T1強調像にて中足骨頭に低信号領域を認める.
　c：中足骨頭部にT2強調画像で高信号領域を認める.

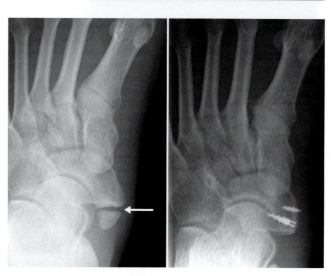

図IV-159
13歳,女子
　a：外脛骨撮影(10°)にて舟状骨結節近位に外脛骨を認める(⇨).
　b：骨端線は閉鎖しており,摘出術を行った.

X線足部外脛骨撮影で診断できる(図IV-159-a).

(2) 治　療：安静や足底挿板を試み,症状が改善しない場合には手術療法を行う.手術療法としては若年者では経皮ドリリングを行い骨接合を試みる.足部の骨成長が停止した年長者では骨癒合が得られにくいため摘出術を行う(図IV-159-b).

(3) 患者,家族への説明：舟状骨周辺に存在する余剰骨であるが,健常人でも存在することを説明する.治療の第1選択は足底板を用いて負荷を軽減させることであるが,症状が改善しない場合には手術を行う可能性があることも説明する.

3．足根骨癒合症

足根骨癒合症は先天的な足根骨の骨性,線維性または軟骨性の癒合である.距踵骨間,踵舟状骨間での発生が多く,成長期にスポーツ活動に伴って症状が出現することが多い[7].

(1) 診　断：距踵骨癒合症では内果後下方に疼痛を訴える.時に足底にしびれを訴えることもあり,Tinel徴候を認めることもある.癒合部が大きな症例では外観上も内果後方に隆起を認めることがある(図IV-160-a).単純X線では関節面の不整像を認める(図IV-160-b).確定診断にはCT

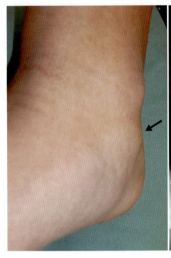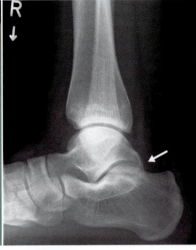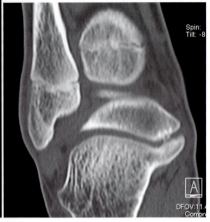

図Ⅳ-160 13歳，男子．距踵骨癒合症
a：内果下方に癒合部による隆起が存在する（➡）．
b：単純X線で後距踵関節面に不整像と癒合を認める（⇨）．
c：CTにて後距踵関節に癒合が確認できる．

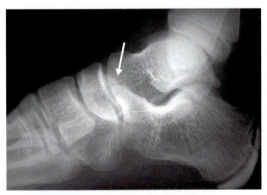

図Ⅳ-161 10歳，男子．踵舟状骨癒合症
踵骨前方突起が舟状骨と癒合し，anteater nose sign を認める（⇨）．

が有効で，臨床所見やX線で本疾患を疑った場合にはCT撮影を行う（図Ⅳ-160-c）．

踵舟状骨癒合症では踵骨前方突起付近に圧痛が存在し，単純X線側面像では踵骨前方突起が舟状骨に向けて長く伸びる anteater nose sign を認める（図Ⅳ-161）．確定診断はCTにて行う．

(2) 治 療：疼痛が強い場合には手術を行う．距踵骨癒合症では内果後方に弧状の皮膚切開を加えて，脛骨神経や後脛骨動脈を損傷しないように注意しながら展開し，健常な関節面が出現するまで癒合部を切除する．

踵舟状骨癒合症では踵骨前方突起から舟状骨に至る弧状切開を加え，短趾伸筋腱を近位に向けて翻転しながら展開する．骨ノミやケリソンパンチを用いて癒合部を完全に切除する．

(3) 患者，家族への説明：先天的に足根骨が癒合している状態であることを説明する．癒合部を切除することが疼痛を改善させるために必要であることを説明し，スポーツ活動レベルを改善させることに繋がると説明する．

（谷口　晃）

文　献

1) 能見修也，石橋恭之，津田英一ほか：スポーツにおける疲労骨折の実態．日本臨床スポーツ医学会誌．19(1)：43-49, 2011.
2) 鳥巣岳彦ほか：標準整形外科学．第9版．医学書院，2006.
3) Volpon JB, de Carvalho Filho G.：Calcaneal apophysitis：a quantitative radiographic evaluation of the second ossification center. Arc Orthop Trauma Surg. 122：338-341, 2002.
4) 高倉義典ほか：足の臨床．メジカルビュー社，1998.
5) 谷口　晃，田中康仁：成長期の足部骨端障害．MB Orthop. 20(11)：27-34, 2007.
6) Kanatli U, et al：The relationship between accessory navicular and medial longitudinal arch：evaluation with a plantar pressure distribution measurement system. Foot Ankle Int. 24 (6)：486-489, 2003.
7) 中山正一郎，高倉義典，杉本和也ほか：足根骨癒合症とスポーツとの関連について．日本整形外科スポーツ医学会誌．10：295-299, 1991.

V章 多面的に診る こどものスポーツ傷害

こどものスポーツ外来 —親もナットク！このケア・この説明—

V 多面的に診るこどものスポーツ傷害

1 こどものメンタルのケア
＜後年＞カウンセリングルームを訪れるアスリートのジュニア期の特徴

保護者および指導者に対する説明のポイント　POINT

- ☑ 心理社会的発達刺激としてのスポーツ活動の意義を伝えましょう．
- ☑ スポーツ場面への過剰な適応の問題点を伝えましょう．
- ☑ スポーツ活動での主体的な取り組みの大切さを伝えましょう．

はじめに

　筆者は，運動部活動を行っている学生アスリートの心理サポートを目的とした，大学内に常設されている心理相談室のカウンセラーを兼務している．したがって，発達段階でいうと青年期にある年代のアスリートにお会いしていることになる．ここでは副題として書かせていただいたように，相談の中で彼らが振り返る児童期，思春期の特徴的な歩みから，こころの発達につながるスポーツ活動について述べることになる．これまでの研究論文や体験的な語りから，スポーツ経験が心理社会的側面の発達に対しても有効であることは理解できる．しかし，相談室を訪れる青年期の一部のアスリートに会っていて，「もし，この学生が運動部活動を行ってこなかったら，こうした問題を抱えずに済んだのかもしれない」と，筆者の中には，スポーツ活動の意義に積極的支持を与えられない自分もいる．

　心理相談では，過去の特徴的な体験と現時点で抱えた問題とのつながりへの理解を深め，解決に向けた動きを引き起こす手がかりとしていく．つまり，今現在突きつけられた問題の解決への積極的な取り組みを通して，それまでの生き方の流れを変え，以後の成長につなげていく場となるのがカウンセリングとも考えられる．もちろん，相談室を訪れる学生アスリートの割合は少なく，その意味では，スポーツ経験を通して自身の心理社会的発達につなげてきていると考えられる学生アスリートの存在の多いことを付け加えておきたい．

心理社会的発達刺激としてのスポーツ活動

　発達段階が進むに従って，体力・運動能力と心理社会的発達・成熟との相関は弱くなっていくようである．つまり，こどものころは比較的，両者の間に強い関係が認められるが，思春期，青年期と進むに従って，その関連が徐々に低下していくようである．もし，こども期における両者の関連の程度をその後も維持，さらには高めていくなら，スポーツ系学生あるいはアスリートは，他の同世代の者たちよりも総じて心理社会的に成熟していることになるが，現実はそうとは言えない．こども期から年齢を重ねていくにつれ，個性が際立っていくように，人の諸々の能力や特性は発達的に分化していくようである．運動能力に限定して考えてみても，例えば幼少期にかけっこが速いこどもは，他の運動面でも優れていることが多いが，

大人になると，短距離は速いが投擲はそれほどでもないといった状況がもたらされる．

では，なぜこども期は両者の関連が強くなるのか．昨今，こどもの運動とのかかわりにおいて二極化が生じていることや，室内遊びの増加といった特徴に伴う問題が指摘されてはいるが，この期の者の発達にとって「遊び」は，大切な生活空間として位置付けられることに変わりがない．そしてその「遊び」を規定する要因として，体力・運動能力の持つ意味は大きく，それらに支えられた豊富な運動遊びは，こどもたちの心理社会的発達に強い影響を与えているのである．それがこの期の両者の関連の強さの背景にあると考えられる．

その後は興味関心の多様化に伴って，生活空間の拡大が進んでいくことになる．それは決して発達刺激としての運動・スポーツの影響を低下させるものではなく，引き続き運動・スポーツに強く傾倒している者にとっては，そこでの経験の持つ影響は大きい．いささか大袈裟な物言いかもしれないが，それぞれが強く関与している対象との間で体験されることは，「その後の人生の身の処し方」に強く影響すると考えるからである．

スポーツにおけるどのような経験がパーソナリティ形成にいかに影響しているのかは，スポーツ心理学領域での「古くて新しいテーマ」とも位置付けられ，いろいろな説明がなされているが，いずれも十分とは言えない．そのような状況を踏まえながら，いくつかの研究を紹介してみる．いずれも，今のところ，青年期にあるアスリートを対象として行われた研究であるのを断っておく．

筆者[3]は，比較的競技性の高いアスリートを対象として，それまでの競技生活の中で経験してきた危機的場面（たとえば怪我，スランプ，人間関係，進路決定ほか）での対処行動（危機様態）と，対象者らの心理社会的発達課題となっているアイデンティティ形成への取り組み方との関連性について種々の側面から検討した．その結果，危機様態のパターンとアイデンティティ形成の取り組み方とが概ね類似することを明らかにした．つまり，スポーツ場面で経験した危機事象への積極的な対処行動をとった者は，アイデンティティ形成の課題にも積極的に取り組んでおり，また，前者において消極的あるいは回避的であった者は発達課題への取り組みもまた，それに類似するものであった．アスリートにとって競技場面での体験は，そこだけに留まるのではなく，他の生活面へも般化していくようである．

杉浦[4]は，スポーツへの参加動機（身体，習熟，成績親和，個人設定目標）に注目し，スポーツ活動を継続する過程で，動機付けの適応的変化（発達）がアスリートのパーソナリティ発達を引き起こすとした，「スポーツ選手としての心理的成熟理論」を提示している．スポーツを継続していく中で，時にアスリートは自身の競技参加動機の低下や不確かな状況に陥ることがある．それは上述の筆者による「危機」に相当するとも考えられる．そのようなときに，これまでの参加動機を見直し，首尾よく解決していくことによって，明確な目的，自律的達成志向，自己把握といった側面での向上的変化が期待されると主張している．つまり，動機づけが揺らぐことで，自分のやってきたスポーツ活動への「問い直し」を図ることになり，それを契機にその後の活動の質・量的変化がもたらされるにちがいない．

しかしながら，杉浦の主張を支持しながらも，こども期にある者が動機づけの適応的変化につなげていくには，おとなたちの助けが必要となる．なおかつ，発達的チャンスとするためには，一方的に解決策を押し付けるのではなく，そこにこどもたちが主体的にかかわれるような働きかけが求められる．それには，「今」経験していることに積極的に向かい合う必要がある．江田[2]は，アスリートの自己形成（自分づくり）につながるスポーツ経験の在り方として，「対話的競技体験」の重要性を主張している．そこでは，スポーツ経験の中での自身の様々な身体感覚や動きの中に表れる自身の特徴に気づくような「対話」を積極的に行うことが，自己形成を促進すると考えている．こうした内省を実現するためには，やはりここでもまた，おとなの担う役割は大きいと考えられる．

さらに，発達刺激としてのスポーツ経験については，ライフスキル（life skill）に注目した研究がある．ライフスキルは，「日常生活で生じる様々な問題や要求に対して，建設的かつ効果的に対処するために必要な能力」[6]と定義され，具体的には，目標設定，コミュニケーション，時間管理，情緒コントロール，他のスキルがあり，これらは部活動経験を通して獲得可能であることが多くの研究で確かめられている[5]．運動部活動の中で，生徒は自身で定めた目標の実現に向けたトレーニング計画を立て，それに基づき活動していく．また日々の活動の中でチームメイトや指導者と交わる機会では，多くの対人関係を経験している．さらに，試合などで実力を発揮するためには，緊張や不安軽減といった情緒面での安定を図るための試みを頻繁に行っている．そして，このようなスポーツ場面で求められる心理スキルが日常生活へも般化することが期待されている．それもまたスポーツ経験が心理社会的発達に寄与している裏付けとなっている．

　しかしながら，スポーツに限定された場で獲得されたものが，日常生活に般化するよう促進するためには，その指導的働きかけについてさらに検討すべき課題が残されているといえる．以下では，これまで述べてきたような期待される心理社会的発達刺激が閉ざされてしまったスポーツ経験の特徴について，相談事例をもとに述べていく．

事例の紹介

　事例の紹介では，実際の相談事例をそのまま引用するのではなく，中心となる事例を念頭に置きながらも，本質を損なわない程度に他の類似事例と組み合わせるなどの創作を加えていることを断っておく．また，ここでは相談の過程ではなく，本稿のテーマに沿ってジュニア期の部活動の状況を中心に紹介していく．まず2つの事例について説明し，その後，競技とのかかわり方でこれら2つの事例で共通した特徴について検討する．

＜事例1：A＞

　Aは個人競技を専門とする学生アスリートであったが，お会いしたときは運動部活動から離れ（休部から退部），休学中であった．Aは幼い頃，読書が好きで，どちらかというと運動が苦手なこどもであったが，親の勧めによりスポーツ教室に通うようになった．そこでの経験から，校内の大会で優秀な成績を収めるようになり，周囲の勧めも手伝って，以後，そのスポーツ種目に深くかかわっていくことになった．中学校の指導者はAの適性を見い出し，ハードトレーニングを課していった．その結果が徐々にパフォーマンスで示されるようになるものの，当時のA本人はそれほど積極的ではなかったが，その後，競技意欲の高まりに伴って，全国レベルの競技成績を収めるようになっていった．それと同時に，指導者に対して絶大なる信頼を寄せるようになっていった（「私にとって先生は両親よりも絶対的な存在であり，大きな位置を占めていた」）．

　高校や大学進学にあたっての進路決定（高校・大学選択）は，周囲，特に部活動の顧問が大きくかかわり，競技継続を最優先した．中学校と同様に高校の指導者もまた，厳しい指導を課したようであった．「先生が○○といったら，たとえそれが間違いであっても正しい．皆が間違っていると言っても私は正しいと思って素直に従った．先生の言う通りにやったら大会で勝てた」とAは当時の指導者との関係について語っていた．ところが，Aが進学した大学運動部の指導者は，学生の主体性，自律を大切にする指導方針をとり，それはAのそれまでの指導者との関係とは大きく異なり，「大学の先生は冷たい．自分でも扉を閉めていたところもあるが，突き放された感じがあった」と振り返った．さらに，Aは入学後，指導者とだけでなくチームメイトとの対人関係でも疎通性を欠き，部内での不適応感を抱くようになり，やがて食生活のコントロールができなくなっていった．その結果，高校時ですでに全国レベルの選手となっていたAではあったが，大幅なパフォーマンス低下を招いていった．

　最終的に退部を決定するまでに，「とにかく競技は続けなければいけない．辞めたいと思っても

辞めることは考えられなかった」と，競技継続に固執する期間が長く続いた．Aの固執する背景には，「周りは○選手としてしか見てくれない．私のことを昔は良かったが，今はダメといった評価をしているようだ．○以外何もやってこなかった．だから他のことをやろうとしても何をやって良いのかわからない」との強い思いが，アスリートとしてのアイデンティティから新たなアイデンティティの再確立までに時間を必要とした．

Aはその後，転専攻を果たし，卒業後の進路は幼い頃からの興味・関心の対象となっていた関連領域の職種（出版業界）を選んでいった．「今はある程度自分のやるべきことが見つかっているなぁと思うし，実行も伴っていると思う．将来的には，過去のこと（アスリートとして活躍した過去のA）として周りの人にそれをストレートに話せるようになると思う」と最終回の面接で語っていた．

＜事例2：B＞

Bは「頑張りたいけれど頑張れない」と訴えて来談した個人競技を専門とする学生アスリートであった．Bは幼い頃から父親の影響，そして指導のもとで○競技を始め，すでに中学生時代に全国大会で入賞するほどの成績を挙げ，その後高校では，トップレベルのアスリートとなっていった．そして大学へは実技推薦の枠で入学し，引き続き活躍していった結果，国際大会での日本代表選手となっていった．ところが，その大会前の代表合宿において，厳しいトレーニングを課せられ，指導スタッフから自己否定感につながるような度重なる叱責を受け，また，本番の大会では期待された成績よりかなり低い結果で終わってしまったことで，その後，競技意欲の低下を訴えるようになっていった．

Bは心理相談の中で，「これまで父親から褒められたことがない．私は周囲の期待に応えるために競技に取り組み，頑張ってきたような気がする．高校生の頃は熱があっても病院に行って，点滴とかで無理に熱を下げたりして練習に行ったこともあった．今考えてみても，なんでそんなに当時無理したのか，また言えなかったのかわからない」．

また，父親はBが出場する試合を必ず見に来てくれていたようではあったが，Bが負けた試合では，「泣いている顔を見たくないから」と，労うこともなく顔を見ずに帰ってしまっていたようである．恐らくそのようなとき，Bは強い「見捨てられ不安」を体験したのではないかと想像する．

相談が継続される中で，「大学に入ると，勝ちたいから頑張る人も多いのに，私は勝ちたい理由が（自分を）認めてもらいたいから．…負けると喜んでもらえないのが悲しい．認めて欲しいと思っているのに，認めてもらうと疑いたくなる．それを止めるために頑張ってきたようなところがある」と語っていた．このように自分の価値を見い出すために競技で認められようと努力してきたBにとって，来談のきっかけとも考えられた代表合宿での全面的な否定とも受け止められるような叱責は，自身の存在そのものを否定され，自己価値の低下を招いたのではないかと思われた．

周囲の評価に振り回されてきたともいえるBは，「自分の中でこうなりたいとか，よくわからないから，ついていくことを目標にしている感じ．ついていけなくなったりすると，何をしていいのかわからなくなってしまう．自分で決めたことだと，良かったのか悪かったのかわからない．わからないことが多い．不安になったりとかするし，周りの人にいいよと言われても，信じきれない感じがずっとある」と述べていた．このような感覚は，その後の相談過程でも「一生懸命やっても，不安を抱えているからやりきれないような感覚がずっとある．やりきれていない．こういう感覚がずっとある」と，繰り返された．

その後Bは，心理的辛さを増していき，精神科での投薬を受けながら，競技現場に復帰していった．

相談から見えてくるもの

上述の2つの事例のほか，別の相談経験も踏まえながら[1]，心理社会的発達を阻害するスポーツ経験の特徴について述べる．以下に示す4つの側面は，相互に関係，そして影響しあっているが，

説明のための便宜として，ここでは個別に扱っていく．

1．競技状況への過剰適応

「先生が〇〇といったら，たとえそれが間違いであっても正しい．皆が間違っていると言っても私は正しいと思って素直に従った．先生の言う通りにやったら大会で勝てた」(A)，そして「これまで父親から褒められたことがない．私は周囲の期待に応えるために競技に取り組み，頑張ってきたような気がする」(B)と，両者からは，周囲(親，指導者)の期待，要請に応えようと競技に専心してきた状況が考えられる．そこでは必然的に，自分の存在価値やアイデンティティの手がかりをスポーツに求めることになり，しかもその時々のパフォーマンス結果に応じて評価が変わることになり，自ずと，狭い生活空間での限られた経験で終始してしまう．この経験の狭さは，その後に危機的な場面に遭遇した際，柔軟な受け止め方や多様な対処行動を期待できなくさせてしまう．それは先ほど触れた江田らの提示する「対話的競技体験」とはほど遠いスポーツ経験となっている．

2．自己信頼感の不足

外的な手がかり(パフォーマンス，周囲の評価)に多く依存した自己評価では，自身の中で生ずる感覚に信頼を寄せる体験を強化する機会が少なくなってしまい，内面的成長が抑えられる．先ほど引用したAの「先生が〇〇と言ったら，たとえそれが間違いであっても正しい．皆が間違っていると言っても私は正しいと思って素直に従った」や，Bの「自分で決めたことだと，良かったのか悪かったのかわからない．わからないことが多い．不安になったりとかするし，周りの人にいいよと言われても，信じきれない感じがずっとある」との語りからは，自己信頼感の低さも認められる．仮に，競技成績の向上がなされても，それが自信や自尊感情の高まりに直接寄与していくことがあまり期待できない．すると，個性や創造的な取り組みを促進するような機会として，スポーツ活動が役割を果たさなくなってしまう．また，ライフスキルのところで述べた，スポーツ活動で経験した心理スキルが日常生活へと般化することも制限されてしまう．

3．主体性の欠如

競技状況への過剰適応そして自己信頼感の確信を得られない状況下では，主体的に取り組む経験が少なくなってしまう．先生の言うとおりに従ってきたAにおいては，競技面での成果を挙げてきたが，「先生がいなければ自分では何もできない」といった状況をもたらした．そしてBでは，「自分の中でこうなりたいとか，よくわからないから，ついていくことを目標にしている感じ．ついていけなくなったりすると，何をしていいのかわからなくなってしまう」と，主体的な動きを起こせずにいる．アスリートとして同じように勝利を目指すなら，「勝たなきゃ」よりも「勝ちたい」といった構えのほうが大きな推進力となるはずである．

児童期，思春期までの，ともすればアスリートの主体性の発揮を制限しながらも，競技面での成果を挙げられた指導者との密な関係は，競技生活の終盤まで期待することはできない．「自分づくり」とも言い換えられるアイデンティティ形成を発達課題とする青年期では，主体的な取り組みなくしてこの課題の達成は見込めない．その発達段階と呼応するかのように，多くの競技現場では，指導者もアスリート自身の主体性を求めてくる．

4．自己充足感のうすさ

主体性が発揮されない状況では，自己充足感を得づらくなる．それは「一生懸命やっても，不安を抱えているからやりきれないような感覚がずっとある．やりきれていない．こういう感覚がずっとある」といったBの感覚につながっていく．競争の世界は，勝敗として明確な結果が突きつけられる．それは相手のあることであり，自分だけで決められるものではない．別のアスリートの相談の中で「一生懸命やって負けたとき，頑張ったから良いという経験が私の中ではなかった」と充実感のなさを訴えていた．動機付けの志向性として，他者との比較，優劣を求める「パフォーマンス志向」と，自分の中での変化に注目する「熟達志向」

の2つの志向性の存在が指摘されているが，後者の志向性は内発的な動機との関連が強く，望ましいとされている．アスリート自身の中での向上する変化を，本人だけでなく周囲もまた大切にしていかねばならない．

おわりに：
つまずきはチャンスでもある

あるカウンセラー(出典不詳)が，心理相談の持つ意味について4つの「C」(crisis, change, challenge, chance)を用いて，「心理的な悩み・問題を抱えた状況は，心理的危機(crisis)にあり，そうした危機状況は，その本人の中で何らかの変化(change)を迫られている場合が多く，その課題に挑戦(challenge)すべく，今がチャンス(chance)でもある」と説明していた．思春期まで順調にスポーツで活躍してきたアスリートが青年期に入り，その動きを止め，アスリート固有の問題(たとえば，スランプ，動作失調，負傷，競技意欲の低下ほか)を抱え，相談室を訪れることがある．訴えられた問題の背景には，それまでの競技生活で積み残してきた，あるいは経験すべき未解決の課題が認められることが多い．カウンセリングでは，「次なるステップに移行するための必要性から，心理的問題を今そこに生じさせている」との見方が有効となることが多く，来談を通して心理的課題に取り組み，そして解決していくのと同期して，競技力向上を実現していくアスリートをしばしば経験する．

(中込四郎)

文 献

1) 江田香織，中込四郎：アスリートの相談事例に見られる「自己形成」の特徴．臨床心理身体運動学研究．11：17-27，2009．
2) 江田香織，中込四郎：アスリートの自己形成に置ける競技体験の内在化を促進する対話的競技体験．スポーツ心理学研究．39(2)：111-127，2012．
3) 中込四郎：危機と人格形成．道和書院，1993．
4) 杉浦 健：スポーツ選手としての心理的成熟理論についての実証的研究．体育学研究．46：337-351，2001．
5) 上野耕平：体育・スポーツ活動への参加を通じたライフスキルの獲得に関する研究の現状と今後の課題．スポーツ心理学研究．38(2)：109-122，2011．
6) WHO編，川畑徹朗ほか監訳：WHO・ライフスキル教育プログラム．大修館書店，1997．

V-2 栄養学的なアプローチ

V 多面的に診るこどものスポーツ傷害

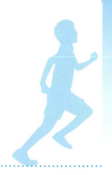

保護者および指導者に対する説明のポイント　POINT

- ☑ スポーツ活動をするこどもは，毎食，基本的な食事（主食・主菜・副菜2皿以上・果物・乳製品）をそろえ，定期的に身体組成（体重と除脂肪体重）を測定し，身体の状況を把握することが大切です．
- ☑ 暑熱環境下での運動時には0.1〜0.2％の塩分を含む飲料摂取が望ましいです．また，長時間の練習時には4〜8％程度の糖分を含む飲料を摂取しましょう．
- ☑ 好き嫌いの多いこどもには食事のメリットを意識したアドバイスを心がけましょう．こどもが食べる努力をしたら褒めることを繰り返し，よい食習慣が維持できるように根気強く向き合うことが大切です．

ジュニア選手の栄養状態と課題

2006年に日本体育協会が実施した「小学生を対象としたスポーツ食育プログラム開発に関する調査研究」[1]では，小学4〜6年生の児童の朝食喫食率は97.0％と高く，スポーツ活動を行っているほとんどの児童が朝食を食べていることがわかった．この数値は文部科学省が2010年に実施した「児童生徒の食事状況調査結果」[2]の児童3，5年生の平均90.5％と比較しても高く，スポーツが欠食の改善に寄与していることがわかる．

しかし，食行動・食意識と体調との関係をみたところ，栄養バランスを考えて食事をとっていない子や好き嫌いのある子に，口のはじが切れたり口内炎ができたりする，かぜをよくひく，排便がない日がある，けがをしやすいと回答する子が多かった（図Ⅴ-1）．

また，スポーツ活動時の慢性的障害の1つに貧血が挙げられる．特にスポーツ活動時に多くみられるのは，鉄欠乏性貧血である．一般にスポーツ選手の貧血の頻度は成人男性で10％前後，成人女性で20％前後といわれる[3]．スポーツ活動をするこどもは，発汗・血管内溶血などによる鉄の喪失に加え，筋肉量の増加や循環血液量の増加に伴い鉄の需要が増すため，成人よりも貧血になるリスクが高いといえるだろう[4]．それにもかかわらず，鉄の供給が不十分であるとさらにリスクは高まる．女子は月経によるリスクも加わるため，小学校高学年頃から貧血に留意する必要があるし，男子はからだの成長が著しい中学生頃から貧血のリスクが高まる．

スポーツ活動をしている女子選手には摂食障害（拒食症や過食症）がみられることもある．特に美しいプロポーションを要求されるような採点競技や体重が軽いほうが有利となる競技は，強いやせ願望から極端に摂取を制限したり，反動で一度に大量の食品をとったり，時には自発的に嘔吐することで体重増加を防ごうとしたりする者もいる．

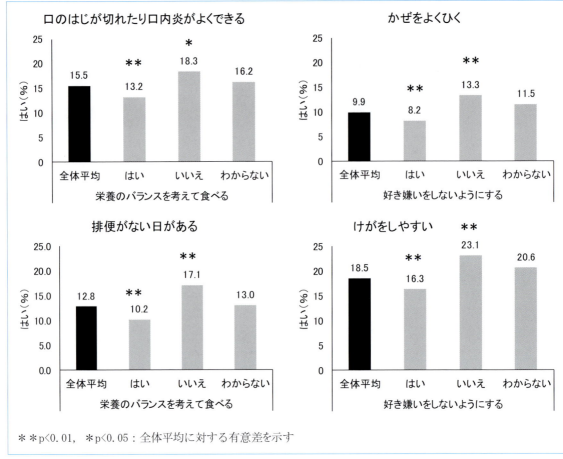

図 V-1 こどもの食意識と健康状態との関係
（鈴木志保子，木村典代，葦原摩耶子ほか：スポーツ活動をしている児童の生活全般に関する調査，平成19年度日本体育協会スポーツ医科学研究報告書 No Ⅲ　小学生を対象としたスポーツ食育プログラム開発に関する調査研究—第2報—）

このような症状は体重のコントロールだけではなく，心と身体のコントロールも損なわれることが多いため，早期の予防，対応が必要となる．

さらにスポーツ活動中は体温上昇を防ぐため，大量の発汗がみられ脱水症を起こしやすい．こどもは成人に比べると脱水しやすく，特に肥満を伴う場合はそのリスクが高まることが知られている．また，脱水が極度に進行すると，熱射病のように体温調節機構が破綻し，中枢神経症状や腎不全を起こして死に至ることもある．

ジュニア期のスポーツ活動では，飲食がかかわる様々な障害や症状があり，時に思わぬ事故に発展することもある．このような障害や症状を未然に防ぐためには，ジュニア期からの食事指導や栄養教育が重要である．

栄養学的なアプローチ

1．基本の食事形態とその役割

スポーツ活動をしているこどもは，次の1）〜3）のステップで食事摂取を考えると良いだろう．

1）おおよそのエネルギー摂取量を知る．
2）基本の6つの皿をそろえて食事をする．
3）定期的に除脂肪体重と体脂肪率を計測する．

1）おおよそのエネルギー摂取量を知る

コンディションを整えるための食事の基本は，摂取エネルギー量を不足させないことと，各種栄養素を確保することである．著しい肥満や極度の

性・年齢別基礎代謝基準値（表V-1） × 選手の体重 × 身体活動レベル（PAL）（表V-2） ＋ エネルギー蓄積量（表V-3）

表 V-1 成長期の子どもの基礎代謝基準値（kcal/kg 体重/日）

年齢（歳）	男子 基準体重(kg)	男子 基礎代謝基準値	女子 基準体重(kg)	女子 基礎代謝基準値
6～7	22.0	44.3	22.0	41.9
8～9	27.5	40.8	27.2	38.3
10～11	35.5	37.4	34.5	34.8
12～14	48.0	31.0	46.0	29.6
15～17	58.4	27.0	50.6	25.3

※平均的な体位にて算出した数値

（こばたてるみ，木村典代，青野　博：小・中学生のスポーツ栄養ガイド—スポーツ食育プログラム—．女子栄養大学出版部，2012．）

表 V-2 身体活動レベル（PAL）

種類	競技名	運動強度 METs（範囲）	PAL（毎日の練習時間別）1時間	2時間	3時間
持久力系（軽い）	ジョギング（軽い），水泳（ゆっくり），軽いダンスなど	5(4～6)	1.55	1.65	1.75
持久力系（激しい）	ジョギング（中等度），水泳（クロール・平泳ぎ），スキーなど	8(6～10)	1.70	1.90	2.10
混合系［球技］（軽い）	バレーボール，卓球，野球，ソフトボール，バドミントンなど	5(4～6)	1.55	1.65	1.75
混合系［球技］（激しい）	バスケットボール，テニス，サッカーなど	7(6～7)	1.65	1.80	2.00
瞬発力系・筋力系	体操，陸上短距離，柔道，空手	9(8～10)	1.75	2.00	2.25

※運動強度 METs とは，安静時を1としたときの運動強度の倍数．練習時間は実際の活動時間である．
※PAL の数値は，1日9時間の睡眠，通常授業期を想定して算出している．

（こばたてるみ，木村典代，青野　博：小・中学生のスポーツ栄養ガイド—スポーツ食育プログラム—．女子栄養大学出版部，2012年．）

表 V-3 成長期の子どもの1日あたりの組織増加分エネルギー蓄積量（kcal/日）

年齢（歳）	男子 体重増加量(kg/年)	男子 組織増加分エネルギー蓄積量	女子 体重増加量(kg/年)	女子 組織増加分エネルギー蓄積量
6～7	2.5	15	2.5	20
8～9	3.4	25	3.1	25
10～11	4.5	35	4.1	30
12～14	4.2	20	3.1	25
15～17	2.0	10	0.8	10

※平均的な体位にて算出した数値

（こばたてるみ，木村典代，青野　博：小・中学生のスポーツ栄養ガイド—スポーツ食育プログラム—．女子栄養大学出版部，2012．）

やせでなければ，エネルギー摂取量は1日に消費するエネルギー消費量を基に算出する．エネルギー消費量は，こどもの性・年齢別の基礎代謝基準値（表V-1）とこどもの体重，身体活動レベル（PAL）（表V-2）を掛け合わせた値に成長に伴うエネルギー蓄積量（表V-3）を足し合わせて求めると良い[5]．

こうして求められたエネルギー消費量の1/3が

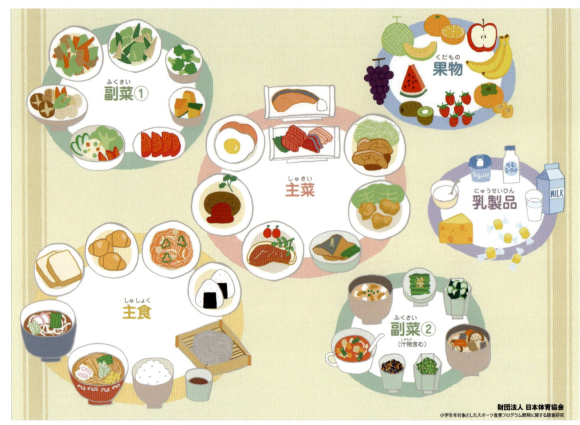

図 V-2　スポーツ食育ランチョンマット（基本の6つの皿）
（こばたてるみ，木村典代，青野　博：小・中学生のスポーツ栄養ガイド—スポーツ食育プログラム—．女子栄養大学出版部，2012．）

おおよその1食分のエネルギー摂取量となる．身体活動レベル（PAL）とは，1日の消費エネルギー量が基礎代謝量の何倍になっているかを示す指数であり，運動の強度，運動時間により異なる．表V-2に示した身体活動レベル（PAL）は，運動の種類と練習時間別に算出した概算値である．

例えば13歳，男子，体重48.5 kg，サッカー部に所属して1日に2時間練習している選手の場合だと，性・年齢別基礎代謝基準値31.0（kcal/kg/日）×選手の体重48.5（kg）×身体活動レベル（PAL）1.80＋エネルギー蓄積量20（kcal）＝2,726 kcalとなり，およそ2,750 kcalが1日に摂取すべきエネルギー量である．したがってその1/3の約900 kcalがおおよその1食分のエネルギー摂取量となる．

2）基本の6つの皿をそろえて食事をする

スポーツ活動をしているこどもの基本の食事は，6つのお皿で構成されている（図V-2）．

（1）主食の皿：主食の皿は，炭水化物を多く含むごはん，パン，めん類を主としており，エネルギー源の役割を果たす．献立を考えるときには，1食分のエネルギー摂取量のおよそ50％を主食の皿から供給できるようにすると良いだろう．1食あたりのエネルギー摂取量が900 kcalであれば，ごはん・パン・めん類から摂取するエネルギー量は450 kcal前後となる．450 kcalのごはんとは，どんぶりに1杯強，6枚切りの食パンだと3枚くらいである（表V-4参照）．

（2）主菜の皿：主菜の皿は，たんぱく質を多く含む肉類，魚介類，大豆・大豆製品，たまごを主としており，身体をつくる役割を果たす．

毎食，上記の食品を2種類ずつ組み合わせると良い．例えば，朝食はハムとたまご，昼食は納豆と焼き魚，夕食は肉と豆腐などである．

表 V-4　1日2,750 kcal 分の食品組み合わせ例

	朝食			昼食			夕食		
	食材	分量	備考（目安量，料理例エネルギー量）	食材	分量	備考（目安量，料理例エネルギー量）	食材	分量	備考（目安量，料理例エネルギー量）
主食	食パン	180 g	6枚切り3枚 約450 kcal	茹うどん	400 g	2玉弱 約420 kcal	ごはん	260 g	どんぶり1杯 約450 kcal
主菜	たまご	50 g	Mサイズ1つ	まぐろ赤身	40 g	4～5枚	納豆	50 g	1パック
	豚肉	70 g	生姜焼きなど	豆腐	50 g	1/6丁	牛肉	70 g	牛皿など
副菜1, 2	ほうれん草	60 g	お浸し（小松菜・春菊でも可）	キャベツ	60 g	サラダ	玉ねぎ	30 g	味噌汁
				キュウリ	30 g		なす	40 g	
	玉ねぎ	10 g	野菜スープ	わかめ	2 g		じゃがいも	60 g	
	にんじん	15 g		しいたけ	10 g		レタス	50 g	サラダ
	大根	50 g		えのき	10 g		きゅうり	20 g	
	ピーマン	20 g		ひじき	4 g	ひじきの煮物など	トマト	30 g	
				にんじん	15 g		ブロッコリー	40 g	
果物	バナナ	80 g	中1本	オレンジ	100 g	1/2個	キウイ	50 g	1/2個
乳製品	牛乳	200 ml	コップ1杯	ヨーグルト	150 g	1パック	牛乳	200 ml	コップ1杯
調味料		砂糖 10 g			調味油 20 g		バター 10 g	みそ 15 g	

エネルギー 2,750 kcal，たんぱく質 126.3 g，脂質 78.2 g，炭水化物 381.8 g，カルシウム 1056 mg，鉄 13.1 mg，ビタミン D 6.1 μg，ビタミン B_1 1.89 mg，ビタミン B_2 2.22 mg，ビタミン C 279 mg
（伊藤善也，武田英二：子どもの病気 栄養管理・栄養指導ハンドブック，第13章スポーツに関する病気，骨折　スポーツ外傷，化学同人，2012．参照）

(3) 副菜1, 副菜2の皿：副菜は，ビタミンやミネラルを豊富に含む緑黄色野菜，色の薄い野菜，海草類，イモ類を主とする皿であり，コンディションを整える役割を果たす．

副菜は，緑黄色野菜を1日150 g以上，色の薄い野菜はその倍の量を目標に献立を立て，わかめやひじきなどの海草類も毎日欠かさず摂取するように配慮する．特にほうれん草や小松菜，春菊などの緑色の濃い葉物野菜やひじき，わかめなどの海草類は，鉄分やカルシウムなど主要ミネラルの摂取源となる．

(4) 果物の皿：果物は，糖分，ビタミン，ミネラル，水分の供給源となり，疲労回復やコンディション維持の役割を果たす．

果物のうち，甘味の強いバナナやりんごなどは糖分を多く含むので，エネルギー供給や疲労回復に有効であるし，柑橘類やイチゴ，キウイフルーツなどの酸味の多い果物はビタミンCの供給源として有効である．

(5) 牛乳・乳製品の皿：乳製品は，主としてカルシウムとたんぱく質を多く含み，骨格を中心とした身体づくりの役割を果たす．

牛乳が苦手なこどもであれば，クリームシチューやミルクティー・コーヒーミルクなどにしてもよいし，ヨーグルトやチーズで代用しても良い．

表V-4は基本の6つの皿を意識して作成した1日2,750 kcalの食品の組み合わせ例である．6つの皿をそろえることを意識するだけで，煩雑な栄養価計算をしなくてもエネルギーや栄養素量を摂取することが可能となる．

3）定期的に除脂肪体重と体脂肪率を計測する

個人に合った食事量は，上記1）の計算だけでは決められない．個人に合う摂取量を特定するには，1週間～1か月程度の間隔で，体重と体脂肪率の両方を測定し，下記の計算式を用いて除脂肪体重をモニタリングすると良い．これらの数値から現在の摂取量が適切な量になっているかを見極める．除脂肪体重は，次の式で求められる．

除脂肪体重＝現体重×（100－体脂肪率）÷100

表 V-5 食欲増進の料理

冷やしたもの	酸味のあるもの	香辛料が効いているもの	水分が多いもの
冷やし茶碗蒸し 冷や奴 冷製コンソメスープ 冷しゃぶ 冷やしそうめん	わかめとキュウリの酢のもの もずく酢 梅茶漬け 鶏ささみの梅肉和え	カレーライス カレービーフン 豚肉の生姜焼き	冷やしそうめん 豆腐 フルーツ フルーツゼリー フルーツシャーベット 温泉卵

例えば現体重が58 kgで，体脂肪率が18.5%だった場合は，58 kg×(100−18.5)÷100＝47.27で，約47.3 kgとなる．

時間や服装などの測定条件をそろえて，定期的に体重と体脂肪率を測定した場合，求められた除脂肪体重が徐々に増えており，体脂肪率が一定もしくは減少していれば，その期間のエネルギー摂取量は適量といえるだろう．しかし病的な理由もなく，除脂肪体重が減り，体脂肪率が減っていたらエネルギー出納はマイナスに傾いているため，エネルギー摂取量を増やす必要がある．一方，除脂肪体重が減り，体脂肪率が増えている場合はエネルギー摂取量が過剰であるだけでなく，トレーニング量も不足している可能性が高い．

2．練習前後の食事のタイミング

翌日に疲れを残さず，健全な発育発達を促しながらスポーツ活動を続けるためには，食べるタイミングや生活リズム・食べる環境にまで気を配ることが大切である．

練習や試合で使ったエネルギーを効率的に回復させるためのゴールデンタイムは，運動終了後2時間くらいである．このゴールデンタイムに，炭水化物を中心とした食事をとることで，筋中のグリコーゲンの回復が早まるといわれている．自宅が遠く練習場からの移動に時間がかかる場合や，練習時間が長く食べる時間が遅くなる場合は，練習の開始時間や終了時間を見直すことも必要である．どうしても終了時間が遅くなる場合は，練習前に補食としてバナナやおにぎりやパン（主食）を，練習後の補食として，おにぎりやパンに加えて卵焼きやハムなど（主菜）と，乳製品や果物などを組み合わせて用意すると良い．帰宅後は図V-2に描かれている6つのお皿のうち，補食で食べられなかったものを中心に用意すると良い．

朝食が食べられない原因には前日の夕食が影響していることが多い．夕食のボリュームが多いこと，脂質が多くて消化に時間がかかりすぎること，夕食の時間が遅すぎることなどが挙げられる．このような場合には揚げ物や炒め物などのメニューを夕食では控え，主菜の肉や魚は脂肪の少ない部位・種類を利用すると良い．また，夕食の時間と就寝までの時間が2時間を切るような場合は，前述した補食を積極的に活用すると良い．しかし，夕食の時間が遅くても，翌朝には十分な食欲があり，朝食をしっかりと食べることができる選手であれば，特別な配慮は必要ない．

3．食欲がないときの配慮

成長期で多くのエネルギーを消費しているにもかかわらず，食欲がなくなるのには様々な原因がある．例えば，疲労や暑さによる食欲不振，便秘や下痢などの胃腸障害，口内炎や口角炎などにより痛みが伴っているとき，そして試合に負けて落ち込んでいるときや思い通りのパフォーマンスが発揮できないなど，心的ストレスを抱えているときなどである．

1）暑さによる食欲不振

夏場の蒸し暑い環境下では，食欲が低下することがよくある．このようなときには，冷やしたものや酸味のあるもの，香辛料が効いているものなどだと喉を通りやすい．また，水分が多い料理も食べやすいので，めん類や豆腐，フルーツなどを適宜取り入れると良い（表V-5）．

2）便秘による食欲不振

緊張や環境の変化などから便秘になりやすい選手も多い．単純な便秘による食欲不振であれば，食物繊維の多い副菜を多めにメニューに取り入

表V-6 食物繊維の多い食品

豆類	大豆，納豆
穀類	コーン
根菜類	ゴボウ，たけのこ，レンコン
イモ類	さつま芋，里芋
緑黄色野菜	ブロッコリー，かぼちゃ
海草類	ひじき，わかめなど

表V-7 消化のよい食材・料理

主食	めん類，おかゆ
主菜	半熟卵，白身魚，はんぺん，豆腐，納豆
副菜	ゆで人参，大根，かぼちゃ，里芋，じゃがいも
果物	バナナ
乳製品	料理に利用する（クリームスープなど）

表V-8 鉄欠乏性貧血を防ぐ栄養指導のポイント

栄養指導のポイント	具体的な食品群・食品
①鉄分の多い食品	肉，魚，内臓，緑黄色野菜，豆腐，海草類
②造血や吸収を促す食品	肉・魚・卵・大豆製品（良質のたんぱく質食品は，ヘモグロビンの材料となる） ビタミンCを多く含む果物や野菜（非ヘム鉄をヘム鉄に変換する） 酢や香辛料（胃酸の分泌を促す）
③鉄の腸管吸収を阻害するもの	コーヒー，紅茶，緑茶 （これらの飲料に含まれるタンニンが鉄と結合して鉄の吸収を妨げるため，食事中や食後の大量摂取は控える）

（伊藤善也，武田英二：子どもの病気 栄養管理・栄養指導ハンドブック，第13章スポーツに関する病，骨折 スポーツ外傷，化学同人，2012．参照）

れ，水分補給をしっかりと行うことで改善される．ただし，試合直前の副菜の大量摂取は，腸内のガス発生が増えるため控えたほうが良いだろう（表V-6）．

3）疲労，胃腸虚弱，心的ストレスなどによる食欲不振

疲労，胃腸虚弱，心的ストレスなどで食欲不振に陥っているときには，刺激の強いものは避けるようにする．例えば，香辛料が効いているものや熱すぎるもの，固いもの，水分の少ないものである．推奨されるものは，表V-7に示すような消化のよい食材・料理である．

4．貧血のときの食事

スポーツ時の鉄欠乏性貧血の発症を防ぐためのポイントは，

1）鉄分の多い食品を積極的に摂取すること
2）造血を促す栄養素の摂取を心がけること
3）鉄の腸管吸収を阻害する食品を控えること，である．

スポーツ活動をしているこどもの貧血を予防するためには，表V-8の食事面に気をつけるとともに，全体的なエネルギー摂取量が確保できているかを確認することやダイエットの有無，女子の場合は月経の有無なども同時に把握することが大切である[4]．

5．摂食障害の予防

拒食症（神経性やせ症）および過食症（神経性過食症・過食性障害）などの摂食障害の発症は，その後のスポーツライフにおいても大きなデメリットになる．また，無理な食事制限によるエネルギー・栄養素不足が続くと，体重減少だけではなく貧血や無月経，骨粗鬆症などの二次的な症状や疾患に進展することもある．したがって，成長期の早い段階で正しい栄養・食事に関する知識を身につけさせ予防することが大切である．さらに，摂食障害の発症のきっかけには，選手個人の強いやせ願望だけではなく，指導者や保護者により無理な食事制限を強いられることなども挙げられるので，選手をとりまく大人に対する栄養教育も重要となる．

表V-9は，アメリカ精神医学会が発表しているDSM-5診断基準による摂食障害の分類である[6]．この診断基準にあてはまる行為が考えられる場合，例えば極端に摂食を拒絶し体重が著しく減少するとき，大量に食物を摂取する行為，大量に食物を摂取し自己誘発嘔吐を繰り返しているときなどは，勝手に判断せず，心理カウンセラーや心療内科などの専門家に相談することも重要である．

表 V-9 アメリカ精神医学会による食行動障害および摂食障害群の診断基準

分類		診断基準
神経性やせ症/神経性無食欲症(拒食症)	A	必要量と比べてカロリー摂取を制限し,年齢,性別,成長曲線,身体的健康状態に対する有意に低い体重に至る.有意に低い体重とは,正常の下限を下回る体重で,こどもまたは青年の場合は期待される最低体重を下回ると定義される.
	B	有意に低い体重であるにもかかわらず,体重増加または肥満になることに対する強い恐怖,または体重増加を妨げる持続した行動がある.
	C	自分の体重または体型の体験の仕方における障害,自己評価に対する体重や体型の不相応な影響,または現在の低体重の深刻さに対する認識の持続的な欠如.
神経性過食症/神経性大食症(過食症)	A	反復する過食エピソード.過食エピソードは以下の両方によって特徴づけられる. (1) 他とはっきり区別される時間帯にほとんどの人が同様の状況で同様の時間内に食べる量よりも明らかに多い食物を食べる. (2) そのエピソードの間は,食べることを抑制できないという感覚.
	B	体重の増加を防ぐための反復する不適切な代償行動.例えば,自己誘発性嘔吐;緩下剤,利尿剤,その他の医薬品の乱用;絶食;過剰な運動など.
	C	過食と不適切な代償行動がともに平均して3か月間にわたって少なくとも週1回は起こっている.
	D	自己評価が体型および体重の影響を過度に受けている.
	E	その障害は神経性やせ症のエピソードの期間にのみ起こるものではない.
過食性障害(むちゃ食い障害)	A	反復する過食エピソード.過食エピソードは以下の両方によって特徴づけられる. (1) 他とはっきり区別される時間帯にほとんどの人が同様の状況で同様の時間内に食べる量よりも明らかに多い食物を食べる. (2) そのエピソードの間は,食べることを抑制できないという感覚.
	B	過食エピソードは,以下のうち3つ(またはそれ以上)のことと関連している. (1) 通常よりずっと速く食べる. (2) 苦しいくらい満腹になるまで食べる. (3) 身体的に空腹を感じていないときに大量の食物を食べる. (4) 自分がどんなに多く食べているか恥ずかしく感じるため1人で食べる. (5) 後になって,自己嫌悪,抑うつ気分,または強い罪責感を感じる.
	C	過食に関して明らかな苦痛が存在する.
	D	その過食は,平均して3か月間にわたって少なくとも週1回は生じている.
	E	その過食は,神経性過食症の場合のように反復する不適切な代償行為とは関係せず,神経性過食症または神経性やせ症の経過の期間のみに起こるのではない.

その他:
　異食症
　　反芻症/反芻性障害
　　回避・制限性食物摂取症/回避・制限性食物摂取障害
　　他の特定される食行動障害または摂食障害
　　　非定型神経性やせ症,頻度が少ない・短い神経性過食症
　　　頻度が少ないかつ/または期間が短い過食性障害(むちゃ食い症)
　　　排出性障害
　　　夜間食行動異常症候群
　　特定不能の食行動障害または摂食障害

(高橋三郎ほか:DSM-5 精神疾患の分類と診断の手引き.医学書院,2013.)

6. 熱中症の予防

スポーツ活動中の水分補給の基本は,のどが乾いたと感じる前にこまめに少しずつ補給することである.

練習時間が長引き汗の量が多いときには,水分補給だけではなくエネルギー補給も考える必要がある.表V-10のスポーツドリンクAのように,4~8%程度の糖分を含んだ飲料が望ましい.糖濃度が高くなるほど体内への水分吸収は悪くなるため,熱中症予防を目的として水分を補給するのであれば,スポーツドリンクBのように糖濃度が低めのものが良い.スポーツドリンクには塩分(ナトリウム)が含まれているが,ナトリウムが0.1~0.2%含まれているドリンクは,体内の水分貯留

表V-10 清涼飲料水・スポーツドリンク・お茶・水の比較

	清涼飲料水A	スポーツドリンクA	スポーツドリンクB	お茶・水
エネルギー	52 kcal	24 kcal	8 kcal	0 kcal
たんぱく質	0 g	0 g	0 g	0 g
脂質	0 g	0 g	0 g	0 g
糖質	13 g	6 g	2 g	0 g
ナトリウム	10 mg	50 mg	50 mg	10 mg

(100 ml中)

を良くし，脱水症状の回復も早める．したがって，スポーツドリンクがないときには，自分で塩分や糖分を足して，自家製のスポーツドリンクを作ると良い．500 mlの水に糖分は20～40 g，塩分は約0.5 g程度（ナトリウム量にすると約200 mg）である．

運動中に摂取すべき飲料の量は，汗による体重減少量を目安にすると良い．すなわち，練習前後に体重計に乗る習慣をつけ，体重差分の汗による水分喪失量をその日のうちに補うようにする．

ポイント1：練習前から水分摂取を開始する

のどが乾いたと感じたときには，すでに2％くらい脱水が起こっているといわれている．練習30分前くらいからコップ1杯の水分をとり，練習中もこまめに補給する．

ポイント2：1回にコップ1杯程度の水分を補給する

脱水予防を意識して大量の水分を一気飲みする選手がいるが，大量に水分をとると腹痛の原因になる．水分摂取の量はかいた汗と同等の水分量である．ある程度の必要摂取量は，練習前後に体重を測定すれば，その減少量から把握することができる．

ポイント3：気温や湿度が高いときには，多めに水分をとる

特に，汗の量は気温と湿度が高いときに増える．練習量が長くなるときには，スポーツドリンクなどを用意することが大切である．

7．好き嫌い（偏食）を減らすための工夫

1）食行動変容ステージの利用

競技をしているこどもたちは，競技をしていないこどもたちよりも食に対する意識が高いことは先に触れた．しかし，それでも偏食が多いこどもは存在しているし，正しい知識はわかっていてもなかなかそれを行動に移せないこどもも多い．このようなこどもたちに対して，"好き嫌いをせずに何でも食べなさい"と注意するだけでは食行動を変容させるのは難しい．指導者や保護者は，こども1人1人の食に対する心の準備性を把握したうえで適切な働きかけを試みる必要がある．

図V-3は心の準備性を把握するためのフローチャートである．心の準備性とは，ある行動に対する個々が抱いている意識や行動の状況を図V-3に示すような5つのステージに分けたものである[5]．

図V-3の○○に相当するターゲットの行動には「バランスのよい食事をとる」「好き嫌いをせず何でもとる」「お菓子を食べ過ぎない」「副菜を毎食とる」などの食行動が入り，フローチャートに答えていくとこどもたちがその食行動に対して，どのステージに入るのか分類できるようになっている．

「前熟考ステージ」や「熟考ステージ」のこどもたちには，具体的な食べ方を伝えるよりも，競技者にとって食べることがなぜ大切なのか，食べることで自分がどのように変われるのかなど，そのこどもたちにとってメリットになることを強調する指導を行うほうが心の準備性が高まる．

「準備ステージ」のこどもたちは，やる気はある状態なので具体的に自分がやろうとしている食行動を宣言してもらうと良い．具体的には，練習日誌に自分自身の食行動目標を書かせたり，皆の前で自分の食行動目標を宣言してもらったりなどである．

さらに「実行ステージ」のこどもたちは食に関

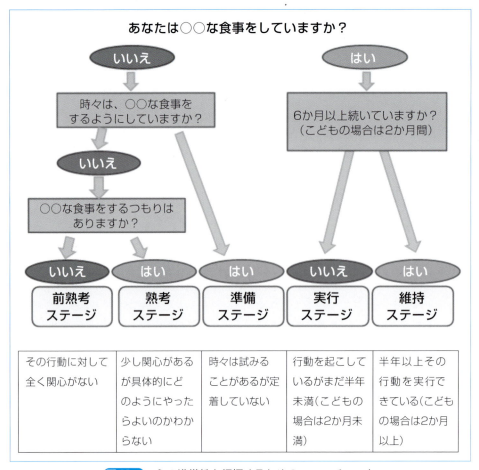

図 Ⅴ-3　心の準備性を把握するためのフローチャート

質問：あなたは○○な食事をしていますか？
○○の行動の例：「好き嫌いをせず何でもとる」「バランスのよい食事」「お菓子を食べ過ぎない」「副菜を食べる」
（こばたてるみ，木村典代，青野　博：小・中学生のスポーツ栄養ガイド―スポーツ食育プログラム―．女子栄養大学出版部，2012．）

する知識はあり，その食行動がとても大切だということはわかっているのに，時々その食行動をとることを忘れてしまう状態である．このようなステージにいるこどもには，指導者や保護者が正しい食行動を思い出せるようなきっかけを作ってあげることが大切である．例えば，食卓には図Ⅴ-2のランチョンマットの絵を飾っておく，自分自身で立てた食行動目標を目につくところに貼っておくなどである．

2）メリットを意識したサポート

メリットを適度に強調した指導は，デメリットを強調した指導よりも効果が上がりやすいといわれている．例えば「これを食べないと丈夫な身体ができないよ」といわれるよりも，「これを食べると丈夫な身体を作れるよ」といわれたほうが受け入れやすくなる．こどもたちに対しても，バランスのよい食事をするメリットや偏食しないことのメリット，お菓子を食べ過ぎないことのメリットを適宜示してあげると良いだろう．

メリットの示し方を3つ紹介する．

1つめは，良いことをしたら"お金"，"ほしがっていたおもちゃ"，"本"などの物をあげるという方法である．物をあげるという方法は極めてわかりやすく簡単な方法であるが，こどもたちが努力の報酬を物に置き換えて，その対価を次第にエスカレートさせていく傾向がみられるため，高頻度

では使わないほうが良いだろう．

2つめは良いことをしたら"褒められる"，"認められる"，"免除される"，"尊敬される"などの，その人を社会的に評価するという方法である．

3つめは，良いことをしたら"達成感が得られる"，"満足できる"，"心地よい"など本人が精神的・肉体的な喜びや心地よさを感じるという方法である．

例えば，こどもが嫌いなものを頑張って食べたらアイスを買ってあげるという方法は，1つめの物をあげる方法である．物をあげる代わりに，指導者や保護者が「よくがんばったね！」と称えれば，2つめの社会的な評価に相当する．さらに偏食を直したら身体の調子が良くなり本人が喜びを感じられれば，3つめの心身のメリットとなる．

食の現場でよくみられる指導者や保護者のこどもに対する接し方の問題は，好き嫌いなく食べることや残さず食べることを強要してしまうことである．ほんの少しでも良いから食べてみること，もしくはこれならできそうだと思えることを見つけてあげて，こどもたちの食の成功体験を増やしてあげる支援が望ましい．そして，こどもたちががんばって実施したその食行動を称えてあげるスタンスを，継続的に持てると良いだろう．せっかくこどもたちが正しい食行動をとれるようになっても，指導者や保護者がその行動はできて当たり前だという接し方を続け褒めなくなってしまうと，こどもたちは正しい食行動を続けていても，誰からもその努力を認めてもらえていないと認識し，次第に良い食行動の生起頻度が減少してしまう．

3）栄養教育方法の工夫

スポーツをしているこどもは，勝敗にこだわる傾向が強い．したがって栄養教育をする際にも，ただ知識を伝達するだけの講習ではなく，チーム対抗戦のクイズ形式にしたり，講習の最後に知識の修得度をテストしたりして，勝者にはみんなの前で表彰するなどの工夫をすると積極的な参加が期待できるだろう．また，時には調理実習や収穫体験などの学習を取り入れることで，食事作りの楽しさや料理をすることに対する自信とやる気を育み，家族や調理担当者，自分を支えてくれている関係者達への感謝の気持ちを芽生えさせるきっかけにもなる．

8．サプリメントの知識と利用上の注意
1）サプリメントの基本的な考え方

サプリメントとは栄養補助食品の総称であるが，スポーツ界では競技力向上を目的とした食品も多く用いられている．しかし，ほぼすべてのサプリメントにおいて，必要量や適切なとり方，そしてその効果は明らかになっていない．製品によっては栄養成分が不確かでドーピングに触れるサプリメントも多数市場に出回っている．指導者は安易にサプリメントを選手に勧めるべきではないし，選手に対しても自分の口に入れるものにはすべて自己責任であり，信頼できる人から勧められたものであっても，その安全性を確認してから摂取するよう促す責任がある．

2）サプリメントの使用が考えられる場面

小学校や中学校の児童・生徒がサプリメントを必要とする状況は極めて限られるだろう．例えば，夏場の暑熱環境下において著しい食欲不振が続いているようなときには，エネルギー源・たんぱく質だけではなく微量栄養素（ビタミン，ミネラル）も不足するため，適宜，エネルギーバーや固形サプリメント，プロテイン，ビタミン・ミネラル系のものが必要になる．また，合宿や遠征などで食環境が変わってしまうときや試合の合間で食事をとる時間がとれないときなども，エネルギーバーやゼリー，マルチビタミン・ミネラルなどを念のために用意しておくと良いだろう．

日本アンチドーピング機構（JADA）の認定商品マークがついているサプリメントについては，ドーピングに抵触する成分が含まれていないことが確認されているので必要に応じて参考にすると良いだろう（参照 http://www.playtruejapan.org/qualified/）．

（木村典代）

引用文献

1) 公益財団法人日本体育協会：スポーツ活動をしている児童の生活全般に関する調査，平成18〜20年度日本体育協会スポーツ医科学研究報告書 NO Ⅰ〜Ⅲ 小学生を対象としたスポーツ食育プログラム開発に関する調査研究．
2) 文部科学省：平成22年度 児童生徒の食事状況調査結果．
3) 向井陽美，長澤俊郎：病的疲労のメカニズムと回復 貧血．臨床スポーツ医学．17(7)：815-819, 2000.
4) 鳥居 俊，木村典代：第13章スポーツに関する病気，骨折 スポーツ外傷，伊藤善也，武田英二監修：子どもの病気 栄養管理・栄養指導ハンドブック．化学同人，東京，2012．
5) こばたてるみ，木村典代，青野 博：小・中学生のスポーツ栄養ガイド―スポーツ食育プログラム―．女子栄養大学出版部，東京，2012．
6) 高橋三郎ほか：DSM-5 精神疾患の分類と診断の手引き．医学書院，東京，2013．

V 多面的に診るこどものスポーツ傷害

3 紫外線による皮膚傷害とサンプロテクション

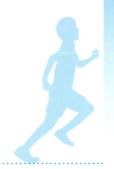

保護者および指導者に対する説明のポイント　POINT

- ☑ 一定量以上の紫外線を浴びれば，日焼けのほか，中高年になって皮膚癌などの重篤な皮膚傷害が起こります．
- ☑ トレーニングや休憩時間にはできるだけ屋内や日陰を利用しましょう．
- ☑ 熱中症を予防しながら紫外線防御を行うため，帽子や淡色・薄手の衣類，サンスクリーン剤を使用しましょう．

はじめに

現在の保護者や指導者がこどもの頃には小麦色の肌は健康の象徴であり，日焼けや日光浴が推奨されていた．しかし，紫外線の有害作用が明らかになるにつれて太陽光に対する考え方に転換が生じた．日焼けだけではなく，その影響は生涯にわたる．紫外線を浴び続ければ数十年の時間を経て皮膚癌などの光老化が生じる．18歳までに生涯曝露量の約半分の紫外線を浴びるといわれており，屋外で競技やトレーニングを行っているこどもたちは紫外線皮膚傷害のリスクが高い．

日焼けは気付きやすいため，日焼け予防のための紫外線防御についてはこどもたちにも理解しやすい．しかし，将来の光老化のリスクまで念頭に置いて紫外線の害と紫外線防御をこどもたちに教育するのは，保護者や指導者の役割である．本稿では紫外線による皮膚傷害について述べ，どのようにすれば日焼けや皮膚癌からこどもたちを守ることができるのかについて解説する．

紫外線による有害作用

1. 太陽紫外線と分子レベルの損傷

太陽から様々な波長の光線が放射されているが，オゾン層によって290 nmより短い波長の光線は吸収されて地表には届かない．地表に到達する太陽光のうち，紫外線（UV）が約6％，可視光線が約52％，赤外線が約42％を占める．紫外線は290～320 nmのUVBと320～400 nmのUVAからなる．地表で浴びる紫外線は太陽からの直達光のほか，大気中の分子やエアロゾル，雲などに散乱・反射されて太陽方向以外からくる散乱光，地表などからの反射光の和となる[1]．我々が浴びる紫外線は晴天時でも50～60％は散乱光である．1年を通してみると80％以上が散乱光であるため，直射日光を防いでも散乱あるいは反射してくる紫外線に曝露されることになる．

紫外線は波長が短いほど生物学的作用が強い．UVBの中でも波長の短い光線のエネルギーは，表皮細胞の遺伝子DNAに吸収されてDNA損傷を生成する．波長の長い領域のUVBやUVAで生成した活性酸素によってもDNAや細胞膜，線

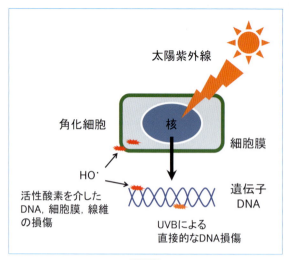

図Ⅴ-4

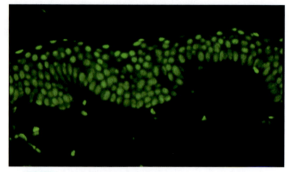

図Ⅴ-5 表皮細胞の核に誘発されたDNA損傷（緑色の蛍光）

わずかに紅斑を生じる線量の紫外線を照射した皮膚を生検し、モノクローナル抗体[3]を用いた免疫蛍光染色法によりDNA損傷（シクロブタン型ダイマー）を可視化した． （文献2より転載）

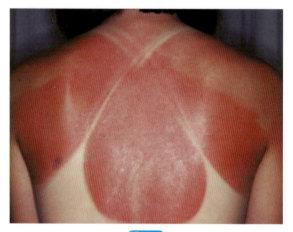

図Ⅴ-6

維などが損傷される（図Ⅴ-4）．これらの分子レベルの損傷が引き金となって紫外線皮膚傷害が生じるため，日光を浴びたすべてのこどもたちに皮膚傷害が起こりうる．図Ⅴ-5は太陽光と同じスペクトラムの光線を発生する装置を用いて，うっすらとした日焼け（サンバーン）を起こす量（最少紅斑量）の光線を照射した皮膚に生成したDNA損傷を免疫蛍光染色法で可視化したものである[2)3)]．わずかにサンバーンを生じる程度の紫外線量でも，すべての表皮細胞に分子レベルの損傷が生成するため，気付かないうちに紫外線皮膚傷害のリスクが蓄積していくことになる．しかし，我々の細胞には分子レベルの損傷をある程度まで修復する能力があるため，少しでも日光を浴びると必ず

皮膚癌になるというわけではない．紫外線を必要以上に恐れず，過度のサンバーンを避けることを目安に紫外線防御を行うことが現実的である．

2．紫外線による皮膚傷害[4)]

1）日焼け：日光皮膚炎

一定量以上のUVBを浴びると急性反応として赤い日焼け（サンバーン）が生じる．日光曝露の数時間後から，曝露された皮膚に一致して紅斑，浮腫，腫脹が出現する（図Ⅴ-6）．高度の場合は強い灼熱感を伴い，水疱を形成する．発熱，全身倦怠感，脱水などの全身症状を伴うこともある．日光曝露の12～24時間後にピークとなり，2～3日間持続し落屑を残して消失する．日光曝露の数日後から黒い日焼け（サンタン，遅延型黒化）が現れる．メラニン色素合成が亢進するため，サンタンは数週～数か月間持続する[5)]．

サンバーンは日光を浴びた数時間後から顕著となるため，日光を浴びている間はサンバーンを起こすことに気付きにくい．屋外でスポーツを行っている最中に皮膚が赤くなっていないからといって紫外線対策を怠ってはならない．また，サンバーンのピークは12～24時間後となるため，2日以上

連続して屋外でスポーツを行う場合には，2日目以降はサンバーンが蓄積されてひどくなっていく．2日目以降は紫外線防御をさらに厳しく行う必要がある．

サンバーンを生じた場合は，早期から皮膚を冷却し，副腎皮質ステロイド薬を外用する[6]．スプレー剤やローション剤を用いると外用時の接触痛を軽減でき，さらに清涼感も得られやすい．外用薬による刺激感がある場合や水疱・びらんを生じた場合は軟膏剤を用いる．非ステロイド性抗炎症薬の外用は，接触皮膚炎や光接触皮膚炎を起こすことがあるため控える．腫脹や灼熱感，疼痛が強い重症例では副腎皮質ステロイド薬や非ステロイド性抗炎症薬の内服も行われる．また，水疱・びらんに対しては，第2度熱傷に準じた局所処置を行う．広範囲で重症の場合には輸液が必要となることもある．紫外線による炎症反応はいったん始まると止めることが困難なため，サンバーンを起こさないように予防することが重要である．

2）免疫能の低下

紫外線を浴びた皮膚では免疫能が低下する．単純疱疹を持つ患者では，潜伏感染している単純ヘルペスウイルスが再活性化して，口唇や背部などの露光部に痛みを伴う水疱を形成することがある．大量の紫外線を浴びると全身の免疫能が低下する．

3）ほくろ，光線性花弁状色素斑

ほくろ（後天性色素性母斑）は小児期〜思春期にかけて増加する．色白のスポーツ選手では顔面などの露光部に多数のほくろがみられることがあり，ほくろの発症にも紫外線が関与すると考えられている．

光線性花弁状色素斑は，激しいサンバーンの後1〜3か月以内に上背部から肩にかけて生じる多数の花弁状ないし金平糖形の小色素斑である[5]（図V-7）．自然消退はしない．海水浴などの単発的な強い日光曝露により誘発される．

4）光老化：しみ，しわ，皮膚癌

光老化とは年余にわたる慢性的な日光曝露により生じる皮膚の変化である．中年以降の主に顔面，

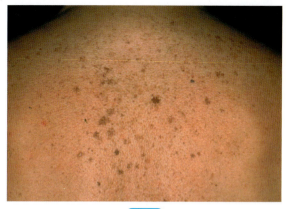

図V-7

手背，前腕伸側など日光曝露部位に大小様々な褐色色素斑（しみ，老人性色素斑）が出現する．老人性色素斑ではメラニン色素の増加に加えて表皮細胞の増殖が起こるため，徐々に隆起して脂漏性角化症となる（図V-8-a）．紫外線照射により雀卵斑（そばかす）や肝斑も増悪する．真皮の弾性線維の変性に伴って深いしわが形成される．特に項部では菱形の皮野を形成して項部菱形皮膚と呼ばれる（図V-8-b）．

紫外線によるDNA損傷は遺伝子の突然変異を引き起こす．慢性的な紫外線曝露により発症する皮膚癌に，基底細胞癌，光線角化症，有棘細胞癌，悪性黒色腫などがある．基底細胞癌では黒色結節の中央が潰瘍化して深く浸潤する（図V-9-a）．表皮角化細胞が癌細胞となって光線角化症が発症し（図V-9-b），真皮に浸潤して有棘細胞癌となる（図V-9-c）．悪性黒子型黒色腫は，主として顔面に表皮内黒色腫として黒色色素斑（悪性黒子）が生じ，数十年をかけてゆっくりと拡大するとともに真皮に浸潤して結節を形成する（図V-9-d）．表在拡大型黒色腫は，ふだん太陽光をあまり浴びない人がレジャーなどで間欠的に強い紫外線を浴びることにより発生する（図V-9-e）．慢性的な紫外線曝露によって誘発される悪性黒子型黒色腫と異なり，表在拡大型黒色腫は体幹や下腿にも好発する．有棘細胞癌や悪性黒色腫は，リンパ節や内臓に転移して生命を脅かす．癌細胞が表皮内にとどまる光線角化症や表皮内黒色腫の段階で治療すれば転移することはないため，日常的に紫外線に曝露さ

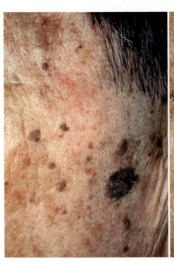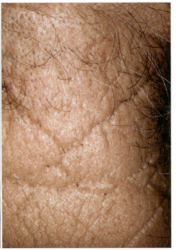

図V-8
a：老人性色素斑と脂漏性角化症
b：項部菱形皮膚

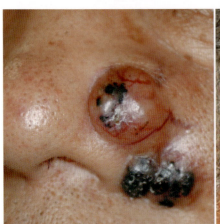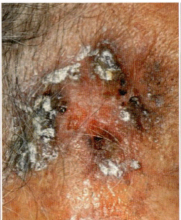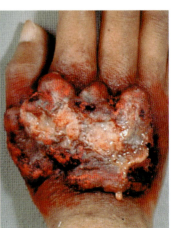
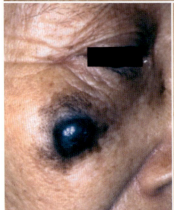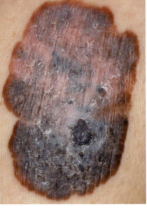

図V-9
a：基底細胞癌
b：光線角化症
c：有棘細胞癌
d：悪性黒子型黒色腫
e：表在拡大型黒色腫

れているスポーツ選手は定期的にセルフチェックを行い，皮膚に異常がみられないか早期発見に努めることが必要である．

5）光線過敏症

日光を浴びると皮膚症状を起こしやすいこどもの中には，光線過敏症や紫外線により誘発・増悪する疾患が潜んでいるかもしれない．日光を浴びると異常に強いサンバーンを生じる場合や，そばかすのような色素斑が増加していく場合には色素性乾皮症を考える．日光蕁麻疹では日光（主として可視光線）曝露直後に瘙痒を伴う膨疹が生じる．多形日光疹では日光曝露部位に瘙痒を伴う紅斑や

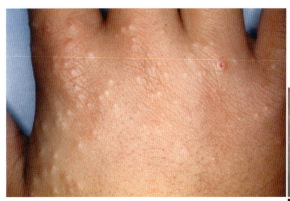
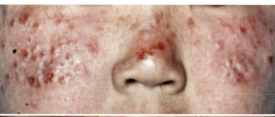

図V-10
a：多形日光疹
b：種痘様水疱症
c：蝶形紅斑（全身性エリテマトーデス）

丘疹を生じる（図V-10-a）．種痘様水疱症では幼児期から日光曝露後に紅斑や中心の陥凹した水疱を形成する（図V-10-b）．重症例では悪性リンパ腫に進展することがある．ポルフィリン症では日光曝露後にサンバーン様紅斑や水疱，膿疱，潰瘍を形成し瘢痕となる．薬物治療中に顔面，手背，前腕伸側などの露光部に紅斑や丘疹を生じた場合は，薬剤性光線過敏症も鑑別が必要である．また，非ステロイド性抗炎症薬の湿布を貼付していた部位に一致して長方形に丘疹や紅斑を生じた場合には光接触皮膚炎（あるいは接触皮膚炎）を考える．

全身性エリテマトーデスやシェーグレン症候群，皮膚筋炎などの膠原病ではサンバーン様紅斑を生じやすい．また，鼻背を中心に蝶が羽根を広げたように両頬部に左右対称性にみられる紅斑を蝶形紅斑と呼び，全身性エリテマトーデスや皮膚筋炎でみられる（図V-10-c）．日光を浴びた後にアトピー性皮膚炎が増悪したり単純疱疹が再発するなど，様々な疾患が紫外線によって誘発あるいは増悪する．単なる日焼けと考えて基礎疾患を見逃さないよう注意する必要がある．

サンプロテクション

1．サンプロテクションの目的

サンプロテクションとは，紫外線，可視光線，赤外線を含めた太陽光から皮膚を防御し，熱中症と紫外線皮膚傷害を予防することである．体表の広範囲を覆う衣類や濃色・厚手の衣類を着用すると，紫外線は避けられても，競技に支障が出たり熱中症に陥る危険がある．サンプロテクションを行う場合にはこれらのバランスを考えることが必要であり，高温多湿な日本では帽子や淡色・薄手の衣類，日焼け止め（サンスクリーン剤）の使用が勧められる．

日焼けのみならず皮膚癌を予防し，生涯にわたって健康な皮膚を維持するために，過度のサンバーンを避けることを目安にしたサンプロテクションを，生活習慣として身につけることが大切である．日本臨床皮膚科医会から「学校生活における紫外線対策に関する統一見解」(http://www.jocd.org/img/top/top_oshirase_111108.pdf)，環境省から「紫外線環境保健マニュアル 2008」[7]

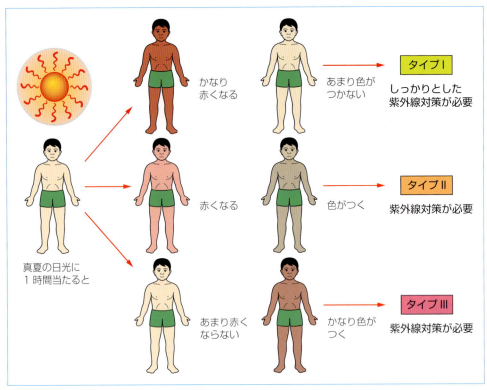

図V-11 日本人のスキンタイプ
（文献8を参考に作図）

(http://www.env.go.jp/chemi/uv/uv_manual.html) が出されており参考になる．

2. 日焼けの個人差：日本人のスキンタイプ

　紫外線に対する感受性には個人差が大きく，サンバーンやサンタンの程度は様々である．この日焼けの個人差をスキンタイプと呼ぶ（図V-11）[8]．日光を浴びた後にある程度赤くなり，その後ある程度黒くなる平均的な日焼け反応を示す人をタイプⅡ，かなり赤くなるがあまり黒くならない人をタイプⅠ，あまり赤くならずかなり黒くなる人をタイプⅢに分類する．タイプⅡの人では，真夏の日中に太陽光を20分間程度浴びるとうっすらとしたサンバーンが生じる．タイプⅠは肌の色がうすい（色白，メラニン色素量が少ない）人が多く，紫外線に対する感受性が高い．サンバーンを起こしやすいだけでなく，皮膚癌発生の危険因子でもあるため，タイプⅡ，Ⅲの人よりもしっかりとした紫外線対策が必要である．また，真っ黒に日焼けしていても下着や水着で覆われた肌の色が白い人も要注意である．

3. 紫外線の多いシチュエーションを知る[7]

　過度のサンバーンを避けるためには，不必要な紫外線を浴びない工夫をすることが大切である．紫外線の強い時間と場所を知り，なるべく避けるよう心がける．やむを得ず多量の紫外線を浴びる場合には，そのシチュエーションに応じた適切な紫外線防御を行うことが必要である．

　全紫外線量は1年のうちでは3月頃から増えはじめ，6～8月頃にピークに達するため，3～10月頃までは紫外線対策を強力に行う．1日のうちでは正午（正確には南中時）をはさんだ前後2時間に紫外線量が特に多くなる．屋外でスポーツを行う場合は，なるべく午前10時～午後3時の間は避けるようにする．曇りの日でも晴天時の80％以上の紫外線が地表に到達しているため油断してはならない．しみやしわの原因となるUVAは，朝夕など日射しが弱い時間帯でも比較的多量に（日中の強度の1/2程度）到達している．さらに，雲や硝子窓，薄いカーテンなども透過するため，曇りの日や室内でも窓際では注意が必要である．紫外線

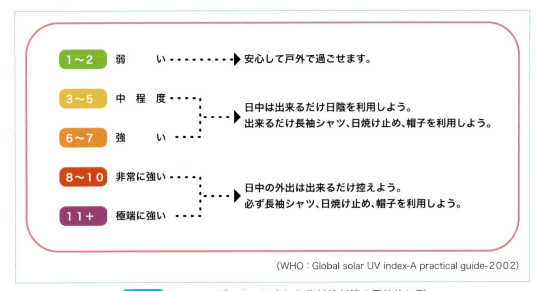

図V-12 UVインデックスに応じた紫外線対策の具体的な例
(環境省 紫外線環境保健マニュアル2008[7] http://www.env.go.jp/chemi/uv/uv_manual.html)

量は高地や，北半球では南に行くほど増加する．太陽から直接照射される紫外線だけでなく，地面から反射される紫外線にも曝露される．特に水面や雪面，砂浜では反射率が高い．屋外プールや海での競技，スキー，登山，高地トレーニング時などでは紫外線防御をしっかりと行う．

　美容を目的に人工的にサンタンを行う紫外線照射装置が，日焼けサロンやスポーツクラブ，温泉施設などに設置されている[9]．皮膚癌を起こしやすいUVBが少量混入する紫外線ランプを使用している場合があり，さらにUVAでも活性酸素を介した様々な皮膚傷害が起こりうるため，皮膚科学の観点からは日焼けサロンなどの利用は避けるべきである．WHOでも18歳以下の使用を禁止するよう勧告している．

4．UVインデックスと紫外線情報

　UVインデックスとは紫外線が人体に及ぼす影響の度合いをわかりやすく示すために，紫外線の強さを数値化した世界共通の指標である．環境省「紫外線環境保健マニュアル2008」[7]には，UVインデックスに応じた紫外線対策の具体例が示されている（図V-12）．UVインデックスが3〜5（中程度）あるいは6〜7（強い）では，日中はできるだけ日陰を利用する．できるだけ長袖シャツ・日焼け

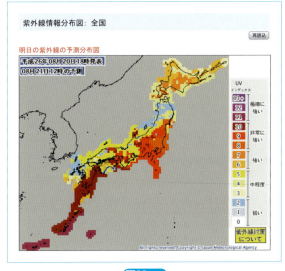

図V-13
(気象庁ホームページ http://www.jma.go.jp/jp/uv/)

止め（サンスクリーン剤）・帽子を利用する．8〜10（非常に強い）あるいは11+（極端に強い）では，日中の外出はできるだけ控える，必ず長袖シャツ・日焼け止め・帽子を利用することを勧めている．日々の紫外線対策を効果的に行うため，気象庁から翌日の紫外線の強さをUVインデックスで表した「紫外線情報」が提供されている（http://www.jma.go.jp/jp/uv/）（図V-13）．天気予報のよ

うに紫外線情報を活用して，その日に浴びる紫外線量に相応の紫外線対策を行うことを日々の習慣として身につけるようにする．

5．屋内や日陰を利用する

スポーツ選手は日々のトレーニングや競技中，休憩時間を含めて太陽光を浴びる機会が多いため，できるだけ太陽光の曝露を少なくすることが大切である．

サンプロテクションは肌から遠いところからが基本である[1]．日陰，日傘，帽子，長袖シャツ，サングラス，日焼け止め（サンスクリーン剤）の順に考える．熱中症と紫外線皮膚傷害の予防のため，ウォーミングアップやトレーニングはできるだけ屋内や日陰を探して行う．競技の待ち時間にはテントを使用する．休憩時間は屋内や日陰で過ごしたり，日傘などを使用して日射しを避けるなどの工夫が大切である．日陰に入ると直達光は防御できるが散乱光や反射光は浴びるため，曝露される紫外線量は約半分にしか減らすことができない．衣類やサンスクリーン剤により散乱光や反射光をブロックすることが必要である．

6．衣類によるサンプロテクション[1][10][11]

暑さや動きにくさなどの問題はあるが，競技やトレーニング中に着用することが可能な場合はできるだけ帽子，長袖・7分袖や襟付きのシャツ，長いパンツやタイツ，手袋を着用して皮膚の露出を少なくする．帽子はつばが長いほど（7cm以上が望ましい），広いほど防御効果が高く，眼や顎（あご），項部（うなじ）まで防御することができる．後頭部にひさしのついたランニングキャップも市販されている．陸上競技や水泳など皮膚の露出面積が広いユニフォームを着用する競技もあるが，機能的に許される範囲で可能な限り露出面積の狭いユニフォームを選択する．屋外プールでの競技でもプールサイドにテントを張る．プールサイドでは長袖シャツや長いパンツを着用するなど積極的なサンプロテクションを行うことが望まれる．

布の紫外線防御効果は紫外線透過率と紫外線反射率により決定される．メッシュよりも編み目の細かく詰んだもの，厚めの生地，平織よりも綾織の布は紫外線透過率が低く紫外線反射率が高い．ポリエステルはUVBを吸収するため防御効果が高い．綿はUVA・UVBともに透過するが，織りと厚さによっては紫外線全域の防御能を高めることができる．また，綿には吸水性があるため，熱中症対策に優れている．白よりも少しでも色のついている布ほど紫外線を吸収して紫外線透過率が低くなる．しかし，黒色布は可視光線や赤外線を吸収して熱がこもりやすくなるため，熱中症を起こす恐れが高くなる．

紫外線カット生地で作られている衣類や日傘も市販されているが，紫外線カット加工よりも繊維素材，織と染色濃度による効果のほうが高い．SPF（後述）と同様にUVBに対する防御効果を表したUPF (ultraviolet protection factor)の表示があれば，日常生活では15程度でよいが，屋外でのスポーツ時にはそれより大きい数値の製品を使用する．また，紫外線カット洗剤を用いて繰り返し洗濯することにより，衣類の紫外線防御効果を高めることができる．

黒色は熱を吸収し，織り目・編み目のしっかりした衣類は通気性が劣るため，暑い季節には熱中症にも配慮しなければならない．高温多湿の真夏のスポーツ時には紫外線防御効果が高く，通気性・吸湿性に優れた綿ポリエステル混紡，淡色で薄手の衣類が勧められる．休憩時間には少し厚手で綾織りの白か淡色の綿の衣類でも良い．傘や帽子を使用する場合は，表地は白や淡色にして太陽光を反射させ熱がこもらないようにする．傘や帽子のつばの裏を濃い色や黒とすれば，顔への散乱紫外線量を減らすことができる．一方，風が吹き熱がこもる心配がなく，むしろ熱を奪われるような場所で，紫外線の反射が強い海上や雪面では濃い色や黒色の衣類が適している．シチュエーションに合わせた衣類の選択が重要である．

スキンタイプⅡやⅢの人では，日射しの弱い季節や時間から軽微な日焼けを繰り返して少しずつサンタンを獲得して紫外線防御に役立てる方法も考えられるが，メラニン色素による紫外線防御効果（SPF）は2～4程度であり[12]，褐色の皮膚色から

期待されるほどは高くない.また,ファンデーションのSPFも3～4程度であり,衣類によって隠せない部分にはサンスクリーン剤の使用が有効である.

7.帽子やサングラスによる目の防御[7)13)]

強い紫外線を浴びると角膜炎(雪目)を起こしたり,長期的には白内障や翼状片などの眼症状が生じるため,帽子やサングラス・紫外線カットコンタクトレンズの着用が有効である.サングラスは濃い色のレンズではなく紫外線カット(紫外線透過率が低い)レンズを使用すること,ある程度の大きさのレンズを持つサングラスや隙間がなく顔に合ったカーブ形状でサイドプロテクター付きのスポーツサングラスを使用することが勧められる.

8.日焼け止め(サンスクリーン剤)の使い方[7)]

高温多湿の日本では熱中症の危険が高く,また競技に支障が出ることから,広範囲の皮膚を覆う衣類を着用するサンプロテクションには限界がある.さらに,屋外で行うスポーツでは日陰を利用できないことも多い.熱中症を予防しながら紫外線防御を効果的に行うためにサンスクリーン剤を使用する.

サンスクリーン剤の成分は紫外線吸収剤(有機系素材)と紫外線散乱剤(無機系素材)に分類される[14)].紫外線吸収剤は塗った後に白くなりにくく使用性に優れる.UVBを効率的に吸収する素材やUVAを効率よく吸収する素材がある.紫外線散乱剤は酸化チタンや酸化亜鉛などが主体であるため,塗った後に白くなりやすく使用性は劣るが,UVB・UVA領域および可視光線まで広くブロックできる.各々の製品の用途に合わせて,サンスクリーン剤には吸収剤と散乱剤がそれぞれの特徴を生かして,単独あるいは組み合わされ配合されている.

紫外線吸収剤はかぶれ(接触皮膚炎や光接触皮膚炎)を起こすことがあり注意が必要である(図V-14).こどもや皮膚疾患を持つ人・肌荒れしやすい人には,無香料・無着色で,より安全な紫外線散乱剤のみの製品が良い.紫外線散乱剤のみの製品には「吸収剤無配合(フリー)」あるいは「ノンケミカル」と表示されている.

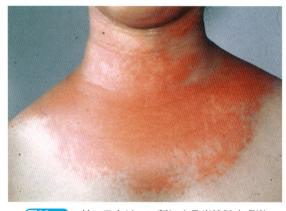

図V-14 サンスクリーン剤による光接触皮膚炎
サンスクリーン剤を外用して紫外線を浴びることにより,紫外線吸収剤が光化学変化を起こして感作され発症する.

UVBおよびUVAに対するサンスクリーン剤の防御効果は,それぞれSPF(sun protection factor)とPA(protection grade of UV-A)で表示される.SPFは太陽光に近似したランプを用いて,サンスクリーン剤を塗った場合に,塗らない場合と比べて何倍の紫外線量を当てると翌日にかすかに赤くなるか(サンバーンを起こすか)を示す値である.PAはUVA照射2～4時間後に表皮に既存のメラニン色素が酸化されて黒くなることにより生じる皮膚の黒化(即時黒化)を指標として,SPFと同じようにサンスクリーン剤塗布部と無塗布部の比を計算した値である.屋外での短時間のスポーツではSPF 15～30,PA ++～+++,炎天下あるいは長時間のスポーツ,マリンスポーツや春スキーなどではSPF 30～50+,PA ++～++++の製品を選択する(図V-15)[15)].スキンタイプIや光線過敏症を持つ人は,防御効果のより高い製品を使用する.

SPFやPAはサンスクリーン剤を規定量(1 cm^{2}あたり2 mgあるいは2 μl)塗布した場合の防御効果である.大人の顔ではクリームであれば真珠玉(パチンコ玉)1個分,液状のものでは1円玉1個分くらいの量をまんべんなくムラのないよう丁寧にのばして塗った後に,もう1度同じ量を重ね塗りすることが必要である.塗る際には手掌に取った量を顔の数か所に置いてからのばすと塗り忘れや塗りムラを防ぐことができる.

3.紫外線による皮膚傷害とサンプロテクション

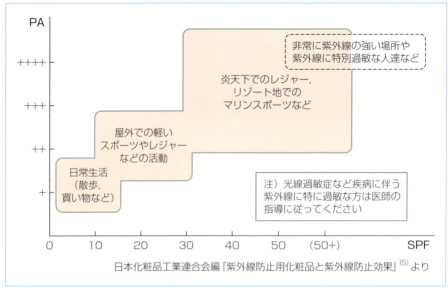

図V-15 生活シーンに合わせた紫外線防止用化粧品の選び方
(http://www.jcia.org/n/pub/use/c/03-2/)

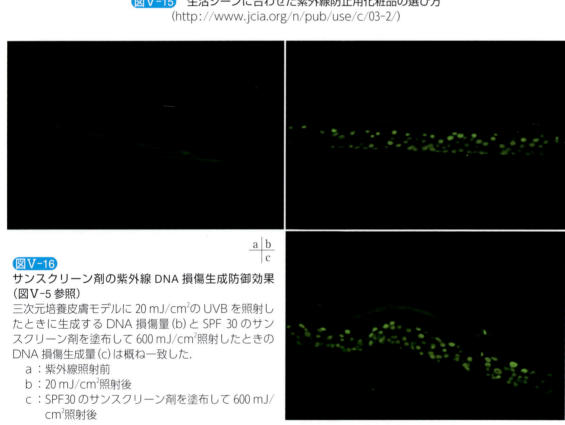

図V-16
サンスクリーン剤の紫外線DNA損傷生成防御効果
（図V-5参照）
三次元培養皮膚モデルに20 mJ/cm²のUVBを照射したときに生成するDNA損傷量(b)とSPF 30のサンスクリーン剤を塗布して600 mJ/cm²照射したときのDNA損傷生成量(c)は概ね一致した．
　a：紫外線照射前
　b：20 mJ/cm²照射後
　c：SPF30のサンスクリーン剤を塗布して600 mJ/cm²照射後

　紫外線吸収剤が配合されたサンスクリーン剤は，紫外線を吸収すると効果が減弱する．また，手や衣類が皮膚に触れたりハンカチやタオルで拭いたり，汗や水で濡れると，サンスクリーン剤は皮膚から脱落するため規定量が維持できなくなる．このため，サンスクリーン剤は2～3時間ごとに塗り直すことが必要である．特に発汗時や水泳後にはすぐに塗り直す．水泳やスポーツ時には耐水性（water proof）のものを使用すると良い．無香料・無着色・耐水性の製品であれば，プールの水

をほとんど汚染しないことが確認されている[16].
耐水性の製品は通常の洗顔料では落ちないため,専用クレンジングで洗浄する.

　サンスクリーン剤は屋外に出る15〜30分前に汗などで濡れていない皮膚に塗る．顔では額・鼻背部・頬骨部・口唇，肩や上背部など上を向いていて紫外線によくあたる部分に特に注意して塗る．耳介，頸部，項部，胸部，手背など塗り忘れやすい部分や，ユニフォームや水着によって露出する部位（肩，上肢，下肢，足など）にも塗り忘れないようにする．

　一般に，SPFやPAの低いサンスクリーン剤ほど製品中の成分量が少なく安全である．また，塗った後に白くなりにくく，のびがよく，べとつきにくいため，規定量をムラなく塗りやすくなる．いたずらにSPFやPAの高い製品を使用するのではなく，必要性，使用性，安全性などをよく考え，その時々のシチュエーションに応じた適切な製品を選択する．

　サンスクリーン剤は紫外線によるDNA損傷の生成量を減らすことができるため（図V-16），サンスクリーン剤の使用により将来の皮膚癌発症も予防できることが期待される．サンバーンのみならず，ほくろ，しみ・しわ・皮膚癌といった光老化を予防することを意識してサンスクリーン剤を使用することが重要である．

〈小林信彦，森　俊雄〉

文　献

1) 佐々木政子：太陽紫外線を防御する布と衣服．森田明理ほか編．皮膚科サブスペシャリティーシリーズ1冊でわかる光皮膚科学 皮膚科医に必須のPhotodermatology, 91-95, 文光堂, 2008.
2) Kobayashi N, Katsumi S, Imoto K, et al：Quantitation and visualization of ultraviolet-induced DNA damage using specific antibodies：Application to pigment cell biology. Pigment Cell Res. 14：94-102, 2001.
3) Mori T, Nakane M, Hattori T, et al：Simultaneous establishment of monoclonal antibodies specific for either cyclobutane pyrimidine dimer or (6-4) photoproduct from the same mouse immunized with ultraviolet-irradiated DNA. Photochem Photobiol. 54：225-232, 1991.
4) 清水　宏：光線性皮膚疾患. 213-221, あたらしい皮膚科学. 第2版, 中山書店, 2011.
5) 小林信彦：紫外線による色素沈着. 玉置邦彦ほか編. 最新皮膚科学大系　第8巻, 91-97, 中山書店, 2002.
6) 上出良一：太陽紫外線による皮膚傷害—サンバーンの治療—. 日皮会誌. 124：1115-1119, 2014.
7) 環境省：紫外線環境保健マニュアル2008, 2008. http://www.env.go.jp/chemi/uv/uv_manual.html
8) 川田　暁：スキンタイプ. 森田明理ほか編. 皮膚科サブスペシャリティーシリーズ1冊でわかる光皮膚科学 皮膚科医に必須のPhotodermatology. 31-33, 文光堂, 2008.
9) 上出良一：日焼けサロンの功罪. 森田明理ほか編. 皮膚科サブスペシャリティーシリーズ1冊でわかる光皮膚科学 皮膚科医に必須のPhotodermatology. 27-28, 文光堂, 2008.
10) 佐々木政子：絵とデータで読む太陽紫外線—太陽と賢く仲良くつきあう法—, 国立環境研究所地球環境研究センター, 2006. http://www.cger.nies.go.jp/publications/report/m018/all_M018.pdf
11) Kullavanijaya P, Lim HW：Photoprotection. J Am Acad Dermatol. 52：937-958, 2005.
12) Kobayashi N, Nakagawa A, Muramatsu T, et al：Supranuclear melanin caps reduce ultraviolet induced DNA photoproducts in human epidermis. J Invest Dermatol. 110：806-810, 1998.
13) 大平明弘：サングラス. 森田明理ほか編. 皮膚科サブスペシャリティーシリーズ1冊でわかる光皮膚科学 皮膚科医に必須のPhotodermatology. 96-98, 文光堂, 2008.
14) 川田　暁：サンスクリーン. 森田明理ほか編. 皮膚科サブスペシャリティーシリーズ1冊でわかる光皮膚科学 皮膚科医に必須のPhotodermatology. 83-87, 文光堂, 2008.
15) 日本化粧品工業連合会紫外線専門部会：紫外線防止用化粧品と紫外線防止効果—SPFとPA表示—2012年改訂版, 2012.
16) 西井貴美子, 山田秀和, 笹川征雄ほか：水泳プール授業時のサンスクリーン剤使用がプールの水質におよぼす影響について. 日皮会誌. 119：3037-3044, 2009.

こどものスポーツ外来 —親もナットク！このケア・この説明—

多面的に診るこどものスポーツ傷害

4 歯・噛み合わせとスポーツおよびスポーツ傷害

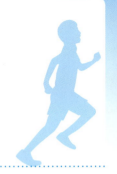

保護者および指導者に対する説明のポイント　　POINT

- ☑ 学校でのスポーツ外傷で前歯を失うこどもが多いです．
- ☑ 歯や口のスポーツ外傷はマウスガードで予防可能なことが多いです．
- ☑ 歯や噛み合わせはスポーツパフォーマンスにも影響する可能性があります．

障害見舞金にみる歯の外傷の状況

こどもの歯や口の外傷発生状況を知るには，学校で発生した傷害に対して給付を実施している独立行政法人日本スポーツ振興センターのデータを利用するのが良い．学校の管理下における児童・生徒などの災害（負傷・疾病，障害，死亡）に対して災害共済給付（医療費，障害見舞金，死亡見舞金の支給）を行っており，統計データとしては最も信頼できる．学校の管理下で発生する災害の中で，平成23年度の障害見舞金給付率に占める「歯の障害」，すなわち3歯以上の歯に補綴（入れ歯やブリッジなどによる修復処置）をする14級（前歯の場合には2歯の欠損から適用）は，24.41％と最も高い数値を示していたが，平成25年度の歯の障害については19.0％となり，視力・眼球障害（25.0％）および外貌・露出部分の醜状障害（23.4％）に次ぐ高い値となった．歯の外傷は，身体の発育状態に従って件数が増加し，高等学校では件数が多くなっているのが特徴である[1]．

障害見舞金の給付件数は，図V-17 に示すとおり，全体の傾向としても減少傾向にあるといわれている．また，学校管理下における歯の障害の傾向についても，図V-18 に示すとおり，近年，減少傾向になってきたといわれているが，歯牙障害にかかわる障害見舞金の給付状況は障害全体の概ね20～25％という状況が続いている．また，歯の外傷は圧倒的に上の前歯に集中していることか

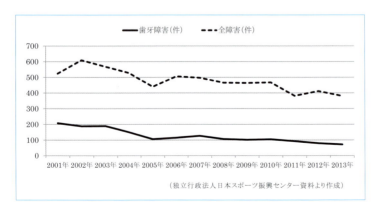

図V-17
障害見舞金の支払いと外傷件数

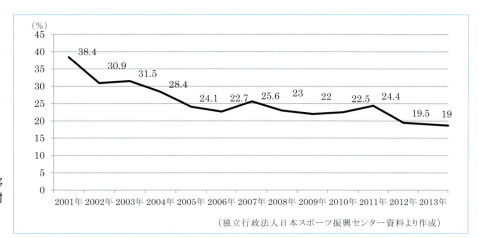

図Ⅴ-18 歯牙障害の推移（％，全障害に対する率）

（独立行政法人日本スポーツ振興センター資料より作成）

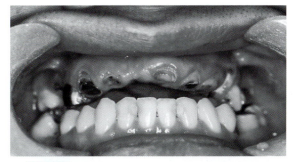

図Ⅴ-19 スポーツ外傷による前歯の喪失と破折

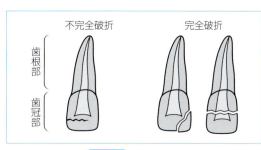

図Ⅴ-20 歯冠破折

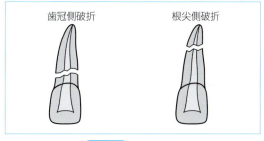

図Ⅴ-21 歯根破折

ら，高校生までのこどもたちが早期に前歯を失うことによる，摂食機能，発音機能などの障害や，審美性の低下などによって心身が受ける影響は計り知れない[2]（図Ⅴ-19）．

歯・口のスポーツ外傷と対応

1．歯・口の外傷の種類と対応

1）歯冠破折

歯冠破折は図Ⅴ-20に示すように，口の中に出ている歯（歯冠）が，外傷によって亀裂が入ったり欠けたりした状況をいう．亀裂は歯の表面の一層を接着性の修復材で補てんして修復する．欠けた場合に，歯髄，俗にいう「歯の神経」が露出しているようであれば，早急に歯科医院で処置することが必要である．

2）歯根破折（図Ⅴ-21）

歯根，俗にいう「歯の根」が折れた場合，外見的にはわからないことも多く，歯根部に相当する歯肉が腫れてきたり，膿が出てきたりして気付くことも多い．長期に観察しながら対応することも

あるが，歯冠部に近いところでの破折では折れた歯を保存するのが困難な場合もある．

3）脱　臼（図Ⅴ-22）

歯がすぽっと抜けて脱落した場合には，適切な処置により再植が可能になるので，慌てずに対応することが望まれる．脱臼した歯は可能な限り早く（30分以内），抜けた場所に戻すことが必要である．しかし，時間の経つのは早いので，見つけ次第，保健室に「歯の保存液」を準備していれば，保存液に直ちに入れるか，あるいは家などでは「冷たい牛乳」に入れるのが良い．こうすると，6時間くらいは余裕ができる．歯を再植するには歯根に

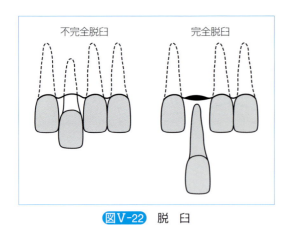

図Ⅴ-22 脱　臼

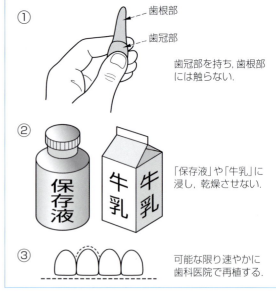

図Ⅴ-23 ▶ 脱落した歯の応急手当

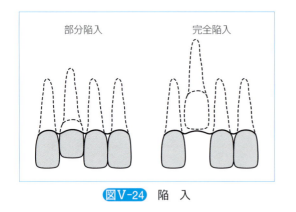

図Ⅴ-24 陥　入

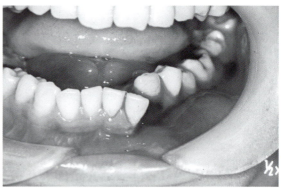

図Ⅴ-25 下顎骨の骨折

付着している歯根膜と呼ばれる組織が大切である．したがって，歯に触れるときは歯冠を持つようにする．文部科学省学校歯科保健参考資料[3]には図Ⅴ-23のように示されている．その後，歯科医院で処置をする．

4）陥　入（図Ⅴ-24）

陥入とは外圧によって，歯が歯肉の中に入ってしまう状況であり，重篤な場合もあるので歯科医院での対応が必要である．歯自体は放置しても，また萌出してくることが多いので，歯科医院での経過観察で良いこともある．

5）顎骨骨折（図Ⅴ-25）

顎の骨が折れた場合には，歯列の乱れが出現するとともに，痛みも激しく，口を閉じることもできないことが多い．このような場合には救急対応が必要である．

6）口唇・歯肉・舌の外傷

軟組織の外傷では，口唇の外傷が多いが，放置すると硬結を起こして醜形を残す可能性もあるので歯科医師の診察を受けるのが望ましい．

2．スポーツ外傷の予防とマウスガード

マウスガードは「スポーツによって生ずる歯やその周囲の組織の外傷を予防したり，ダメージを軽くしたりする目的で，主に上の歯に装着する軟性樹脂でできた弾力性のある安全具」を意味する．マウスガードの源は1892年頃に始まったという英国のボクシング選手である[4]．現在，外傷予防に使用する装置にはマウスガードという言葉が一般的に使用されている．しかし，ボクシングは，その発祥のスポーツであり歴史的にマウスピース

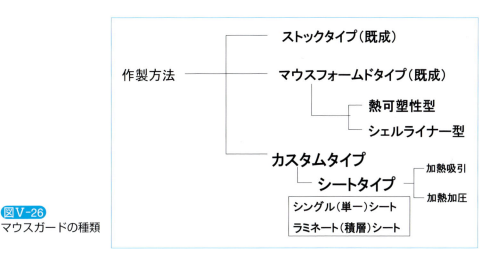

図Ⅴ-26 マウスガードの種類

と呼称されていたので，現在でもボクシングではマウスピースと呼んでいる．

1）マウスガードの種類

マウスガードは，その作製方法から①ストックタイプ，②マウスフォームドタイプ，そして③カスタムタイプの3種類に分類している．この中で，我が国で普及しているのは，マウスフォームドタイプとカスタムタイプである（図Ⅴ-26）．

(1) マウスフォームドタイプ：マウスフォームドタイプには作製方法の違いによって2種類がある．熱可塑性型は，熱湯に浸して軟化した後に，冷水で手早く表面を冷やし，そのまま口の中で直接歯に圧接して作製するタイプである．他方のシェルライナー型は，熱可塑性型のように一度外側のシェルを口腔内に合わせた後に，そのシェルの中に軟性樹脂を流し込み，再度，口腔内で圧接するタイプである．ただし，作製は初心者では難しく，また違和感も強いので，歯科医師などの指導を受けるのが良い．

(2) カスタムタイプ：カスタムタイプは，歯科医師が歯列全体の型を採って作製した石膏模型を使用し，その模型に加熱したマウスガードシートを形成器によって吸引圧接あるいは加圧圧接するものである．適合が良く，違和感が少なく，呼吸の問題もなく，発音障害なども少ない．マウスガードは適切に調整されていることが必要であり，不適切なマウスガードは外傷予防効果も低くなり，顎関節や口腔粘膜などへの為害性も考えられる．カスタムタイプのマウスガードは噛み合わせの関係などで1枚のシート（シングルシート）では安全が確保できないような場合にも，シートを積層するラミネート法によって適切な形態を付与することが可能である（図Ⅴ-27）．

2）マウスガードの装着と注意

マウスガードは口腔内に装着する装置であるので，違和感を完全に取り去ることが難しい．マウスガードを装着するには，事前の保健指導が極めて重要である．

(1) 取り扱いについて：マウスガードは熱によって変形するので，夏季の自動車のダッシュボードのような高熱環境は避けるように指導する．また，使用後はきれいに清掃して，ケースに保存する．

(2) 調整について：マウスガードは装着後に調整が必要である．装着後の1か月以内，3か月，6か月そして1年と定期的に調整し，また変形や破損のないことを確かめなければならない．

(3) 装着にあたっての指導：装着する前に，次のようなことを理解しておく必要がある．

①スポーツにより歯や口腔に外傷を受ける機会があり，場合によっては歯の喪失や顎骨の骨折，あるいは軟組織の障害をもたらす可能性が常に存在すること．

②マウスガードを装着することで，その危険性を低下させることができること．

③マウスガードの装着により，嘔吐感，発音障害の発生することがあること．

④発音障害は，サ行，タ行，ラ行などで発生す

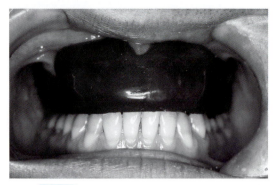

図Ⅴ-27　カスタムタイプのマウスガード

るが，ある程度は調整できること．

⑤これらの違和感は，使用する中で徐々に改善されること．

⑥むし歯や歯周病は装着前に治療を完了しておくこと．

⑦定期的（1年に2回程度）にチェックを受けること．

⑧使用頻度，発育途上にある年齢かどうかなどの要因で作り替える期間が異なること．

3）マウスガードの効果

日本スポーツ歯科医学会による疫学調査の結果によれば[5]，カスタムタイプのマウスガードによる歯および口唇・口腔粘膜等に対する外傷予防効果はオッズ比で0.941（95％信頼区間：0.895-0.989）（$p<0.05$）となり，口腔外傷の予防効果は示されている．また，国際歯科連盟もマウスガード未装着の場合には口腔外傷リスクが1.6～1.9倍高くなるとしている[6]．

3．噛み合わせとスポーツ

相撲の世界では「奥歯の三枚目で噛め」という伝承があるという．プロ・アマを問わずトップアスリートでも咬合挙上装置や顎位安定化を目的とした装置などを使用し，その効果に関する記事が掲載されていることは珍しくない．一般社会においても「重い物を持つときは食い縛っている」といわれてきた．スポーツパフォーマンスは心技体の総力であるが，噛み合わせはどのような影響があるのかを総論的に検証したい．噛み合せは上下の歯の接触によって生じてくるが，その接触により生ずる接触面積，接触してから噛み締める咬合力，さらには接触したときの左右前後の噛み合わせにより生ずる重心位置などの要素がある．これまでの疫学研究において，小学生では例えば，懸垂腕屈伸のような筋力発現に奥歯の噛み締め力が関与していることが示唆される一方で，遠投では関与性が低いことも示唆されており，スポーツ競技特性によって咬合の関与は変化すると考えられる．また，人によってスポーツ時に噛み締める習慣を有する者と有しない者がおり，その違いによっても発揮される能力に違いがあるとの指摘がある．噛み締めと筋力の関係については，等尺性筋収縮活動や肩関節内転運動に効果が認められ，アームレスリングなどでの優位性が指摘されている．また，ヒラメ筋と前脛骨筋との運動生理学的研究からは，噛み締めにより非相反性促通効果が認められ，基本的には関節の固定効果が増加すると考えられ，関節固定の必要な場面においての優位性が指摘されている．また，咬合接触面積については身体重心動揺との関連性が指摘され，静止状態の必要な場面においては咬合接触面積の増加と顎位の安定の優位性が指摘されている．

（安井利一）

文　献

1) 独立行政法人日本スポーツ振興センター：学校の管理下の死亡・障害事例と事故防止の留意点（平成24年度版），東京，2013．
2) 独立行政法人日本スポーツ振興センター：学校の管理下における歯・口のけが防止必携，東京，2008．
3) 文部科学省：「生きる力」をはぐくむ学校での歯・口の健康づくり．46，（社）日本学校歯科医会，東京，2011．
4) Reed Jr. RV：Origin and early history of the dental mouthpiece. Brit Dent J. 176：478-480, 1994.
5) Maeda Y, Yasui T, Tanaka Y, et al：Is mouthguard effective for preventing traumatic injuries during sports events?：A strategic protocol formulated by the Japanese Academy of Sports Dentistry（JASD）to accumulate scientific evidence. Int J Sports Dentistry. 6：7-11, 2013.
6) FDI POLICY STATEMENT：Sports Mouthguards, Adopted by the FDI General Assembly：26th Stockholm, Sweden, 2008.

V 多面的に診るこどものスポーツ傷害

5 靴によるスポーツ傷害を防ぐには

1）靴の指導

保護者および指導者に対する説明のポイント POINT

- ☑ 身体の成長に合わせて足も成長するため，適正サイズが変化します．
- ☑ 競技特性に合わせて，靴を選ぶ必要があります．
- ☑ 骨が成長過程の間は，パフォーマンスを優先した靴の選び方をすると，身体への負荷が過度になり傷害の原因となるため，パフォーマンスと成長とのバランスを常に心がける必要があります．
- ☑ 靴の使用方法はパフォーマンスに影響し，時として傷害の原因となります．

はじめに

　幼少期から特定の種目に専門を特化してスポーツに取り組むこども達をよく目にする．2020年には東京でオリンピックが開催されるが，複数の都道府県でジュニアタレント発掘・育成事業が行われ，将来のプロ選手やオリンピックを目指し，学業だけでなくスポーツにおいても英才教育が全国各地で行われ，運動をしないこどもとのいわゆる「二極化」が注目されるようになって久しい．こうした現状の中，小学校低学年のうちからスパイクシューズを履いて試合に出場する選手を見かけることがある．保護者が履かせている例もあるが，指導者にスパイクシューズを購入するよう指導され，自分のこどもにはまだ早いのではと思いながら購入する例もあるようである．個々の身体に合った靴，各スポーツ種目に適した靴を選ぶことは，身体の成長を妨げず，パフォーマンスの向上に寄与し，楽しくスポーツに取り組むために非常に重要な要素である．成長期のジュニアスポーツ選手が考慮しなければならない，靴に関する要点は以下の通りである．

(1) 身体の成長に合わせて足も成長するので，適正サイズが変化する．
(2) 競技特性に合わせて，靴を選ぶ必要がある．
(3) 骨が成長過程の間は，パフォーマンスを優先した靴の選び方をすると，身体への負荷が過度になり傷害の原因となるので，パフォーマンスと成長とのバランスを常に心がける必要がある．
(4) 靴の使用方法はパフォーマンスに影響する．

　このポイントは選手本人だけでなく，保護者，指導者も念頭に置かなければならない．よく，こどもは大人のミニチュアではないといわれるが，本稿では上記の点についてスポーツの競技特性も踏まえ，順を追って述べていきたい．

靴のサイズの合わせ方

　靴を選ぶポイントは，スポーツメーカーやシューズメーカーのウェブサイトや広告など様々なソースで目にするが，日本学校保健会の「足の健康と靴のしおり」には以下のように記されている（図V-28）[1]．

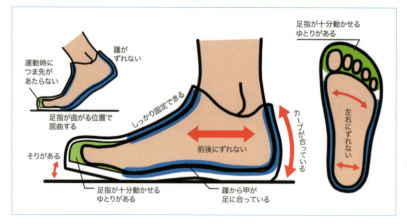

図V-28
(日本学校保健会の「足の健康と靴のしおり」より引用)

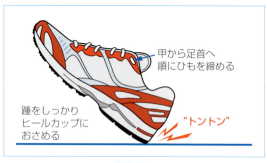

図V-29

＜靴を選ぶときは…＞
1．靴の長さが足の長さに合っている（靴先に余裕があり，運動時につま先が靴の先端にあたらない）．
2．靴の幅が足の幅に合っている（踵から甲が足に合い，運動時に前後左右に足がずれない）．
3．靴先部分に足指が十分に動かせるゆとりがある．
4．圧迫感や不快感がない．
5．足指が曲がる位置で屈曲する．
6．つま先に少しそりがある．
7．足がしっかり固定でき，踵がずれたり前に足が移動しない（ひもで締めるものや面ファスナーでとめるタイプが望ましい）．
8．通気性がよく，汚れたら洗える素材である．
9．着地時の衝撃から足を保護する機能をもっている．
10．靴底がすべりにくい（靴底のストップ性能が高い）．

一方，日本工業規格「靴のサイズ JIS S 5037：1998」で靴のサイズを規定する際，足のサイズは「足長」「足囲」「足幅」という3つの点から定義されている[2]．

足　長：「平らで水平なところに直立し，両足を平行に開いて平均に体重をかけた姿勢のときの，かかとの後端［踵点］から最も長い足指の先端までの距離」

足　囲：「足長の測定と同じ姿勢の足の踏みつけ部の第1指の付け根［けい（脛）側中足点］と第5指の付け根［ひ（腓）側中足点］を取り巻く長さ」

足　幅：「足長の測定をするときと同じ姿勢の足の踏みつけ部の第1指と第5指の各々の付け根に接する垂線間の水平距離」

ここで，先に示した靴を選ぶときのポイントを足のサイズという点に照らし合わせてみる．

1．靴の長さが足の長さに合っている

これは足長によって決まる．靴を選ぶ際，一般的には足長を基準に考える．当たり前のようであるが，ジュニア選手の場合は身体の成長に比例して足長も大きくなることを常に念頭に置いて，買い替えの際には常にサイズが前回と同じで良いか注意するべきである．一般的に身長と足長は比例するといわれる．本邦の児童10,155名の足計測値によると，男女とも成長が終了するまでに足長は1～1.5 cm/年の割合で大きくなる[1]．したがって靴の購入から半年も経てば，靴のサイズが正しいかどうか気をつけたほうが良い．足長に合った靴を選ぶ手順を示す．まず椅子に座って靴に足を入れる．踵を床に付けて足先を上げ，踵が靴のヒー

ルカップ(図V-30-c 部分)にしっかりおさまるまで何度か踵で床をたたいて押しつける(図V-29). その後, 立位姿勢を取り, 両脚で立った状態でシューズの先端をアッパー部分から押してみて, (図V-28, 図V-30-a 部分). 指1本分程度の余裕があり, 足趾を動かすことができるのが良いサイズである. この指先1本分程度の余裕を「捨て寸」と呼ぶ. 先に示した靴を選ぶときのポイント3.「靴先部分に足指が十分に動かせるゆとりがある」にあたる. ジョギングや通常のスポーツ時の使用であれば, このくらいの余裕が適切であるが, 陸上でいえば短距離やスピードランナー, またサッカーやラグビー, テニス, バスケットなど切り返し動作の多い競技では, 靴内での遊びを嫌い, ややタイトフィット(指1/2本分くらいの余裕)な靴を好む選手もいるようである. パフォーマンスを優先する場合にはこの考え方も悪くないが, 足趾把持力(足趾で地面をしっかる捉える)を発揮できる程度の余裕を作るほうが, パフォーマンスという点でも適切であると思われる. よく「靴を履いたときに, 踵とヒールカップの間に指1本分入るくらい」という大きさの選び方は適切ではないので注意したほうが良い.

2. 靴の幅が足の幅に合っている

これは足幅(=ワイズ)と足囲によって決まる. この位置は前足部MTP関節(母趾～第5趾の付け根部分)(図V-30-b 部分)にあたる. 靴に足を入れて圧迫されていなければOKであるが, 余裕がありすぎるのも良くない. 最近の靴は足囲が選べる(日本工業規格「靴のサイズ JIS S 5037：1998」でA～G, ただしEのみE～EEEE, 一般に販売されている普通の横幅は2E)が, アッパーが布の場合は靴を使用しているうちに徐々に広がる. したがって, 足長と異なり, 幅はちょうどフィットする大きさが良いと思われる. 早川らは日本人中学生2,400足の足長と足囲の分布を調査したところ, JIS規格で最多の足囲サイズは男女ともDであることを示しており, 市場に出回っている靴の標準幅がEEであるとすれば, ジュニアの足はやや細身である可能性がある[3].

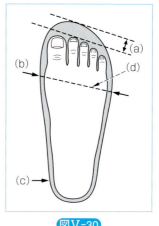

図V-30

足幅・足囲を確認する際には「靴ひも」にも注意をする必要がある. 靴を履くときには必ず靴ひもを足先のほうまで一度全部緩めてから, イスに座ってシューズを履き, 足先から順にひもを締めるのが良い. ほとんどの靴はメーカーから出荷するときからひもが通してある. 最初からひもが通してあると便利なように思えるが, ひもを足先の方まで十分緩めずに試し履きをすると, どうしてもきつく感じてしまい, 幅広のシューズを選びやすく適正サイズを選択できない. 購入後に改めて靴ひもを全部緩めて先から順に締め直すと, 少し余裕ができてしまう. さらに靴は長期間使用するとアッパー(シューズの布の部分)が少しずつ伸びるので, 一層緩くなる. 適性サイズより大きなシューズを履くということは靴の中で足の遊びが大きくなり, 極端にいえばスリッパを履いてスポーツをするのと同じである. 林らは足囲サイズが適合サイズよりも大きいほど, 蹴り出し時の床反力ピーク値が小さくなり荷重点移動軌跡のなす面積が大きくなる, すなわち蹴り出す力をロスしていることを示した[4]. したがって, 靴を選ぶ際には面倒でも一度靴ひもを全部緩めて, シューズを履いてから締め直すようにすることを推奨したい. そして靴を選ぶ際だけでなく, 日常の使用においても毎回ひもを緩め, 履く度に締めるのがよい.

足囲との適合性に影響を与える因子として一般にいわれるのは「時間帯」である. 靴を購入する

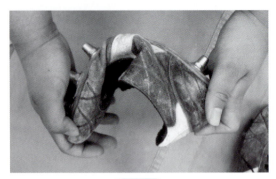

図V-31

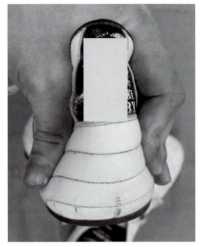

図V-32

時間帯は一般に夕方が良いといわれている．これは日常生活動作で長時間の立位姿勢を取ることにより，夕方のほうが足の容積が大きくなるからといわれていることによる．ただし自験例では健常大学生の長時間歩行後の足長，足部容積は歩行前後で有意差は認めなかった[5]．これは立位姿勢と比較して歩行動作では容積増加の要因と考えられる浮腫の出現が軽度であることに起因していると考えられた．ジュニア選手の年齢，身体活動量と皮下組織の弾性を考慮すると，靴の購入時間帯はあまり気にしなくても良いと考えられる．もうひとつ足囲に影響を与える因子は「ソックス」である．ソックスの生地には様々な厚さと種類があるので，実際の練習や競技に使用するソックスを履いた状態で靴を合わせるのが良い．素足で競技を行うのであれば，素足で靴を選ぶ必要がある．5本趾ソックスを履く人は，サイズを合わせる際にも5本趾ソックスで行う必要がある．ソックスの布は1枚だと薄くても，それが足趾5本分だと足趾部分では布8枚分の幅が加わるので，無視できない幅になる．

足長，足囲，足幅に合った靴を選ぶと，先に記した靴を選ぶポイント4.「圧迫感や不快感がない」，7.「足がしっかり固定でき，踵がずれたり前に足が移動しない」，も満たすことができる．このポイントは単に立位で合わせるだけでなく，実際に靴を履いた状態で歩行，軽いランニングや切り返し動作まで行い確認したほうがよい．歩行時にヒールカップ（図V-30-c部分）で踵が上下にぶれるようであれば，靴のヒールカップ（踵部分）と踵

の適合性が悪いといえる．

これらの他に足の大きさに関する因子として，左右差が挙げられる．左右差については，日本学校保健会の「足の健康と靴のしおり」によると，1mm未満の左右差は足長で30.8％，足囲で23.7％しかなく，逆に5mm以上の左右差があるのは足長で6％，足囲では13.6％も存在しており，左右の足の大きさが違うこどもが多いことに注意すべきである[1]．したがって，靴を選ぶ際には必ず両方の足でサイズを合わせる必要がある．左右の大きさが違う場合には，大きいほうの足に合ったサイズのシューズを選び，小さい足のほうには中敷きを入れて対応するのがよい．

足の大きさ以外の要素として，ソールの屈曲ラインが挙げられる．これは先のポイント5.「足指が曲がる位置で屈曲する」にあたる．両手でシューズの先端と踵部分を持ち，靴底を折りたたむように曲げて確認する．このとき，図V-30-dのライン「母趾，第5趾の付け根分を結んだ線」で曲がるのが良いシューズである．それ以外の部分で曲がるのは良くないシューズで，足に疲労が蓄積しやすく，故障の原因にもなる（図V-31）．またヒールカップの部分を指で挟んで簡単に潰れるような靴も，着地時の踵部のオーバープロネーション（過回内）を誘発するので避けたほうが良い（図V-32）．

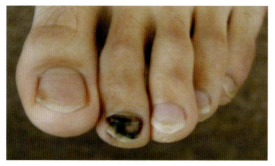

図V-33

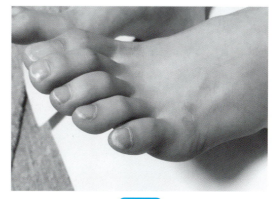

図V-34

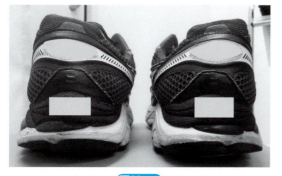

図V-35
ヒールカップ部分が外側へ変形.

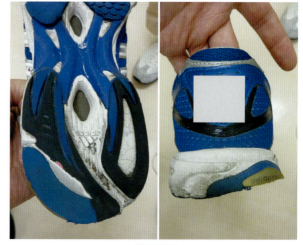

図V-36

靴のサイズ不適合によって起きていると考えられる足部のスポーツ傷害

サイズが合っていない靴を使用していると，足部に次のような変化が出てくるので注意が必要である．①爪の色が紫色に変わり爪下出血がみられる（図V-33），②足趾が曲がった状態（槌趾）になっている（図V-34），③足趾背側（上側）にべんち（タコ）ができている．これら3点は靴のサイズが小さいことを示すサインである．②の槌趾は，靴の長さが逆に適正サイズよりも大きくて，足が靴の中で前後に移動するときにも生じる変化であるので，必ずしも靴が小さいとは限らず，注意が必要である．

靴の履き方

踵を踏んで歩くのは絶対に止めるべきである．ヒールカップが潰れ着地時の踵部のオーバープロネーション（過回内）を防げない．ヒールカップ部分を踏み潰していなくても，長期間使用していると踵部回内反復によりヒールカップの変形が生じてくるので，ヒールカップが変形しているようであれば靴を買い換えたほうが良い（図V-35）．また靴ひもを結んだまま靴を脱ぎ履きする人もよくみかけるが，これは靴を傷めるだけでなく靴の中で足が遊びやすくなり，切り返し動作を行うときに靴の中で足首を捻ってしまい，捻挫の原因にもなる．面倒くさくても一回一回，脱ぐときにはひもを緩め，履いた後はしっかり靴ひもを締めたほうがよい．靴の耐久性については，ジョギング

5. 靴によるスポーツ傷害を防ぐには　1）靴の指導

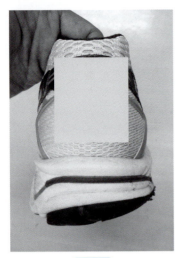

図V-37

シューズであればメーカーは500 kmを目安にすることを勧めているが，実際には1,000 km程度は保つようである．靴底の摩耗とアッパーの傷み具合から総合的に判断する．どちらか一方が傷んだら買い換えの時期と考えたほうが良い．ソールが片減りすると着地時のアライメントに影響するので，片減りするまでに買い換えるのが傷害を防ぐポイントである（図V-36）．我々の調査では，足関節捻挫を繰り返すラグビー選手はソール外側の摩耗が著しい傾向を示していた[6]．また靴底の表面が摩耗していなくても，長期間使用すると一体成形型のソールはポリウレタンの「へたり」がみられる．この「へたり」は，靴を横からみたとき，靴底のポリウレタン部分の皺で判断できる．皺ができているようであれば，衝撃吸収性は落ちていると考えられるので，買い換えたほうがよい．また真後ろからみると厚みに差が生じるのもよくない（図V-37）．一体成形型のソールは靴を使用していなくても経年劣化でポリウレタンが傷むので，たとえ新品でも何年も経過したものは使用を避けたほうが賢明である．また1足だけを使い続けるよりも2足を交互に使用したほうが長持ちする．

スポーツ別シューズの選び方

ほぼすべてのスポーツ種目に，専用のシューズが存在する．これはそれぞれの競技特性を考慮してメーカーが販売しているものであるが，ここではすべてのスポーツ種目を挙げることができないので，靴底とサーフェス（床面・地面）との関係や靴の形状について基本的な考え方を示し，その中で代表的な種目について取り上げる．

1．靴底とサーフェスの関係

これは，滑りやすさと衝撃吸収性という2つの点によって決まる．

1）滑りやすさ

靴底とサーフェスの間の摩擦係数によって決まる．切り返し動作の多い競技では，靴底が滑りにくいほうがパフォーマンスにとって有利であると感じるが，靴とサーフェスの間で全く滑らない場合には，方向転換時の力が直接足関節や膝関節などにかかってくる．Olsenらはハンドボール競技において，摩擦係数の高い人工床は木製床に比べてACL損傷発生率が2〜3倍高いことを報告している[7]．体育館で行う競技では木製床のため，あまり摩擦係数の違いを気にすることはないが，テニスはコートの種類がハードコート，クレーコート，グラス（芝）コート，人工芝コート，砂入り人工芝コートなど多岐にわたるため，それぞれのサーフェスに適した専用靴を選ぶべきである．サッカーや野球，ラグビーでは，土，天然芝，人工芝といったサーフェスがあり，最近は維持管理が楽な人工芝で第三世代と呼ばれる，芝が長くて砂とゴムチップを芝の中に敷き詰めた第三世代の人工芝が急速に普及している．ここで重要になるのがスパイク（スタッド）の有無と高さ，形状である．土のグラウンドではスパイクがすぐに擦り減る．擦り減った状態では接地時のアライメントが変化するので傷害につながりやすい．したがってスパイクのスタッドを交換できるものであれば頻回にスタッドを交換し，ソール一体型の場合は靴を買い換える必要がある．注意しなければいけないのは天然芝と人工芝の違いである．どちらもスパイクが芝のサーフェスに引っ掛かるが，ある一定以上の力がサーフェスと平行に加わった場合，天然芝だと芝がめくれ上がるが，人工芝は靴が芝に食い込み力が逃げない．その分関節に負荷がか

かり足関節や膝関節を捻挫しやすくなる．したがって人工芝ではスタッドの高さを土や天然芝と同じにするのは危険である．天然芝用，あるいは土用のシューズを人工芝のときに使用することは避けるべきである．メーカーによっては天然芝，土，人工芝をすべて使用可能と表記してあるシューズをみかけるが，その際は，人工芝にはスタッドの高さが低いものを選んだほうが良い．野球ではスパイクの材質が金属製と樹脂製があるが，ジュニアではルールで使用できる素材が定められているので，ルールに則ったスパイクを使用しなければならない．最も重要なことは，特にジュニア選手においては，骨が成長過程の間は，パフォーマンスを優先した靴の選び方をすると，身体への負荷が過度になり傷害の原因となるので，パフォーマンスと成長とのバランスを常に心がける必要がある．小学生の間はスタッドの数が多く，高さが低いスパイクにするべきである．

2）衝撃吸収性

アスファルトやコンクリートなど，サーフェスが硬いほど，靴には衝撃を吸収する性能が求められる．したがってマラソンやジョギングでは衝撃吸収性を備えた靴を使用するほうが良い．陸上以外の運動部でもよくロードで走り込みを行うが，走り込みのときには陸上用の靴を使用したほうが良い．近年は素足で走るベアフットランニングが一部の成人ランナーで流行しているようである．素足で歩いたり走ったりすることは，より効率の良いランニングを行うためのトレーニングに有効であり，陸上部などでもクールダウンのときにトラックの芝の上を素足で走ることがあるが，靴に慣れた現代人がいきなりアスファルト上での練習に導入するのは傷害の原因となりやすいので，注意が必要である．

逆に登山のときなどは路面が不整地であるので，靴底が厚く曲がらないほうが，長時間歩いても足底に直接路面の凸凹があたることがないので疲れにくい．

2．足首部分の高さ（ハイカット・ミドルカット・ローカット）

足首部分が高いハイカットシューズをバスケットボールでよくみかける．最近はバレーボールでも前衛のポジションではハイカットシューズを履く選手が増えているようである．足関節の捻挫予防という観点でハイカットを勧めるようであるが，Barrettらは622名の大学生バスケットボール選手における前向き調査において，ハイカットシューズとローカットシューズの間で足関節捻挫発生率に差がなかったことを示している[8]．一方，Ricardらは，内反板を用いた実験で足関節内反捻挫予防にハイカットシューズは効果があるとしている[9]．このように足関節捻挫予防に対するハイカットシューズの効果は意見が分かれていたが，最近のFuらによる実験では，preliminary evidenceと断ったうえで，筋活動が低下するため足関節の機能的安定性にとってハイカットシューズは有害である可能性があるとしている[10]．ハイカットシューズについての調査ではないが，足関節ではなく膝関節ACL損傷という観点からみると，BodenらはNBAとWNBAの試合の29例のACL受傷時動画の動作解析の結果，対照群は前足部から接地し，足関節背屈角が大きかったのに対して，ACL損傷群はflatもしくは踵から接地し，足関節背屈角が小さく，股関節の屈曲角が大きいことを示した[11]．下肢傷害予防という観点からみると，着地時に前足部に荷重し，下腿を前傾させる姿勢をとることが重要である．ハイカットシューズで靴ひもを上までしっかり締めると，この姿勢が取りにくい．

これらのことから，私見ではあるがハイカットシューズに傷害を予防する効果は低く，あえてハイカットシューズを使用する必要はないのかもしれない．せいぜいミドルカット位が適当ではないかと思われる．

以上がジュニア選手が靴を使用する際に注意すべき点である．これらの点に気をつけて，個々に合った靴を使用することを勧めたい．

（笠次良爾）

参考文献

1) (公財)日本学校保健会:足の健康と靴のしおり,2010.
2) 日本工業規格:靴のサイズ JIS S 5037, 1998.
3) 早川家正,森 章行,片山智幸ほか:三次元足型計測から中学生に必要とされる複数幅シューズの開発.靴の医学.27(2):6-9, 2013.
4) 林 亮誠,細谷 聡,佐藤雅人:靴のサイズ不適合が蹴り出し動作に及ぼす影響.靴の医学.27(2):78-83, 2013.
5) 江川琢也,笠次良爾,中山正一郎.足部形態は長距離歩行で変化するか? 関西臨床スポーツ医・科学研究会誌.20:33-34, 2011.
6) 笠次良爾,田中康仁,杉本和也ほか:ラグビー選手における足関節捻挫とシューズ摩耗との関連.靴の医学.19(2):32-36, 2005.
7) Olsen OE, et al:Relationship between floor type and risk of ACL injury in team handball. Scand J Med Sci Sports. 13:299-304, 2003.
8) Barrett JR, et al:High-versus low-top shoes for the prevention of ankle sprains in basketball players. A prospective randomized study. Am J Sports Med. Jul-Aug;21(4):582-585, 1993.
9) Ricard MD, et al:Effects of high-top and low-top shoes on ankle inversion. J Athl Train. Jan;35(1):38-43, 2000.
10) Fu W, et al:The effect of high-top and low-top shoes on ankle inversion kinematics and muscle activation in landing on a tilted surface. J Foot Ankle Res. 2014 Feb 18;7(1):14. doi:10.1186/1757-1146-7-14.
11) Boden BP, et al:Video analysis of anterior cruciate ligament injury:abnormalities in hip and ankle kinematics. Am J Sports Med. Feb;37(2):252-259, 2009.

V 多面的に診るこどものスポーツ傷害

5 靴によるスポーツ傷害を防ぐには
2）足底挿板の処方

保護者および指導者に対する説明のポイント　POINT

- ☑ 小児スポーツ外来においては，足底挿板は非常に重要な治療方法の1つです．
- ☑ 注意すべき点は，そのスポーツ種目を行うときの靴に合わせて作成すること，何度でも仮合わせをして修正しながら作成していくことです．
- ☑ 本人および両親に足底挿板の科学的根拠をわかりやすく説明して，正しく装着してもらうようにすることが大切です．

はじめに

こどもを対象としたスポーツ外来においては保存的治療が主体となるために，足底挿板の役割は大きい．特に足部・足関節部の保存的治療においては，時に決定的な効果を発揮する．しかし，同時に足底挿板を含めた装具治療においては，両親への説明ということが重要になってくる．両親はこどものスポーツのことで頭が一杯になっていることがあり，ただ単に足底挿板を処方するだけではなく，その効用を詳しく説明して正しく装用してもらう必要がある．本稿では，足底挿板の機能，種類およびその各疾患への適応について述べたい．

足底挿板の機能

＜保護者および指導者に対する説明のポイント＞

1）足底挿板は，足部のバランスを改善し，運動時の疼痛を減少させるものである．

2）足底挿板の働きには立っているときのものと，歩くとき，走るときのものとがある．

3）足底挿板の立っているときの働きは，足の姿勢矯正と痛い部位への負担軽減である．

足底挿板（orthotic insert，foot orthoses）とは，足部のバランスと機能を改善して立位および歩行時の疼痛を減少させるものである．足底挿板の働きには立位時の静力学的なものと歩行時の運動学的なものとがある．一般的に，足底挿板の静力学的な機能は，以下の6つにまとめることができる．

1．足部のバランスを改善するために以下の3つの方法がある．

①下腿部から足部，後足部から前足部へのアライメントを矯正して荷重伝達パターンを改善する．

②固定された変形に足部を適応させる．

③脚長差を補正する．

の3つである．

2．また，疼痛を改善するために以下の3つの方法がある．

④弱いところから強いところへ加えられる力を移動する．

⑤摩擦，圧迫，緊張，衝撃を減少させる．

⑥疼痛のある関節の可動域を減少させる．

の3つである[1]．

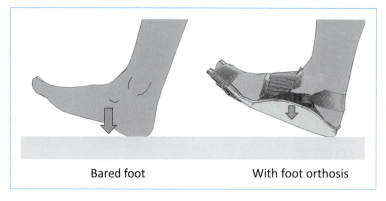

図 V-38
Bared foot：裸足歩行では，踵接地時に急激に足アーチ高が低下する．足底挿板を装着すると踵接地時の急激な足アーチ高は抑制される．

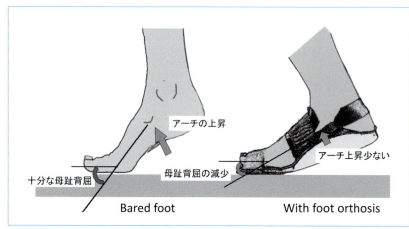

図 V-39
Bared foot：裸足歩行では，踵離地時に十分な母趾背屈が生じて，windlass mechanism が働いて足アーチ高が大きく増大する．足底挿板を装着すると踵離地時の母趾背屈が抑制されて，windlass mechanism が抑制されて，足アーチ高の増大は少ない．歩行相全体としても足アーチ高の変化量が小さくなる．

足底挿板のバイオメカニクス

＜保護者および指導者に対する説明のポイント＞

1）足底挿板の歩くとき走るときの働きは，後足部回内と足アーチ高変化の減少である．

2）全長型足底挿板では，母趾背屈の減少により，足アーチ高変化が減少して足への負担が減ることが疼痛減少につながる．

歩行時などの足底挿板の運動学的な機能はどのようなものであろうか．扁平足の小児に足底挿板を装着して歩行させた結果，荷重中心（center of pressure）の変動幅が減少し，歩幅，歩隔の均一性が増大したとの報告がある[2]．また，正常人に内側ウェッジの足底挿板を装着して歩行させた場合，後足部の回内が減少し，足部外側の床反力が増大したという報告が散見される[3)～5)]．

我々は歩行時の足アーチ高と母趾中足趾節間関節可動域に注目して足底挿板の働きを調べた．健常ボランティアの裸足で歩行した場合と，足底挿板を装着して歩行した場合の足部動態を 3 次元動態解析の手法で測定した．その結果，裸足歩行では，踵接地時直後に足アーチ高が一時的に大きく低下し，その後，立脚期では少しずつ低下し，踵離地後に上昇した．足底挿板を装着して歩行すると，踵接地直後の足アーチ高の一時的低下が消失し（図V-38），踵離地後の足アーチ上昇の程度も緩和された（図V-39）[6)]．すなわち，足底挿板の歩行時の足アーチ高に対する働きは，踵接地直後の低下を抑制し，踵離地後の上昇を緩和させ，歩行相全体の変化量を減少させることである．これらは静力学的な足底挿板の働きである．疼痛のある関節可動域を減少させることにつながると考えられる．

また，母趾背屈角については，全長型足底挿板装着によって歩行相全体におけるその角度変化量は減少した．すなわち windlass mechanism の抑制が起こるために，踵離地後の足アーチ上昇が抑制されたと考えられた（図V-39）．

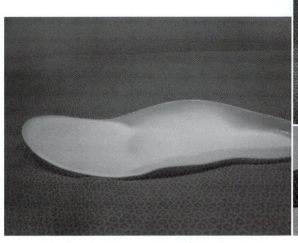
a．ポリプロピレン製．最軽量のプラスチックであるが，硬度は高い．

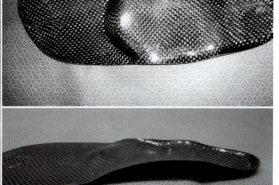
b．カーボンファイバー・アクリル合材製

図 V-40　リジッド型の足底挿板

また，我々は足底挿板の内側縦アーチサポートの高さが，歩行時の足アーチの動態にどのように影響するかを調べた．アーチ高が0，10，20 mmの足底挿板を装着させて歩行させた．その結果，高さの変化は足アーチ高変化に影響せず，どの高さの内側縦アーチでも同じように歩行相全体の足アーチ高変化を抑制した．

さらに，足底挿板装着によって，前脛骨筋，長腓骨筋の活動時間が短くなり[7]，また，歩行の際のエネルギー消費が少なくなるという報告もある[8]．

以上をまとめると，足底挿板は歩行時に，足部に回内・回外，足アーチ高，母趾背屈角の変化量を抑制することによって疼痛を減少させているのではないかという推測が成り立つ．

足底挿板の種類

<保護者および指導者に対する説明のポイント>

1）足底挿板の種類には，硬さにより，リジッド，セミリジッド，ソフトの3つがある．

2）また，形により，全長足底挿板と3/4長足底挿板がある．

足底挿板の分類には，作製方法，材料，形状による3種類の分類法がある．

作製方法による分類では，ギプスなどで足型を採型して作る型取りとそうではない非型取りがある．小児スポーツ外来においては，基本的には型取りをして作成するほうが良い．

材料による分類では，その硬さによってリジッド，セミリジッド，ソフトの3つに分類される．最も硬いリジッドには，金属（stainless steel など）と熱可塑性プラスチック（ポリプロピレン，アクリル，カーボンファイバー・アクリル合材など）がある（図V-40）．中間的な硬さのセミリジッドには，コルク（図V-41-a），なめし革（図V-41-b），ポリエチレン，ゴム，フェルトなどがある．最も軟らかいソフトには，ポリウレタン（図V-42-a），シリコン（図V-42-b），ポリビニルクロライド，ラテックスなどがある．使用頻度の高いものは，セミリジッド型のコルク，ポリエチレンとソフト型のシリコンである．

小児スポーツ外来では，スポーツのレベルに合わせて足底挿板の材料を決めることが重要であり，基本はセミリジッド型であるが，選手によっては，リジッド型，ソフト型が良い場合もある．

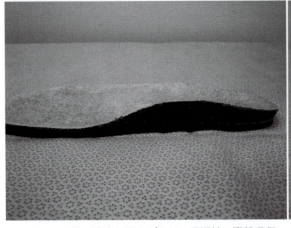 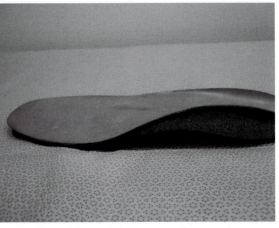

a．コルク製．適度な硬さがあり，吸湿性，衝撃吸収性にも優れる．現在，最も多く利用されている材料の1つである．

b．なめし革製．表面が滑らかで履き心地が良い．表面加工に利用されることが多い．

図 V-41　セミリジッド型の足底挿板

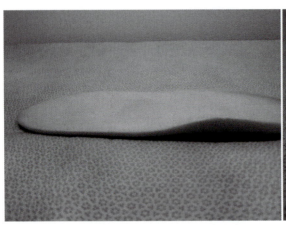 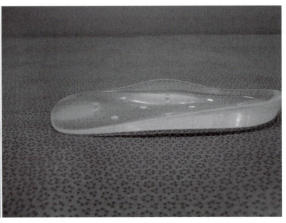

a．ポリウレタン製

b．シリコン製．衝撃吸収に優れ，多用される．

図 V-42　ソフト型の足底挿板

形状による分類では，その長さが足全長にわたる全長足底挿板（full-length foot orthoses）と長さがボールジョイントまでの3/4長足底挿板（3/4-length foot orthoses）がある．後者にはUCBL装具（university of california biomechanics laboratory orthoses）が含まれる．これはアーチを保持するとともに足関節後方部を安定化させるものである．我々は，全長足底挿板を愛用している．その理由は全長型でボールジョイントの動きが抑制され windlass mechanism が働きにくくなり，歩行時の足アーチの高さ変化が抑制され，これが疼痛減少につながると考えているからである（図V-43）．

足底挿板の適応

＜保護者および指導者に対する説明のポイント＞

1）内側アーチサポート足底挿板は，有痛性外脛骨，足根骨癒合症，回内足に効果がある．

2）中足骨パッド付き足底挿板は，フライバーグ病と母趾種子骨障害に効果がある．

3）踵補高の足底挿板は，アキレス腱症に適応がある．

足底挿板の臨床応用として，以下のようなことが考えらえる（表V-11）．

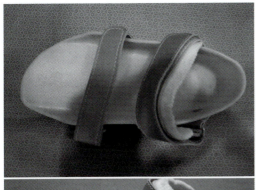
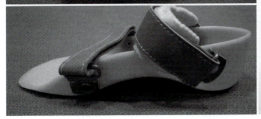
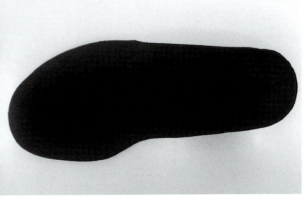

a. 3/4長足底挿板．踵部より中足趾節間関節までの装具．これは UCBL 装具である．後足部の保持には良いが，足アーチには負担がかかる．また，靴の中で安定性に欠ける．

b. 全長型足底挿板．踵部より前足部までの全長型である．母趾背屈を抑制して足アーチ高変化量を減らして足への負担を軽減できる．靴の中でも安定性がある．

図 V-43

表 V-11　足底挿板の適応症例

内側アーチサポート	有痛性外脛骨 足根骨癒合症 回内足 後脛骨筋腱機能不全
内側アーチサポート ＋中足骨パッド	フライバーグ病 母趾種子骨障害 モルトン病 強直性母趾
内側アーチサポート ＋pump orthosis	足底腱膜炎 踵骨骨端症 (Sever's disease)
踵補高	アキレス腱症

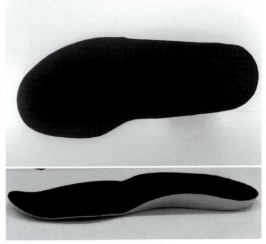

図 V-44　コルク・ゴム合材と表面を合成皮革で覆った，セミリジッド型足底挿板

中等度の硬さでスポーツ活動にも良い．吸湿性にもすぐれ，表面も滑らかで履き心地も良い．我々はこのタイプを頻用する．

　内側アーチサポートは，内側アーチをサポートする足底挿板であり，有痛性外脛骨，足根骨癒合症，回内足および後脛骨筋腱機能不全に適応がある．このうち，有痛性外脛骨，足根骨癒合症では小児で特に有効である．我々の小児のスポーツ外来では，実際にスポーツ活動時に履く靴を持ってきてもらい，その靴に合うように全長型足底挿板を作成している．セミリジッドタイプがやはり装着しやすく，我々は，材料としてコルクとゴム合材を基本にその表面を合成皮革でコーティングしている (図 V-44)．

　内側アーチサポート＋中足骨パッドは，内側

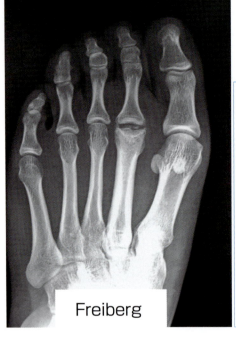
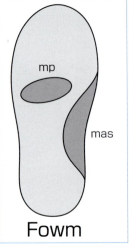

図 V-45 フライバーグ病に対する足底挿板
Freiberg：12歳，女子．陸上競技選手．フライバーグ病の単純X線所見．第2中足骨頭部に骨端症を認める．同部に疼痛がある．
Fowm：足底挿板は，中足趾節間関節部への荷重を減らすべく，その1横指近位に中足骨パッドを作成する．
mp：中足骨パッド，mas：内側アーチサポート

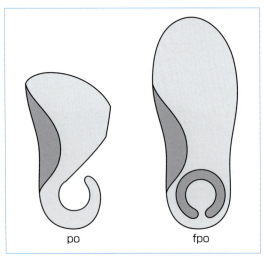

図 V-46 Pump orthosis
po：3/4長の pump orthosis．踵骨底部に穴を作り，免荷を図る．
fpo：全長型の pump orthosis．内側アーチサポートに加えて踵骨底部の免荷を図る．

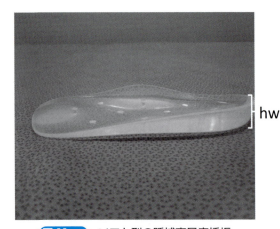

図 V-47 ソフト型の踵補高足底挿板
hw：踵補高部分．この症例では5mmの補高をしている．シリコン製である．

アーチサポートに加えて中足骨パッドをつくるものであり，母趾種子骨障害，フライバーグ病，モルトン病，強直性母趾などに適応がある．このうち，小児スポーツ外来で重要なのはフライバーグ病と母趾種子骨障害である．フライバーグ病は中足骨頭に発生する骨端症であり，10歳代の女子アスリートに好発する．中足骨頭部の荷重を減らすべく，中足骨パッドを作成する（図V-45）．

アーチサポート＋pump orthosis は，内側アーチサポートに加えて pump orthosis（踵骨底部を免荷する装具）であり，足底腱膜炎，踵骨骨端症（Sever's disease）に適応がある（図V-46）[9]．

踵補高の足底挿板は，アキレス腱症に適応がある．アキレス腱実質部の腱症（狭義のアキレス腱症），pump bump，ハグランド変形などのアキレス腱付着部症の両者に効果がある．5～10 mm の踵補高をしてアキレス腱の緊張を減弱することでアキレス腱への負荷を減らすことができる．また，踵部への負荷を減少させる意味合いから，ソフト型の足底挿板が良い適応である．我々はシリコン製のものを愛用している（図V-47）．

まとめ

小児スポーツ外来においては，足底挿板は非常に重要な治療方法の1つである．注意すべき点は，そのスポーツ種目を行うときの靴に合わせて作成すること，何度でも仮合わせをして修正しながら作成していくこと，また本人および両親に足底挿板の科学的根拠をわかりやすく説明して正しく装着してもらうようにすることである．ただ，漫然と装具治療を続けることは戒め，6か月以上経過しても無効な例では，観血的治療を考慮する必要がある場合がある．

（橋本健史）

文 献

1) Milgram JE：Foot orthoses-padding and devices to relieve painful feet. Jahss MH (ed). 2834-2878, Disorders of the foot and ankle：Medical and surgical management, 2nd ed., WB Saunders, Philadelphia, 1991.
2) Aboutorabi A, Saeedi H, Kamali M, et al：Immediate effect of orthopedic shoe and functional foot orthosis on center of pressure displacement and gait parameters in juvenile flexible flat foot. Prosthet Orthot Int. 38(3)：218-223, 2014.
3) Nester CJ, van der Linden ML, Bowker P：Effect of foot orthoses on the kinematics and kinetics of normal walking gait. Gait Posture. 17：180-187, 2003.
4) Redmond AC, Crosbie J, Ouvrier RA：Development and validation of a novel rating system for scoring standing foot posture：The Foot Posture Index. Clin Biomech. 21：89-98, 2006.
5) Stacoff A, Quervain IK, Dettwyler M, et al：Biomechanical effects of foot orthoses during walking. The Foot. 17：143-153, 2007.
6) 橋本健史，井口 傑，宇佐見則夫ほか：足底挿板が歩行時の足アーチ高にあたえる影響についての運動学的検討．靴の医学．25(2)：101-105, 2011.
7) Dedieu P, Drigeard C, Gjini L, et al：Effects of foot orthoses on the temporal pattern of muscular activity during walking. Clin Biomech. 28：820-824, 2013.
8) Karimi MT, Fereshtehnejad N, Pool F：The impact of foot insole on the energy consumption of flat-footed individuals during walking. Foot Ankle Spec. 6(1)：21-26, 2012.
9) Gijon-Nogueron G, Cortes-Jeronimo E, Cervera-Marin JA, et al：Foot orthoses custom-made by vacuum forming on the non-load-bearing foot：preliminary results in male children with calcaneal apophysitis (Sever's disease). Prosthet Orthot Int. 37(6)：495-498, 2013.

索 引

●F
Freiberg 病　220

●M
M テスト　75

●O
Osgood-Schlatter 病　202

●P
PIP 関節掌側板性裂離骨折　171

●S
Sever 病　220

●W
WBGT；wet-bulb globe temperature　71
windlass mechanism　268，270

●あ
アーチサポート　269，270，271，272
足舟状骨疲労骨折　97

●い
衣類によるサンプロテクション　250

●う
ウォーミングアップ　49，83
腕挙げ・おじぎ・しゃがみこみテスト　26
運動器機能不全　26，29，31
運動器検診　25，26，27，28，29，30

●え
エネルギー摂取量　232

●か
外脛骨障害　220

外傷性肩関節脱臼　131
過剰適応　229
下前腸骨棘インピンジメント　191
学校医　8
噛み合わせとスポーツ　258
寛骨臼形成不全　190

●き
基節骨骨折　217
基本の6つの皿　234
急性硬膜下血腫　107
胸郭出口症候群　144，151，161
筋タイトネス　5
筋力トレーニング　49

●く
クラブ別簡易メディカルチェック　9

●け
脛骨疲労骨折　94
頚髄損傷　113
検診　42，46
腱板　60

●こ
鉤状結節剥離　148
後方障害　163
硬膜外血腫　106
骨性槌指　172
骨端症　4，6
骨端線（成長軟骨層）　3
骨端線損傷　172
骨軟骨障害　46
骨軟骨レイヤー　185，187

●さ
災害共済給付制度　15
坐骨結節剥離骨折　177
サッカー　42
サプリメント　241
サンスクリーン剤　251

●し
紫外線情報　249
膝前十字靱帯損傷　15，19
膝離断性骨軟骨炎　47
尺骨鉤状結節剥離　161
舟状骨疲労骨折　90，219
重症頭頚部外傷　15，20
主体性の欠如　229
踵骨骨挫傷　218
上前腸骨棘／下前腸骨棘剥離骨折　176
小頭 OCD　162
小児　207
上腕骨小頭離断性骨軟骨炎（OCD）　151
食行動変容ステージの利用　239
食欲　236
除脂肪体重　232
暑熱馴化　69
事例　227
身体活動レベル（PAL）　233
心理社会的発達刺激　225

●す
水分摂取　70
好き嫌い（偏食）　239
ストレッチング　83
スパイク　264
スポーツ　207
スポーツ外傷・障害　49
スポーツ整形相談　11

●せ
摂食障害　237
セルフケア　75
前十字靱帯損傷　198

●そ
早期診断　120
装具療法　122
足アーチ高　268，269
足囲　260
足関節　207

足関節捻挫　15, 18
足根骨癒合症　221
足長　260
足底挿板　267, 268, 269, 270, 271, 273
足幅　260
鼠径部痛症候群　180

● た
第一肋骨疲労骨折　87
体温調節機能　67
体幹　49
大腿骨寛骨臼インピンジメント（FAI）　187
大腿骨頚部疲労骨折　191
大腿骨疲労骨折　97
ダイナミックレイヤー　187, 192
対話的競技体験　226
段階的競技復帰方法　111

● ち
恥骨下枝疲労骨折　179
中節骨・基節骨頚部骨折　171
中足骨骨折　217
中足骨パッド　270, 271, 272
中足骨疲労骨折　94, 218
肘頭骨端離開　156
肘頭疲労骨折　88
肘部管症候群　151, 161
超音波検査　37
腸腰筋損傷　182

● つ
椎間関節嵌合　115

● と
投球障害　28
動作とストレッチ　77

● な
内側上顆　41
内側上顆下端障害　148, 159
内側上顆骨端離開　148, 161

● に
肉ばなれ　75

● ね
熱中症　66, 238, 250
捻挫　207

● の
脳振盪　107

● は
歯・口の外傷の種類　255
発育期　126
歯の外傷　254
半月板損傷　200
反復性肩関節脱臼　131

● ひ
ヒールカップ　263
日焼け　244
疲労骨折　7, 91
貧血　237

● ふ
部活動　15, 17

● ほ
ボディバランス　49

● ま
マウスガード　256
末節骨骨折　172

● や
野球肘　33
野球肘検診　33

● ゆ
有鉤骨鉤骨折　170
有鉤骨鉤疲労骨折　87

● よ
腰椎分離症　120
予防　49

● ら
ランニング障害　31

● り
離断性骨軟骨炎　7, 34, 203
リトルリーガーズショルダー　134

● る
涙滴骨折　114

こどものスポーツ外来
―親もナットク！このケア・この説明―

2015年5月20日　第1版第1刷発行（検印省略）
2016年6月15日　第1版第2刷発行

編者　田中　康仁
　　　笠次　良爾

発行者　末定　広光

発行所　株式会社　全日本病院出版会
　　　東京都文京区本郷3丁目16番4号7階
　　　郵便番号 113-0033　電話 (03) 5689-5989
　　　　　　　　　　　　　FAX (03) 5689-8030
　　　郵便振替口座 00160-9-58753
　　　印刷・製本　三報社印刷株式会社

©ZEN-NIHONBYOIN SHUPPAN KAI, 2015.

・本書に掲載する著作物の複製権・翻訳権・上映権・譲渡権・公衆送信権（送信可能化権を含む）は株式会社全日本病院出版会が保有します．
・JCOPY ＜(社)出版者著作権管理機構　委託出版物＞
本書の無断複写は著作権法上での例外を除き禁じられています．複写される場合は，そのつど事前に，(社)出版者著作権管理機構（電話 03-3513-6969, FAX03-3513-6979, e-mail: info@jcopy.or.jp）の許諾を得てください．
本書をスキャン，デジタルデータ化することは複製に当たり，著作権法上の例外を除き違法です．代行業者等の第三者に依頼して同行為をすることも認められておりません．

定価はカバーに表示してあります．
ISBN　978-4-86519-211-7　C3047